AF357544

ÉLÉMENS

DE

L'ART VÉTÉRINAIRE.

UN *Vétérinaire* inftruit & vertueux, fera plus
de bien en n'employant que les plantes qu'on
trouve par-tout, & les drogues les plus fimples,
qu'un inepte ou un charlatan qui ne fe fervira que
de chofes rares & du plus grand prix.

LIEUTAUD.

ÉLÉMENS

DE

L'ART VÉTÉRINAIRE.

MATIERE MÉDICALE

RAISONNÉE,

OU

PRÉCIS HISTORIQUE

DES MÉDICAMENS,

CONSIDÉRÉS DANS LEURS EFFETS;

A l'usage des Eleves des Ecoles vétérinaires, avec les formules médicinales & officinales des mêmes Ecoles.

PAR M. BOURGELAT.

Troisieme édition, corrigée & augmentée.

TOME II.

A PARIS,

De l'Imprimerie & dans la Librairie Vétérinaire de J. B. HUZARD, rue Montmartre, cour de la Jussienn , 1.°. 36 , & au Palais de Justice, Salle ci-devant Dauphine, n.ᵘˢ 1 & 2.

AN IV.

AVERTISSEMENT.
DES ÉDITEURS.

Nous ne répéterons point ici ce que nous avons dit dans l'avis placé en tête du premier volume de cet ouvrage (pag. vij), relativement aux expériences propres à constater les vertus des drogues & des substances simples dont nous donnons l'histoire ; nous observerons seulement que ce travail beaucoup plus considérable que nous ne l'avions présumé d'abord, a nécessité, de notre part, la répétition de plusieurs expériences, dont les résultats nous avoient paru douteux ou équivoques ; & que le grand nombre de substances dont M. Bourgelat s'est occupé, sur-tout dans le regne végétal & parmi les plantes indigenes, nous a forcé de suivre la marche du traducteur Italien, c'est-à-dire, de diviser cette édition en deux volumes, tant pour la rendre plus portative, que pour la facilité des études qui, de cette maniere, se trouvent naturellement divisées en théoriques & en pratiques ; le premier volume contenant les préceptes, & le second en indiquant l'application.

On ne trouve dans les premieres éditions de cet ouvrage, que l'histoire d'environ cent substances ; plusieurs de ces substances sont cheres & ne s'emploient que rarement, ou ne s'emploient point dans la médecine vétérinaire, & leur hiſtoire, comme leurs vertus & leurs doſes, ſont priſes dans les matieres médicales à l'uſage de l'homme ; l'inſtituteur des écoles vétérinaires ſavoit combien une pareille analogie pouvoit être fautive, puiſque telle ſubſtance qui purge l'homme à dix ou douze grains, purge à peine, ou ne purge point le cheval ou le bœuf à la doſe de deux onces ; mais ſi on ſe reporte à l'époque où il écrivoit, on verra que, dénué de toutes reſſources à cet égard, malgré la foule immenſe d'ouvrages écrits juſqu'alors ſur la médecine des animaux, il n'a pu puiſer ailleurs, & le petit nombre de drogues dont il a parlé, prouve combien il craignoit de répandre & de multiplier des erreurs.

On trouvera dans cette nouvelle édition l'hiſtoire d'environ trois cens ſubſtances médicinales, & il n'en eſt pas une dont les vertus & les effets n'aient été conſtatés pluſieurs fois dans les différentes eſpeces d'animaux domeſtiques.

Nous avons eu auſſi l'attention de ne faire entrer dans les formules médicinales que celles de ces ſubſtances dont nous avons donné l'hiſtoire & reconnu l'efficacité.

EXPLICATION

Des caracteres adoptés dans ce volume.

℞ ou R. . . . . fignifie . . . Prenez.
℔. . . . . — . . . . Livre.
℥. . . . . — . . . . Once.
ʒ. . . . . — . . . . Dragme *ou* gros.
Э. . . . . — . . . . Scrupule
ß. . . . . — . . . . Demi *ou* moitié.
Gr. . . . . — . . . . Grain.
Gout. . . . . — . . . . Goutte.
Fafc. *ou* Braf. ce que le bras & l'avant-bras peuvent
    contenir . . . . Fafcicule *ou* braffée.
Poig. . . . . — . . . . Poignée.
Pinc. . . . . — . . . . Pincée.
Pint. . . . . — . . . . Pinte.
Chop. . . . . — . . . . Chopine.
Demi-fep. . . . . — . . . . Demi-feptier.
Ver. . . . . — . . . . Verre *ou* verrée.
Cuil. . . . . — . . . . Cuillerée.
E. Q. *ou* P. E. Egale quantité, *ou* partie égale.
ã ã *ou* ana. . . . — . . . . De chaque.
F. . . . . — . . . . Faites.
S. A. . . . . — . . . . Selon l'Art.
Q. S. . . . . — . . . . Quantité fuffifante.
B. M. . . . . — . . . . Bain marie.
B. S. . . . . — . . . . Bain de fable.
B. V. . . . . — . . . . Bain de vapeur.
M. . . . . — . . . . Mêlez.
Nᵒ. . . . . — . . . . Nombre.

Nota. Nous nous fommes déterminés à conferver ces caracteres abréviatifs dans cette nouvelle édition, parce qu'en ménageant la place, ils nous laiffent la facilité de dire davantage, fans groffir l'ouvrage, & que d'ailleurs cette explication, placée en tête du volume, remédie aux inconvéniens qu'on leur reproche. (*Note des éditeurs*).

TABLE ET EXPLICATION

Des différens Poids & des différentes Mesures adoptés dans cet ouvrage.

Une livre contient onces 16
   gros *ou* dragmes 128
   scrupules 384
   grains 9216
Une once contient gros *ou* dragmes . . 8
   scrupules 24
   grains 576
Un gros *ou* dragme contient scrupules . . 3
   grains. 72
Un scrupule contient grains 24
La pinte contient onces 32
La chopine contient onces 16
Le demi-septier contient onces 8
Le poisson contient onces 4
Le demi-poisson contient onces 2
La cuillerée ordinaire doit contenir environ
   gros 4

Les mesures ne doivent être employées que pour l'eau, ou pour toutes les liqueurs qui ont à-peu-près la même pesanteur, comme les infusions, les décoctions, &c. & pour les choses où une grande exactitude n'est pas absolument nécessaire; mais pour des choses importantes, & qui ont des pesanteurs différentes sous le même volume, on doit toujours avoir recours à la balance. Par exemple, une pinte d'eau ne pese pas autant qu'une pinte de sirop, & pese plus qu'une pinte d'huile; & comme d'ailleurs encore la mesure des liquides varie selon les différens lieux, nous avons cru devoir, en les prescrivant, nous arrêter à des poids invariables. Pour cet effet, nous n'employons que les mots de livre, demi-livre, once, &c. On doit se souvenir que la pinte contient deux livres, qu'une once est la trente-deuxieme partie d'une pinte, comme elle est la seizieme partie de la livre.

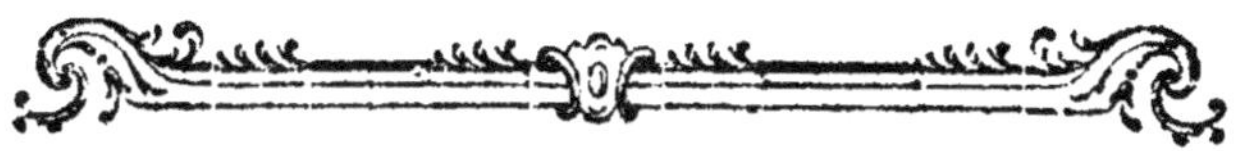

HISTOIRE

OU

CONNOISSANCE ABRÉGÉE

DE QUELQUES DROGUES

ET SUBSTANCES SIMPLES,

Qui entrent dans les formules de la matiere médicale vétérinaire, avec une instruction sur leurs vertus, leur usage, leurs doses, &c.

ABSINTHE. L'*Absinthe* est une plante à fleurs flosculeuses. Il en est de deux especes, l'une grande & l'autre petite; elles sont très-communes en France.

On se sert à la fois des feuilles & des fleurs; on les trouve toutes séchées dans les boutiques.

Vertus. Elles sont ameres, aromatiques, toniques, anti-septiques, vermifuges, fébrifuges, stomachiques, résolutives, &c.

On les emploie en poudre, en décoction & en infusion.

On donne l'*absinthe* en poudre tous les matins à jeun, incorporée dans une suffisante quantité d'extrait de genievre, pour rétablir les forces digestives, pour prévenir l'évolution des vers, &c.

Elle entre dans les pilules corroborantes & nutritives, composées de cette substance & d'un mélange de farine de froment & de jaunes d'œufs.

On en donne l'infufion & la décoction en lave-mens & en boiffon dans la pourriture des moutons, des bœufs & dans toutes les maladies qui recon-noiffent pour caufe la foibleffe & l'inertie des foli-des ; cette décoction fert de véhicule pour la plus grande partie des breuvages ftomachiques, fébri-fuges, toniques & nervins qu'on emploie pour le cheval & le bœuf ; mais pour les animaux d'une plus petite efpece, elle opere feule ces différens effets.

On fait entrer la poudre d'*abfinthe* dans les cataplafmes réfolutifs, toniques & fortifians, com-pofés avec les farines réfolutives, la bierre, le vin & le miel.

La décoction peut être employée en douches, en lotions, en fomentations, bains, &c.

Enfin, cette plante entre dans plufieurs com-pofitions officinales & magiftrales, qui toutes ont la propriété de foutenir l'action organique des folides.

Dofe. En poudre, pour le cheval & le bœuf depuis ʒj jufqu'à iv ; pour le mouton depuis ʒj jufqu'à ʒij.

ACHE DES MONTAGNES. *Voyez* LIVÈCHE.

ACIDES. Les *acides* ont une faveur aigre, ils rougiffent le firop violat, ainfi que la teinture de tournefol ; ils font très-avides de s'unir aux terres abforbantes & aux alkalis. Dans le tems de cette union, il y a le plus communément effervef-cence, bruit, chaleur & fumée.

De l'union de ces deux fels, lorfqu'elle eft au point de faturation, il en réfulte les fels que nous avons nommés fecondaires ; on les appelle encore moyens ou neutres. Ces fels fecondaires font en

très-grand nombre, & leur variété dépend des différens corps qui fe trouvent combinés avec les fels
primitifs qui les forment & qui leur ont fervi de
bâfe lors de leur formation.

On retire les *acides* des trois regnes, & on les di-
vife par cette raifon en *acides minéraux*, *végétaux*
& *animaux*. Les derniers ont été jufqu'ici fort peu
examinés : les *acides végétaux* font les fucs des
fruits aigres, le vin aigri où vinaigre, le criftal
de tartre & tous les fels effentiels acides concrets qu'on retire par la criftallifation des plantes,
ou par la diftillation. Les *acides minéraux* fe re-
tirent des fels & fubftances du regne minéral.

Acides minéraux. Il eft trois efpeces d'*acides
minéraux*, le *vitriolique*, le *nitreux* & le *marin*; ces
dénominations leur ont été accordées parce qu'on
les trouve en plus grande quantité, foit dans les
vitriols, foit dans le fel de nitre, foit dans le fel
marin; le foufre fait néanmoins une exception à
cette regle, car il fournit plus d'acide vitriolique
que les vitriols même; auffi ne le retire - t - on
préfentement que de cette fubftance.

Acide vitriolique. C'eft le plus actif & le plus
puiffant de tous : on croit même que les autres
fels primitifs lui doivent une grande partie de
leur exiftence. On le trouve non-feulement dans
tous les minéraux, mais encore dans l'air : en effet,
fi l'on fufpend à l'air libre un linge imbibé de fels
alkalis, il fera au bout d'un certain tems rempli
de tartre vitriolé. Si on le dépouille d'une grande
partie de fon eau principe, on le concentre au
point de lui donner une forme criftaline ou faline.
On le nomme dans cet état *huile glaciale de vitriol.*
Si l'on verfe de l'eau fur cet acide concentré, il
y a effervefcence confidérable. Expofé à l'air libre,

il fe charge de deux fois fon poids d'eau. Lorfqu'il eft parfaitement pur, mais fans être concentré, il eft clair, limpide & fans couleur ; il a alors une confiftance d'huile fluide, & on le défigne par le nom d'*huile de vitriol*. Affoibli par le flegme & le phlogiftique en même-tems, il eft odorant, pénétrant, il fuffoque les animaux qui le refpirent. On le nomme dans cet état *acide fulphureux volatil*. Ses vapeurs font les mêmes que celles du foufre enflammé.

On donne le nom d'*efprit de vitriol* aux premieres portions d'*acide vitriolique* phlegmatique qui paffent, lorfqu'on diftile le vitriol, ou lorfqu'on concentre l'*acide vitriolique* ; on le donne même en général à tout *acide vitriolique* chargé de beaucoup d'eau furabondante : c'eft ce que quelques perfonnes nomment *régénérateur univerfel*.

Acide nitreux. L'*acide nitreux* a une couleur d'un jaune rouge, il a une odeur & une faveur très-marquée qui lui appartiennent. On le retire par la voie de la diftillation, de toutes les terres abreuvées & pénétrées des fucs putréfiés des animaux & des végétaux, & particuliérement du nitre ou du falpêtre. Il differe du précedent en ce qu'il eft plus léger, moins fixe, moins fufceptible de concentration à raifon, peut-être, du principe volatil qu'il a retenu des corps putréfiés : il a la plus grande affinité avec le phlogiftique, & rien n'égale l'activité & l'impétuofité avec laquelle ces deux fubftances s'uniffent. Il réfulte de cette union des phénomenes qui font différens fuivant l'état des matieres qui contiennent le phlogiftique & l'acide lui-même. Tels font les effets de la poudre à canon, de la poudre fulminante, ceux de l'inflammation des huiles, de la détonation du nitre avec le foufre, le charbon & les métaux.

Acide marin, autrement dit *acide de fel commun, efprit de fel*. Il eft ainfi nommé parce qu'on le retire ordinairement du fel que fournit l'eau de la mer ; on le retire auffi du fel gemme ou foffile, du fel ammoniac, &c.

Il eft plus léger & plus volatil que les autres acides. Quand il eft bien déphlegmé & bien pur, il eft d'un jaune clair, & fes vapeurs, qui ne font vifibles qu'à l'air libre, font blanches : fon odeur approche de celle du fafran. Il a peu d'affinité avec le phlogiftique ; les fels neutres qu'il forme avec les terres abforbantes & avec les alkalis fixes, font très-déliquefcens.

Vertus des acides en général. On donne les uns & les autres intérieurement, & on s'en fert en qualité de topiques.

On étend de l'un ou de l'autre de ces *acides* concentrés dans un plein feau d'eau blanche ou d'eau commune, jufqu'à une acidité fupportable, ayant foin préalablement de mêler exactement les deux liqueurs avant de s'affurer de cette faveur. Ce mélange fait une boiffon très-rafraichiffante, très-reprimante & très-calmante. Elle étanche la foif plus facilement que ne le feroit l'eau commune : elle matte le mouvement du fang, modere l'effervefcence de la bile & des autres humeurs, en donnant plus de ton & plus de force aux folides. Elle concourt à la condenfation des fluides ; elle s'oppofe à des déperditions exceffives ; elle fortifie les folides diftendus avec excès ; elle en rétablit le reffort, elle remédie par conféquent à leur foibleffe & à leur atonie ; elle eft un très-bon prefervatif dans le cas des épizooties, elle

prévient les difpofitions inflammatoires & fpafmodiques, d'où naiffent l'angine, la péripneumonie,
l'antrax & plufieurs autres maladies malignes; donnée dans le cours de la maladie, elle en arrête
les progrès; elle produit un même effet fur celles
qui ont pour caufe un grand relâchement & la
diffolution, d'où naiffent l'anafarque, l'hydropifie,
la cacochymie, la pourriture, &c.

Dans le premier cas, on ajoute à cette boiffon
préfervative, le fel de nitre; dans le fecond, les
martiaux; cette boiffon prévient encore la fourbure, les effervefcences, les inflammations &
enfin toutes les maladies qui font la fuite d'un
exercice forcé, immodéré & indifcret, pendant
les chaleurs exceffives.

Les maîtres de poftes ainfi que les entrepre-
neurs des voitures publiques dont les chevaux
font expofés dans certains tems de l'année à des
travaux outre mefure, ont fenti mieux que per-
fonne l'utilité de cette boiffon acidulée; ceux à
qui nous l'avons confeillée lors de ces travaux,
ont obfervé que leurs animaux étoient expofés à
moins de maladies. Nous fommes très-perfuadés
que cette boiffon ne feroit pas moins falutaire
aux chevaux de troupes, dans les momens où
ils font & ont été expofés à des marches forcées
& à l'ardeur d'un foleil brûlant, & lorfqu'on eft
forcé de les nourrir avec des fourrages nouvellement récoltés; l'ufage en eft auffi indifpenfable
lorfqu'on leur donne des alimens avariés.

Ces *acides* corrigent au furplus la crudité de
l'eau & fa putréfaction; ils tuent les infectes qui
y ont pris naiffance; ils les précipitent au fond
des vaiffeaux, ainfi que la vafe dont elle pouvoit
être imprégnée, & par conféquent, ils l'épurent

& la rendent plus propre à la diſſolution des alimens.

Ajoutez-les dans l'eau fraîche juſqu'à une forte acidité, & à une doſe beaucoup plus forte que pour les adminiſtrer intérieurement, vous aurez un défenſif & un répercuſſif très-bon. Cette liqueur s'emploie en douches, en fomentations, en lotions, ſur les tumeurs récentes & bénignes, provenant de cauſes externes ; ſur les trombus, les ecchymoſes, les épanchemens & les ſuffuſions qui n'ont rien de malin ; pour arrêter les hémorrhagies qui ne ſont pas critiques ; on s'en ſert dans le cas d'entorſes, d'efforts des articles ; on l'applique ſur les pieds & les jambes dans leſquels on craindroit l'abord de l'humeur qui conſtitue la fourbure. Dans ces circonſtances, laiſſez ſur la partie ou autour, des linges imbibés du liquide dont il ſagit, ayez la précaution de les humeêter très-ſouvent. Des douches de cette eau ſur la tête ſont auſſi très - bonnes contre les inflammations du cerveau, la phrénéſie & la manie.

Cette même eau, fortement acidulée, eſt encore très-bonne pour réſoudre les engorgemens œdémateux qui ſe manifeſtent aux jambes, ſous le ventre & au poitrail après un très-long repos ; étant employée chaude, au-delà de ce que l'on appelle tiede, on en baſſine les ulceres dont les chairs pechent par laxité, elle y rétablit le ton & elle procure une ſuppuration louable.

Ces *acides* étant concentrés, s'emploient comme cauſtiques pour ronger, corroder & détruire les chairs flaſques, molles & baveuſes; ils procurent auſſi la chûte des poirreaux : mais en faiſant uſage de ces eſcarrotiques, on a ſoin d'empêcher qu'ils ne produiſent une trop grande inflammation ; on y parvient en plaçant fur la partie un plumaceau chargé d'onguent populéum ou des cataplafmes, foit émolliens, foit anodins.

De l'emploi des Acides minéraux en particulier.
L'*Acide vitriolique* eft celui dont on fait le plus fréquemment ufage : il eft le moins cher, il donne un goût affez agréable à l'eau dans laquelle on l'étend.

On préférera exclufivement l'*huile de vitriol* dans les maladies putrides de la poitrine, telles que la pomméliere, la péripneumonie catharrale, les irritations fpafmodiques, comme la pouffe, dans l'hémoptyfie & autres hémorrhagies internes, ainfi que dans les indigeftions putrides.

L'*efprit de vitriol* s'emploie dans les maladies inflammatoires accompagnées d'un peu de putridité, dans les efquinancies fimples, & toutes les fois qu'on veut exciter la tranfpiration, la fueur & les urines.

Une partie de cet acide très - concentré, mêlé avec quinze ou vingt parties d'eau commune, fait une liqueur dont on peut fe fervir avec fuccès pour cicatrifer & deffécher les eaux aux jambes, les crevaffes, les mulles traverfines, les malandres, les folandres, les peignes humides, &c. mais on comprend que ce topique exige que les humeurs du malade & la partie aient été préparées intérieurement par un traitement convenable.

Il entre dans plufieurs compofitions pharmaceutiques, telles que l'*élexir de vitriol*, l'*élexir des propriétés de Paracelfe*, l'*éther*, l'*eau de rabel*, &c.

Dofe. On le donne de Gout. xx, à ʒj, étendu dans une pinte de liqueur.

L'*Acide nitreux* eft effentiellement diurétique;
on

on s'en fert par cette raifon, dans les maladies inflammatoires des vifceres uropoïétiques, tant en breuvages qu'en lavemens.

On en fait ufage avec fuccès dans le cas d'ardeurs utérines des jumens & des vaches ; & en faifant ceffer cet orgafme, il a favorifé la conception.

On s'en fert de préférence à l'extérieur comme cauftique, pour détruire les porreaux, les chairs fongueufes & autres excroiffances charnues, & pour arrêter la gangrene dans les ulceres charbonneux, fur-tout pour le gloffantrax.

Etendu dans une décoftion de ronces, il forme de tres-bons gargarifmes anti-gangréneux.

Dofe. Comme le précédent.

L'*acide marin* paroît plus propre que les *acides* précédens à tempérer l'effervefcence de la bile : auffi convient-il dans les maladies bilieufes accompagnées de diffolution, comme lors d'évacutions bilieufes, jointes à un état putride, ainfi qu'on en a des exemple dans le cheval & dans le chien.

Il convient, uni aux adouciffans, dans les fuperpurgations & les diarrhées colliquatives.

Etendu dans l'eau & employé comme pédiluve, c'eft un rétoire fort doux, qui convient dans les douleurs rhümatifmales & goutteufes.

Acides végétaux, voyez *Vinaigre*.

ACORUS VERUS, *calamus aromaticus*, ou *jonc odorant*. On ne fe fert que de la racine, on la choifit noueufe, récente, bien nourrie, mondée de fes filamens, difficile à rompre, légere, rougeâtre en dehors, blanche en dedans, d'un odeur forte & agréable, âcre au gout, &c. On rejette celle qui eft moifie, vermoulue & éventée.

Vertus. Cette racine donnée en poudre, incorporée dans l'extrait de genievre, est un très-bon stomachique chaud ; on peut l'administrer dans du vin. On s'en sert ainsi avec succès pour solliciter l'éruption du claveau lorsqu'elle est retardée par le défaut des forces vitales.

L'infusion de cette racine, dans l'eau commune, est apéritive & diurétique, sa décoction à moins de vertus.

Cette substance réduite en poudre, donnée dans le vinaigre de vin, produit de très-bons effets lorsque la malignité est jointe à la foiblesse. Ce mélange, qui est un alexitere puissant, doit être donné chaud.

On en forme des masticatoires dans le cas d'inapétence, de maladies épizootiques, & dans ceux où la lymphe trop épaisse engoue les bronches & les vésicules pulmonaires.

Cette racine entre au surplus dans plusieurs compositions pharmaceutiques telles que la thériaque, le mithridate, dans le vinaigre des quatre voleurs, dans l'orviétan, &c.

Dose. Pour le cheval & le bœuf, depuis ℥ ß jusqu'à ℥ iv, pour le mouton, depuis ℨj jusqu'à ℥j.

ADRAGANT (*Gomme*). *Voyez* GOMME ADRAGANT.

AGARIC BLANC. Champignon qui croît sur le tronc & les branches principales du larix ou méleze. Il nous vient du Dauphiné, des montagnes de Trente, il croît en abondance dans les forêts de la Tartarie, sur-tout de la Sibérie.

Il est blanc, léger, friable, tendre, ordinairement arrondi, assez fréquemment anguleux ; il est revêtu d'une écorce calleuse qu'il faut enlever. On doit rejetter celui qui est pésant, noirâtre & peu friable.

Le goût en eſt d'abord douceâtre & bientôt amer & âcre, l'odeur en eſt forte & pénétrante.

Vertus. Nous le donnons comme béchique inciſif aux chevaux qui ſont atteints d'une toux graſſe. Alors on le fait prendre en poudre, étant incorporé dans une ſuffiſante quantité de miel.

Il rétablit la ſécrétion interceptée de l'urine, quand elle a pour cauſe l'épaiſſiſſement du ſang & la foibleſſe des viſceres uropoïétiques. Dans cette circonſtance on en donne l'infuſion le matin, l'animal étant à jeun.

Cette même infuſion a ſervi avec ſuccès pour détruire les embarras & les ſtaſes que la lymphe groſſiere produit dans les chevaux, d'où réſulte cette eſpece de ſtupidité & de coma qui ôte à l'animal la faculté de ſe mouvoir, & ſur-tout celle de reculer. C'eſt ce que les maréchaux appellent *immobilité*.

Enfin on emploie la poudre de cette eſpece de champignon pour arrêter les hémorrhagies. Mais celui que le chêne fournit a plus de vertus.

Doſe. Pour le cheval depuis ℥ iv juſqu'à ℥j ſs; pour le bœuf, depuis ℥j juſqu'à ij; pour le mouton, depuis ℥j juſqu'à ℥j.

AGARIC DE CHÊNE. *Amadou.* Excroiſſance ſpongieuſe commune à cet arbre quand il eſt vieux, & préférable aux fongus qui ſe montrent ſur les autres. Celui-ci étant très-ſec, on le coupe par petit morceaux de trois ou quatre lignes d'épaiſſeur. On le bat fortement à l'effet d'en réduire peu-à-peu en pouſſiere les fibres ligneuſes, d'en procurer la ſéparation & la chûte & de le rendre très-doux au toucher. Ce champignon ainſi préparé, ſert à faire l'*amadou*.

Vertus. C'eſt un très-bon ſtiptique. Quand il

eft immédiatement appliqué fur l'orifice d'une artere ouverte, il la refferre, il la force à fe contracter, &c.

AGRIPAUME. *Cardiaque.* On en emploie les feuilles, les tiges tendres & les fleurs.

Vertus. Cette plante eft réfolutive, légérement alexitere & vifcérale. On la donne comme préfervative dans les maladies contagieufes ; elle affure l'éruption de la petite vérole ; elle convient dans les difpofitions aux coliques chez les animaux délicats & relâchés : l'*agripaume* infufée dans du lait, fe donne aux vaches, qui mangent avec avidité, & dont l'eftomac fe gonfle par une fuite de cette mauvaife habitude.

Rai dit que l'ufage de cette plante a été fuivi de beaucoup de fuccès dans une épizootie meurtriere, qui a régnée en Angleterre. Les maréchaux s'en fervent beaucoup dans les maladies des beftiaux, mais fans avoir aucune connoiffance rationnelle de fes effets. Ils s'en fervent auffi comme alexitere, heureux s'ils la donnent à propos.

AIGREMOINE. L'*aigremoine* eft une plante dont l'ufage pourroit remplacer avantageufement, dans la médecine des animaux, celui de plufieurs autres fubftances beaucoup plus cheres, dont les vertus font les mêmes.

Vertus. Elle eft vulnéraire, aftringente, déterfive ; on peut l'employer en décoction ou en cataplafme, pour déterger des ulceres fanieux & farcineux, le mal de taupe, celui de garot, &c. Elle eft bonne fur la fin du traitement de la gale & des eaux aux jambes, ainfi que dans les engorgement de ces parties. L'infufion édulcorée avec du miel, pourroit être donnée avec fuccès dans ces flux par les nafeaux, qui font la fuite des affections catarrhales de la poitrine, ou qui annoncent la fupparation des poumons. On la recommande aussi en fumigations dans les écoulemens morveux.

AIL. Plante liliacée, bulbeufe, dont on n'emploie que les bulbes, dites vulgairement *gouffes d'ail*.

On fait ufage de préférence de celles de l'année.

Vertus. L'*ail* eft échauffante, ftomachique, alexitère & peut être employée comme un diurétique chaud.

C'eft un bon alexipharmaque, étant écrafée & broyée avec le vinaigre; ce mélange étant adminiftré feul, ou étendu dans une forte décoction même de ces bulbes. Ce remede fimple & peu difpendieux, eft très-bon dans les maladies contagieufes, telles que les fievres malignes, le charbon, les efquinancies & les péripneumonies gangréneufes & catarrhales, lorfque ces maladies dépendent plutôt d'une vifcofité générale & du fpafme, que de l'engorgement & de l'empâtement des organes.

Ces bulbes donnés intérieurement avec le fel marin, font un très-bon ftomachique, tant pour les chevaux que pour les bêtes à cornes : cette combinaifon agit de même, fufpendue dans la bouche en forme de nouet, & alliée avec l'oximel; elle devient un des préfervatifs qu'on emploie très-utilement contre les maladies contagieufes du bétail.

On l'emploie fréquemment encore pour rétablir l'appétit des animaux; on en forme alors des billots & des maftigadours. On en fait ufage fous cette forme dans les maladies catarrhales de la tête & de la poitrine; elle excite alors l'expectoration & l'évacuation d'une quantité confidérable de phlegmes épais & visqueux, qui souvent sont la seule cause du dégout.

La décoction des *bulbes d'ail* est moins active qu'étant données en nature : elle est diurétique, on en fait usage avec succès pour prévenir la formation des calculs de la vessie, auxquels les bœufs sont sujets, lorsqu'ils sont nourris au sec, & pour en déterminer l'évacuation.

Son suc donné dans le vin blanc, agit avec beaucoup plus d'efficacité dans la fourbure que celui d'oignon ; mais on doit le proscrire s'il y a fievre & inflammation.

Réduite en pâte par la trituration & appliqué à l'extérieur en forme de cataplasme, elle est un puissant maturatif pour les tumeurs froides & indolentes qui se forment quelquefois sur les côtes & aux extrémités. Elle n'agit pas moins comme résolutif sur ces dernieres, & nous l'avons vu faire disparoître des capelets & des molettes pour la guérison desquels on ne reconnoissoit plus d'autre ressource que l'application du feu.

Cette pâte mêlée avec le sel est un très - bon résolutif dans le cas d'entorse, de foulure, de contusion ; son emploi dans les nerf-ferrures, n'a pas été sans succès, sur - tout immédiatement après l'accident.

L'inflammation qu'elle excite toujours, la rend d'un usage dangereux dans les tumeurs chaudes & phlegmoneuses, elle a cependant plusieurs fois fixé des charbons dont la délitescence auroit inévitablement entraîné la mort de l'animal.

Nous avons été à portée d'observer souvent les mauvais effets de ces cataplasmes appliqués sur des javarts dans la vue d'en accélérer la maturité.

Ils agiſſoient comme de véritables véſicatoires; toute la portion de la peau touchée par le cataplaſme, tomboit à la levée de l'appareil, ou peu après, & les délabremens occaſionnés dans les articulations par l'inflammation violente qu'ils excitoient, ont quelquefois mis les animaux hors de ſervice, ou retardé long-tems la guériſon.

Pline recommande de faire tremper dans le jus d'*ail*, la nourriture des poules attaquées de la pepie.

Doſe. Elle eſt pour le cheval, de ʒj à iv; pour le bœuf, de ʒj à vj.

ALCALIS ou *alkalis.* Les *alcalis*, qu'on nomme encore *ſels urineux* & *ſels lexiviels*, ſont des ſubſtances ſalines qui affectent le goût d'une maniere cauſtique, irritante & acrimonieuſe; qui exhalent une odeur comme urineuſe; qui s'uniſſent aux acides avec ou ſans efferveſcence; & qui changent en vert les couleurs bleues des végétaux.

Ils ſe diviſent en fixes & en volatils.

Les trois regnes en fourniſſent : le végétal & le minéral en offrent une plus grande quantité de fixe; l'animal eſt celui duquel nous retirons preſque tout le volatil; le végétal en fournit néanmoins auſſi; le *ſel alcali* qu'on·retire du ſel commun ou marin, eſt conſidéré comme appartenant au regne minéral.

Alcalis fixes. Les *alcalis fixes* ſont diviſés en végétaux & en minéraux. Les premiers tombent aiſément en *deliquium*, d'où leur vient le nom d'*alcalis fixes par défaillance*; on les retire des végétaux; le tartre eſt la ſubſtance qui en fournit le plus, & ſouvent par cette raiſon, on appelle cet *alcali, ſel de tartre.*

Les acides concrets des végétaux ſe métamorphofent en plus grande partie par le fecoùrs dù feu en *fels alcalis fixes*, ce qui porte à croire que ces fels doivent leur exiftence à l'acide primordial ou vitriolique. Les végétaux qui abondent le plus en *fels lixiviels*, n'en fourniffent pas le moindre veftige lorfque leur acide a été parfaitement évaporé par une putréfaction complette, le bois flotté dont le fel effentiel ou acide concret a été diffout & emporté par l'eau, dans laquelle il a voyagé, donne par la combuftion, des cendres, defquelles on ne retire prefque point d'*alcali*, & qui font rejetées pour l'ufage de la leffive. Au furplus, les plantes nitreufes, & qui abondent le plus en fel neutre à bâfe de *fel alcali*, ne fourniffent fans le fecours de la combuftion qu'une très-petite quantité d'*alcali*, tandis que traitée par l'incinération, on en retire deux fois plus; ce qui porte à croire que ce fel fe trouve en partie formé dans les mixtes, & que le feu en développe ou en accroît l'autre partie. Quoi qu'il en foit, les *alcalis fixes* que nous retirons par la combuftion, la calcination, la lotion, l'évaporation, &c., entrent facilement en fufion; ils font les diffolvans des terres argileufes, gipfeufes, métalliques & calcaires. Les verres, le criftal factice & la liqueur des cailloux, font un effet de cette diffolution.

Ils agiffent auffi fur le foufre, fur les graiffes, & en général fur tous les corps oléagineux, avec lefquels ils forment des compofés folubles dans l'eau, l'un eft le foye de foufre, les autres font les favons.

L'alcali minéral effleurit à l'air libre; les trois regnes en fourniffent; celui qu'on retire de la terre eft le *natrum* des anciens; il eft la bâfe du fel marin; on le retire par incinération de la plante nommée foude, d'où lui vient le nom de *fel de foude* : le regne animal en produit, mais on n'en trouve que dans la bile, le lait & l'urine.

Ces fels primitifs décompofent les fels neutres à bâfe terreufe; ils s'emparent de leur acide, & forment, en s'uniffant avec eux, de nouveaux fels neutres plus folubles & plus déliquefcens que ceux qu'ils ont décompofés.

Si l'on ajoute une certaine dofe d'*alcali* dans l'efprit-de-vin, il le purifie de fon eau furabondante, fi l'on y en met davantage, il agit fur l'eau, principe de cet efprit, il en altere la fubftance, & lui donne un caractere huileux.

Les *fels alcalis* feront bien purs, fous forme concrete, d'un blanc mat & fans odeur. Pour les apprécier par leur faveur, on les diffout dans l'eau pour en diminuer la caufticité, car cette propriété eft d'autant plus forte en eux, qu'ils font plus purs & plus dénués de toute humidité.

Si l'on évite la combuftion dans la déflagration des plantes dont on veut retirer les *fels alcalis*, ce fel fe charge d'une partie de l'acide & de l'huile de la plante : ce qui le neutralife en quelque forte, c'eft ce que l'on appelle *fel préparé à la maniere de Takénius* ou *gravelé*; il eft moins âcre & moins cauftique que l'*alcali* pur. Ces fels tiennent toujours des propriétés de la plante.

Alcalis volatils. La décompofition, c'eft-à-dire, la défunion des principes des corps des animaux & des végétaux par la putréfaction, fournit l'*alcali volatil* : les excrémens des animaux en fourniffent beaucoup. On l'obtient, ou fous une forme concrete, ou en liqueur. Il eft très-fugace, attendu une portion d'huile de la derniere ténuité & volatilité qui lui eft unie comme principe, & qui lui fournit pour ainſi dire des aîles, au moyen deſquelles il eſt enlevé & exalté. La détonation du ſel ammoniac nitreux ſans addition de phlogiſtique, en eſt une preuve convaincante : auſſi la meilleure maniere de purifier ce ſel, eſt celle de le diſtiller ſur des terres abſorbantes, telles que la chaux ; mais cette purification doit avoir des bornes.

Les vapeurs piquantes qui s'exhalent des latrines & des lieux où l'urine croupit, ſont ce même *alcali*, lequel étant raſſemblé & dirigé dans les foſſes naſales, eſt capable de ſuffoquer & de renverſer celui qui le hume.

Il eſt des malades dont les excrétions font reconnoitre à l'odorat des vapeurs alcalines : elles annoncent preſque toujours la perverſion des humeurs.

L'*alcali volatil* parfaitement pur, c'eſt-à-dire, dépouillé de tout ce qui peut lui être étranger, eſt abſolument le même dans tous les corps.

Il a de l'action ſur la plus grande partie des métaux, mais il en a particuliérement ſur le cuivre avec lequel il forme une teinture bleue qui conſerve cette couleur tant qu'elle eſt expoſée à l'air libre ; elle devient claire & limpide dès que le vaſe eſt fermé. Cette propenſion à s'unir avec ce métal, fait qu'il nous eſt d'une grande reſſource pour reconnoître les eaux minérales & les autres liqueurs quelconques dans leſquelles on ſoupçonne la préſence du cuivre : il faut obſerver néanmoins que la préſence de l'arſénic s'oppoſe à cet effet.

Il ſe combine avec le ſoufre ; il forme, ainſi que l'*alcali fixe*, des compoſés ſavonneux quand il eſt uni avec les graiſſes.

Il est ordinairement clair, limpide & transparent, on le nomme alors *esprit-alcali-volatil*, ou *alcali - volatil - fluor* : la fluidité qui lui mérite ce nom ne lui est cependant pas inhérente. Si on le dépouille de son eau surabondante; il se rapproche sous une forme concrete & saline; on lui donne alors le nom d'*alcali volatil doux* ou *concret*.

Vertus des Alcalis fixes. Les *alcalis fixes* sont fondans, attenuans, incisifs, sudorifiques, diurétiques : ils excitent l'action des vaisseaux, ils absorbent les aigres, ils sont âcres & caustiques.

La débilité des organes, les obstructions, les engorgemens des glandes & des visceres qui ne sont pas accompagnées de sécheresse, de résistance, de crispation & d'inflammation en indiquent l'emploi. Dans tous ces cas on les administre étendus dans des infusions & des décoctions de plantes aromatiques. On les fait prendre étendus dans l'eau de chaux , pour l'hydropisie & la cachexie dont la cause est la débilité des solides; dans le cas d'engorgemens visqueux des visceres abdominaux ; lorsque l'hydropisie résulte de l'eau épanchée dans les grandes capacités comme la poitrine, le bas-ventre ; lorsqu'elle est due à un défaut de ton des voies urinaires, qui produit le défaut de sécrétion de l'urine. Dans ces derniers cas, on les donne dans des liqueurs spiritueuses.

Etendus dans l'infusion de petite centaurée , ils s'emploient avec succès dans le cas de fievre lente, & pour la fievre pétéchiale ; on les donne dans l'infusion de fleurs de sureau, pour les arrêts de transpiration & les maux qu'elle occasionne.

On les allie aux purgatifs dans l'intention d'évacuer & de rétablir les sécrétions & la transpiration : ils diminuent la qualité irritante de l'aloès, cette gomme-résine acquiert par ce mélange une propriété savoneuse qui la rend plus propre à dissoudre les matieres visqueuses, & à rendre plus critique la purgation qu'elle provoque, ainsi combinée.

Donnés de cette maniere, ils guériffent très-promptement les fourbures occasionnées par l'arrêt de la transpiration, lorsque les sujets sont gras & pléthoriques : mais il faut que ce breuvage soit précédé par une forte saignée & quelques lave-mens purgatifs. L'on comprend que les purgatifs dont on doit faire usage ici, ne doivent rien contenir qui soit acide.

Les sujets d'une contexture flasque & molle, en qui les acides occupent les premieres voies, reçoivent un soulagement véritable de l'usage de ces sels étendus dans l'eau commune ; il faut avoir, au surplus, la précaution de ne les ajouter dans les liqueurs composant les breuvages, qu'après que la décoction est faite, attendu qu'ils s'exhalent par l'ébullition.

On donne aussi ces substances, *l'alcali fixe végétal* sur-tout, pour décomposer le sublimé corrosif donné intérieurement, ou inconsidérément & dans la vue d'empoisonner l'animal.

Appliqués à l'extérieur sur les chairs fongueuses, baveufes, molasses & qui surmontent, ils les brûlent, ils les consument & procurent de véritables escharres

Unis avec la chaux, & privés de toute humidité, on en forme la pierre à cautere. (*Voyez* PIERRE A CAUTERE).

Vertus des Alcalis volatils. Les *alcalis vola-*

ils ont à-peu-près les mêmes propriétés que les précédens : ils agiffent néanmoins plus promptement, mais auffi leur effet eft moins foutenu.

On doit les préférer dans les cas urgens où il importe de ranimer les forces prefque éteintes, & de rappeler la nature qui fuccombe fous le poids de la foibleffe & de la mortification. Ce qui arrive dans les péripneumonies, les angines, les anthrax & les gangrenes épizootiques ; en pareil cas, ils font les cordiaux les plus efficaces : ils excitent une action nouvelle dans les folides, à la faveur de laquelle ces folides fe débarraffent de ce qui les étouffe & les fuffoque ; dans ces circonftances, on les fait humer fur le champ à l'animal ; incontinent après, on les adminiftre intérieurement, étendus dans une infufion de bayes de genievre. On foutient les forces ranimées par l'ufage de ce remede, par celui des bayes de genievre macérées dans le vin rouge & vieux. On a recours enfuite aux véritables anti-gangréneux, tels que le quinquina & le camphre.

On emploie l'*alcali volatil* dans le claveau, contre les tumeurs critiques, lorfque les mouvemens des folides font foibles & languiffans, & en général, toutes les fois que l'indication eft de pouffer & de déterminer fortement & fubitement du centre à la circonférence.

Ils font un des plus fûrs moyens pour remédier aux métaftafes opérées par la débilité des organes ; les véficatoires fur la partie malade, doivent en feconder l'effet.

On a auffi recours à ces fels, dans toutes les maladies foporeufes, dont l'effet eft la fyncope, l'apoplexie, la coma, l'atonie, &c. On les fait humer au malade, & on les fait prendre en breuvage dans une infusion de fleurs de tilleul ou de sureau.

Ils ne sont pas moins efficaces contre la morsure des viperes & des serpens & autres bêtes vénimeuses, l'*eau de luce* est préférée en pareil cas, c'est un composé d'*alcali volatil* & d'huile rectifiée de succin.

Nous sommes portés à croire que ces mêmes *alcalis volatils* pourroient être de très-bons anti-hydrophobiques, mais il faudroit qu'ils fussent administrés promptement & avant que l'inflammation eût fait des progrès ; il est aussi à présumer que leurs effets seroient plus salutaires sur les sujets phlegmatiques & mélancoliques, que sur les sujets sanguins & bilieux.

Dose. L'*alcali fixe* se donne pour le cheval & le bœuf depuis ʒij jusqu'à ℥ij ; & pour le mouton, depuis ʒ ß jusqu'à ℥j. L'*alcali volatil*, pour les premiers, de Gout xxx à ℥j, & pour le second, de Gout x à ℥ ß.

ALCÉE. On lit dans les démonstrations élémentaires de botanique, à l'usage des éleves de l'école vétérinaire, que les feuilles de l'*alcée* ont les mêmes vertus que celles de mauve & de guimauve, & qu'on les emploie au défaut de celles-ci ; que la racine est un purgatif hydragogue très-fort, qui se donne en poudre pour le cheval, depuis ʒj jusqu'à ℥ ß. Nous avons donné la poudre de cette racine seule, à la dose de ℥j à un cheval de moyenne taille, âgé de sept à huit ans, & préparé pour être purgé ; elle n'a produit aucun effet sensible. Cette observation qui n'a été répétée que deux fois, mérite d'être confirmée par de nouvelles expériences. Cette poudre a fait vomir une chatte à laquelle on l'a fait prendre dans la foupe , à la dofe d'une pincée.

ALKÉKENGE, *coqueret, coquerelle*. Cette plante vient aifément par-tout ; on n'en emploie communément que les baies.

Vertus. Elles font diurétiques, anodines & tempérantes : on en fait ufage avec fuccès dans les difficultés d'uriner dues à un état inflammatoire & fpafmodique. Elles conviennent auffi dans les maladies bilieufes. Dans le premier cas, on les allie au laudanum ou aux gouttes de Sydenham , felon la nature du fpafme ; dans le fecond, on les donne feules. On les adminiftre en décoction après les avoir écrafées dans la liqueur. C'eft un remede fimple qu'on peut trouver partout fous la main.

Dofe. Les baies fe donnent en N°. de l. à c. dans le cheval ; de c. à cl. dans le bœuf ; de xij à xxiv. dans le chien.

ALLELUIA A FLEURS JAUNES. *Pain-à-coucou*. Cette plante fleurit au printems , fe trouve dans les haies & dans les bois ; le fuc de fes feuilles qui ont un goût acide & agréable , change en rouge la couleur bleue du papier ; mêlé avec l'huile de tartre, il fermente & exhale une odeur urineufe.

Vertus. L'*alleluia* contient beaucoup de fel effentiel acide ; il eft tempérant & rafraîchiffant ; on l'emploie à la place de l'ofeille , il eft même à préférer lorfqu'on craint d'irriter la poitrine ; on en fait prendre le fuc, ou feulement l'infufion qu'on a foin de faire très-forte ; on mêle l'un & l'autre à la boiffon ordinaire de l'animal, ou on les donne en breuvage ; ils conviennent dans les inflammations des entrailles , dans les foifs inextinguible, on y ajoute un peu de miel.

ALLIAIRE. *Alliet , Herbe des aulx.* Cette plante est mangée verte par les bestiaux, & sur-tout par les vaches & les chevres , dont elle excite l'appetit MM. *Deleuze , Valmont de Bomare* & d'autres rapportent qu'on a observé que le lait des vaches & les œufs des poules & des autres volailles qui ont mangé de *l'alliaire ,* contractent un goût d'ail désagréable. Nous avons répété & confirmé celle de ces observations qui est relative au lait, & le goût s'est même communiqué jusqu'au café, à la composition duquel il a été employé.

Vertus. Lorsque cette plante s'est trouvée sous notre main, nous avons employé son infusion, ou sa décoction avec avantage pour déterger les ulcères des pieds, du garot, de la taupe, &c.

ALOÈS. *Aloè.* Suc concret, gommeux, résineux, tiré de la plante qui porte ce nom ; il en est de quatre espèces.

La premiere est l'*aloès soccotrin,* venant de l'île de Socotora ; elle est la plus recherchée ; cet *aloès* est très-pur, friable, léger, d'une couleur jaune ou d'un pourpre roussâtre, approchant un peu de la couleur d'un beau verre d'antimoine ; mis en poudre, il paroît d'un beau jaune doré ; échauffé dans les mains, il devient flexible ; le goût en est fort amer, l'odeur légérement aromatique.

La seconde espece est l'*aloès hépatique,* moins beau que le précédent, mais d'un plus grand usage. On la tire de l'Amérique ; sa couleur est approchante de celle du foie des animaux, elle est plus foncée & moins brillante que celle de l'*aloès soccotrin* ; l'odeur en est aussi plus désagréable & plus amere. Il faut le choisir net ,
luisant ,

luifant, & rejetter celui qui eft d'une couleur tannée & d'une odeur fétide & nauféufe.

La troisieme eft appellée *aloès caballin*, parce qu'elle n'a été en ufage que pour les maladies des chevaux. C'eft le plus groffier, le plus terreftre & le moins bon de tous les *aloès*, fon odeur eft nauféabonde ; nous préférons avec raifon dans la médecine des animaux la feconde efpece, car celle dont il s'agit ne produit le plus fouvent aucun effet.

La quatrieme eft *l'aloès calebaffe*, ou *des Barbades*. Nouveau, il reffemble à l'*aloès caballin* ; en vieilliffant, il devient *hépatique* ; gardé jufqu'à ce qu'il foit caffant, il passe pour *aloès foccotrin*, & devient lucide ou tranfparent comme celui-ci.

Vertus. L'*aloès* que nous adoptons eft de toutes les fubftances purgatives, celle que nous employons le plus fréquemment & le plus fûrement. Les évacuations copieufes qu'il fufcite, ne font point, en général, accompagnées de tranchées, à moins que la dofe n'en foit trop forte ; & en ce cas, on a recours à des fubftances mucilagineufes & calmantes.

La quantité ainfi que les combinaifons qu'on en fait, font indiquées par le tempérament du fujet. S'il eft phlegmatique & d'une tiffure lâche & molle, on le donne en poudre, incorporé dans une fuffifante quantité de miel.

Si l'animal eft d'un tempérament bilieux, colérique & emporté, on le fait prendre à petites dofes, réitérées tous les matins, dans une infufion de fubftances calmantes jufqu'à ce que le malade purge.

S'il eft fanguin, on le donne avec des fubf-

tances antiphlogiftiques comme l'oxymel & la décoction d'ofeille.

Nous regardons comme nuifible l'*aloès* diffous
dans l'efprit-de-vin, & adminiftré ainfi comme
purgatif. Son mélange, en pareil cas, avec le vin,
le beurre, le lard, ou d'autres corps gras, ainfi
qu'on l'a fait quelquefois, eft bizarre, pour ne
rien dire de plus.

C'eft un très-bon ftomachique, dans le cas de
débilité du ventricule & des inteftins, on le donne
alors à petites dofes, uni à l'extrait de genievre.

L'*aloès* arrête avec fuccès & fans danger ces
efpéces de dévoiemens, dont certains chevaux
font attaqués apres les premiers momens d'un
exercice violent. On le fait prendre avant le repas,
incorporé dans une quantité fuffifante de diafcordium.

L'*aloès* diffout dans l'efprit-de-vin, forme la
liqueur connue fous le nom de *teinture d'aloès*;
cette liqueur eft déterfive, anti-putride, & elle
convient merveilleufement dans le cas d'atonie des
parties. Elle accélere la chûte des exfoliations
des os & des tendons.

Le mélange de cette teinture avec celles de
myrrhe & de fafran forme ce que nous appelons
élixir de propriété; il eft cordial, anti-putride, on
l'emploie comme tel dans les maladies contagieufes du bétail.

Au furplus, la *teinture d'aloès* pure ou mélangée, comme nous venons de le dire, n'a aucune énergie contre le virus morveux, ainfi que
beaucoup de perfonnes l'ont prétendu.

Dofe. L'*aloès* en poudre fe donne pour le cheval,
depuis ℥j jufqu'à ℥j ß; pour le bœuf, jufqu'à ℥ij ß;
pour le mouton, depuis Gr. xx, jufqu'à ʒij.

ALTHÉA, *guimauve ordinaire*. C'eſt une plante de la famille des malvacées, à fleurs monopétales, campaniformes. On ſe ſert de la racine, des feuilles & des fleurs.

On choiſit les racines bien nourries, groſſes, entieres & de l'année. On préfere celles qui ont été récoltées après la chûte des fleurs, attendu qu'elles ſont moins fournies de parties aqueuſes, & qu'elles ſe conſervent mieux que lorſqu'elles ont été extraites de la terre dans tout autre tems.

Vertus. La décoction de cette racine eſt très-adouciſſante, elle fournit un mucilage fin & légérement ſucré, qui ne s'obtient qu'après une longue ébullition.

Cette racine réduite en poudre, eſt un bon béchique adouciſſant, on en forme un opiat en l'incorporant avec le miel, mais on préfere d'en donner la décoction en breuvages, toutes les fois que l'adminiſtration en eſt facile.

Elle entre dans la compoſition de preſque tous les breuvages ou opiats béchiques adouciſſans, on l'allie auſſi aux inciſifs, aux martiaux, aux antimoniaux; on la ſubſtitue à la colle de poiſſon, trop chere pour l'uſage des animaux, dans tous les cas où cette ſubſtance ſeroit indiquée, & elle la remplace parfaitement.

Elle fournit l'*huile de mucilage*, étant bouillie avec la ſemence de fénugrec, de lin & d'huile d'olive dans une certaine quantité d'eau commune. Cette huile eſt très-adouciſſante, émolliente & légérement réſolutive.

L'*huile de mucilage* étendue dans une décoction de racine de nymphéa ou de têtes de pavots, forme un lavement très-propre à faire ceſſer les épreintes & les téneſmes occaſionnées par les étranglemens & les fpafmes inteftinaux.

Cette huile entre dans la compofition de l'*on-guent d'althéa* , dont l'ufage eft fréquent dans la chirurgie vétérinaire ; cet onguent tire fon nom, comme on le voit, de l'*althéa* qui entre dans l'*huile de mucilage*, qui en fait la bâfe.

La décoction des feuilles de cette plante, eft émolliente, adouciffante ; on l'emploie en douches, fomentations, lotions, pediluves, lavemens, &c.

Les fleurs font pectorales ; leur infufion édul-corée avec du miel, eft un bon béchique adoucif-fant ; elle calme la toux violente & opiniâtre que l'inflammation de la poitrine, l'âcreté de la lymphe pulmonaire, & fon défaut de fécrétion occafion-nent. Dans tous ces cas, on la préfere à la dé-coction de la racine lorfque l'eftomac eft foible.

Dofe. La racine en poudre fe donne de ʒij à ʒ iv au cheval & au bœuf ; & de ʒj à ʒij au mou-ton. On donne aux chiens la décoction de la ra-cine, ou l'infufion des fleurs, coupée avec égale quantité de lait.

ALUN. C'eft un fel cryftallifable , compofé d'acide vitriolique, uni à une terre argilleufe. Ce fel a une faveur acerbe, douceâtre & fortement aftringente. On en trouve en Italie, en Angleterre & en France. Il doit être rougeâtre à l'extérieur, clair au dedans, tranfparent comme le cryftal, d'un goût acide & légérement défagréable.

Vertus. Il eft ftiptique. On l'emploie en poudre avec beaucoup d'efficacité dans les évacuations immodérées, telles que les diarrhées, les diabetes, les fueurs exceffives qui ont lieu fans irritation, & qui ne font point critiques : on le donne à petites dofes, fauf à l'augmenter peu-à-peu & par gradation lorfqu'on le croit néceffaire.

L'*alun* réfout promptement les tumeurs récentes réfultant du contact d'une felle & d'un bât mal appropriés au dos de l'animal ; pour cet effet on l'emploie en poudre, mêlée avec du blanc d'œuf.

Ce mélange convient auffi dans les entorfes récentes, & avant que les parties diftendues foient irritées & enflammées.

La diffolution de ce fel dans l'eau, eft très-utile pour arrêter l'écoulement des eaux aux jambes ; mais on ne doit l'employer qu'après avoir parfaitement dépuré la maffe & dégorgé la partie, autrement on donneroit lieu à des métaftafes mortelles. Dès que les lotions font faites, il faut exercer l'animal au point de le faire fuer.

On le donne habituellement au cochon, à très-petites dofes lorfqu'on le nourrit de gland ou de faîne, pour prévenir la cachexie à laquelle ces alimens donnent lieu.

Enfin, cette fubftance calcinée & réduite en poudre, eft un très-bon cathérétique dont on fe fert pour ronger les chairs qui furmontent, & pour réprimer de légeres fongofités.

Dofe. Donné intérieurement pour le cheval, de 3 ß à ꜫij ; pour le bœuf, de ꜫij à ℥j ; pour le mouton, de 3 ß à iv ; pour le cochon, de ꜫj à ℥j.

AMBROISIE, *piment* ou *botris. Ambroifie*, ou *thé du Mexique.* Ces deux plantes qu'on cultive dans nos jardins, & qu'on trouve toutes féchées dans les boutiques, ont l'une & l'autre les mêmes propriétés.

Vertus. Elles font pectorales & anti - fpafmodiques. On en donne l'infufion avec l'oximel, dans les toux convulfives ou d'irritation, occafionnées par des humeurs glaireufes, engagées dans les bronches : on l'adminiftre auffi

dans les friſſons qui ſurviennent dans les affections hyſtériques auxquelles les jumens, les vaches & les geniſſes ſont quelquefois ſujettes. Ces
plantes alliées avec le ſureau ou la méliſſe, s'emploient auſſi dans les friſſons qui ſont la ſuite de
refroidiſſemens. On peut encore en faire uſage
dans les immobilités commençantes.

Doſe. Fraîches, depuis Poig. j juſqu'à iv, &
ſeches, de Poig. ß à ij.

AMMONIAC (SEL). *Voyez* SEL AMMONIAC.

AMMONIAQUE (GOMME). *Voyez* GOMME
AMMONIAQUE.

ANAGALLIS. *Voyez* MOURON.

ANETH. Cette plante, ainſi que ſes ſemences,
ont les mêmes vertus que l'anis, mais à un moindre
degré, & nous l'indiquons ici, parce qu'elle la
remplace au beſoin. (*Voyez* ANIS.)

ANGÉLIQUE. Cette plante croît par-tout, elle
paroît cependant préférer les montagnes : on la
cultive dans les jardins.

Vertus. Toutes les parties ont les mêmes propriétés, mais elles ſont beaucoup plus marquées
dans les racines. L'*angélique* eſt échauffante, arc-
matique, fortifiante & inciſive. On l'ordonne
dans les coliques venteuſes, dans les foibleſſes
d'eſtomac, & contre la pouſſe.

On en continue l'uſage aſſez long-tems, toutes
les fois qu'on l'emploie contre quelques affections
chroniques ; on la donne alors en poudre, incorporée avec du miel, ou de l'oximel ; dans la circonſtance de coliques venteuſes on en donne l'eau
diſtillée, l'infuſion & ſur-tout celle qu'on fait de
la racine ou des ſemences dans l'eau-de-vie ; on
fait uſage avec ſuccès de cette derniere préparation
dans les coliques venteuſes accompagnées d'in-

digeſtion ou cauſées parce que l'animal a bu de l'eau froide étant à jeun.

On allie l'*angélique* au fer, pour fortifier les jeunes chevaux & ceux qui ſe vident ou qui rendent des vents en marchant.

On donne l'*angélique* coupée par petits morceaux, & mêlée aux alimens, aux volailles, aux cochons atteints de maladies cachectiques ; on y allie auſſi le fer pour les uns & pour les autres.

Les lapins mangent très-bien l'*angélique*, & on leur en donne pour prévenir en eux l'adaſe ou pourriture.

Doſe. La racine d'*angélique*, ſe donne pour le cheval & le bœuf, en infuſion, de ʒij à vj, & en poudre, de ʒ iv à ʒ iv ; l'infuſion dans l'eſprit-de-vin, juſqu'à ʒ vj ; & l'eau diſtillée, juſqu'à Chop. j.

ANIS. On nomme ainſi la ſemence de la plante qui porte le même nom. Cette ſemence eſt miſe la premiere parmi les quatre grandes ſemences chaudes.

Vertus. Elle eſt carminative, ſtomachique, céphalique, pectorale, galactophore.

Elle eſt carminative toutes les fois que les vents ſont occaſionnés par des matieres glaireuſes ou ſéreuſes qui émouſſent la ſenſibilité & le reſſort de l'eſtomac & des inteſtins, enſorte qu'il ſont relàchés, que la digeſtion ſe fait imparfaitement, & que l'air ſe dégage des matieres qui croupiſſent dans ces cavités. Cette diſpoſition a lieu dans les tempéramens humides, dans les chevaux nourris de marcs de pommes, de ſon, de drèche vieillie & dont la fermentation tend à la putridité ; dans ceux qui vivent ſur des pâturages dont les plantes ſon aigres & trop aqueuſes ; aux jeunes poulains fur-tout, dont le ventre tombe & defcend, parce que les alimens s'accumulent dans les inteſtins.

Elle convient aux vaches ſujettes aux timpanites de la pance, à raiſon de la foibleſſe de cette partie : & qui ſont nourries des marcs de l'amidon connus à Paris ſous le nom de *noir*, &c.

On l'ordonne, avec ſuccès, dans les coliques & les tranchées qui ſont dues à ces diverſes cauſes.

L'*anis* eſt ſtomachique, en contribuant à dé-truire ce qui produit l'amas de vents des pre-mieres voies ; en donnant aux tuniques de ces parties, lorſque l'uſage en eſt continué un cer-tain tems, le ton néceſſaire pour qu'elles agiſſent ſuffiſamment ſur les alimens & les ſucs digeſtifs.

Elle eſt céphalique, en agiſſant comme anti-ſpaſmodique, dans l'immobilité, les ſtupeurs, le tétanos ; lorſque ces maladies ont lieu dans des ſujets en qui l'on reconnoît des cachexies aqueuſes, qui font ſoupçonner des amas d'eau dans les cavités cérébrales.

On s'en ſert avec ſuccès dans la circonſtance de la pouſſe humide, & toutes les fois que des liqueurs glaireuſes furchargent le poumon ; dans la gourme, chez les ſujets cacheſtiques, en qui les parties ont peu de ſenſibilité.

On obſerve encore, qu'elle favoriſe la ſécrétion du lait, & qu'elle en empêche la coagulation dans les mammelles.

Enfin, elle favoriſe l'action des purgatifs, en s'oppoſant à l'éréthiſme qu'ils occaſionnent, & dès-lors aux coliques qui en feroient une fuite, en facilitant la détermination des déjections, & main-tenant les forces de l'eſtomac.

On la donne en poudre, en infuſion ; on en tire par la diſtillation une eau & une huile eſ-

fentielle , qu'on adminiftre auffi intérieurement :
la premiere forme eft celle fous laquelle on la
donne plus communément , lorfqu'on veut en
continuer l'ufage en qualité de ftomachique ,
de peftoral, de galaftophore ; mais lorfqu'on
veut en obtenir un effet prompt, comme dans
les coliques , ou mal-aifes occafionnés par l'amas
des vents , l'eau diftillée ou la décoftion valent
mieux ; cette décoftion dans le lait , mérite la
préférence toutes les fois qu'on foupçonne des
matieres âcres , ou que le fpafme eft très-violent.

On donne l'*huile effentielle d'anis* comme céphalique , alors on la combine avec des boiffons
appropriées & quelquefois avec des huiles douces. C'eft à la fuite de l'ufage de ce remede ,
& lorfqu'il diminue le fpafme & l'éréthifme ,
qu'on applique avec fuccès les véficatoires , qu'on
adminiftre des évacuans , &c. On allie auffi
avec fuccès l'*huile effentielle d'anis* avec les purgatifs , mais il faut alors en faire ufage à petite
dofe , & ne pas imiter les Anglois qui la donnent
dans cette circonftance jufqu'à plufieurs onces. Ce
qui enflamme les entrailles , donne lieu à des
coliques affez violentes & à des fuperpurgations.

La poudre d'*anis* s'emploie extérieurement
comme réfolutive ; on l'étend en petite quantité
dans une maffe de cataplafme. L'huile effentielle
peut s'employer auffi à l'extérieur, appliquée fur
les parties comme fortifiante, dans le cas de dif-
tention des parties ; & comme anti-fpafmodique
dans des difpofitions rhumatifmales.

On a remarqué, que lorfqu'on frotte la tête
des pigeons avec de l'*huile diftillée d'anis* , ou
qu'on leur en met quelques goutes dans le bec,
elle les fait mourir.

Geoffroi obferve que cette huile eft fi fubtile, que l'on en découvre l'odeur dans le lait
que l'on tire aux femelles auffi-tôt qu'elles ont
mangé de l'*anis.*

Dofe. La poudre d'*anis* fe donne au cheval,
depuis ʒij jufqu'à ʒj ß ; pour le bœuf, depu's
ʒ iv jufqu'à ʒij ; pour le mouton, depuis ʒj jufqu'à ʒj.

La femence fe dònne en infufion ou en décoﬆion à une dofe plus forte d'un tiers que la
poudre.

L'huile effentielle fe donne pour le cheval,
depuis ʒj jufqu'à iv ; & l'eau diﬆillée, de Demi-
fep. j à Chop. j.

ANIS ÉTOILÉ, *femence de badian.* Semence
qui vient de l'Afie qui a l'odeur & les propriétés
de l'anis & qui poﬀede fes qualités à un plus
haut degré ; elle eft auﬄ plus agréable au goût.
On la fubﬆitue à cette femence avec avantage
dans l'homme ; mais fa cherté empêche fouvent
d'en faire ufàge pour les animaux.

ANTIMOINE. Minéral que l'on trouve en
Allemagne & en France, dans les provinces du
Poitou & d'Auvergne ; celui d'Auvergne eft meil-
leur que celui du Poitou.

L'*antimoine cr:d,* qui préfente de belles aiguilles droites, longues, larges, blanches, brillantes, & qui eﬆ leger & facile à caﬄer eﬆ le
meilleur. Celui qui contient une efpèce d'antimoine à demi fondu & qui reﬀemble à du mâchefer, ne vaut rien & doit être rejeté.

Ce minéral eﬆ compofé d'une fubﬆance métallique, qu'on nomme fon *régule,* unie à du
foufre.

Vertus. C'eﬆ un puiﬀant fondant : il réfout les

engorgemens des jambes qui font une fuite de la débilité des folides & de la vifcofité des fluides. Il n'agit pas avec moins de fuccès, dans la gale, les dartres, le farcin, &c. il agit comme fudorifique, & cet effet exige que l'animal foit tenu chaudement & couvert.

On l'emploie en poudre : cette poudre doit être très-impalpable, autrement elle ne feroit pas admife dans les voies circulaires.

Pour feconder l'action de ce minéral, lorfqu'on l'emploie contre la gale & les dartres, on lotionne de tems à autre les parties du tégument tuméfiées par le virus, avec une décoction émolliente. On emploie cette décoction auffi chaude qu'il eft poffible dans la vue de détendre ces mêmes parties & de les relâcher. C'eft par cette méthode, auffi fimple que peu difpendieufe, que nous fommes parvenus à guérir une gale épizootique qui, dans nombre de paroiffes de la ci-devant province de Languedoc, avoit affecté les ânes, les mulets & les chevaux.

L'*antimoine crud*, donné en poudre très-fine, eft très-propre à favorifer l'engrais des cochons, lorfqu'on nourrit ces animaux avec des fubftances trop aqueufes, & qui ne renferment fous un gros volume qu'une petite quantité de fucs nourriciers. Son ufage modere auffi le prurit qui les fatigue fi communément & qui s'oppofe à leur engrais. On méle cette poudre à leurs alimens.

Ce minéral uni avec le mercure, foit par la voie de la trituration, foit par celle de la fufion, forme ce que l'on appelle *œthiops antimonial*. Nous en avons éprouvé les effets de la manière la moins fatisfaifante dans l'école vétérinaire de

Lyon. Nous avions été portés à en faire l'essai contre la morve d'après des idées qui nous étoient parvenues par la voie des papiers publics ; administré à plusieurs chevaux attaqués de cette maladie, l'ayant allié avec la poudre de pervenche, aucuns d'eux n'a éprouvé le moindre effet de cette substance : nous ajouterons que lors que nous avons donné cette combinaison dans le cas du virus psorique, elle nous a paru inférieure dans son action à l'*antimoine* pur.

La partie métallique de ce minéral unie avec l'acide tartareux, forme ce que nous appelons le *tartre stibié*. C'est un puissant émétique pour l'homme, le chien, le chat & le cochon. Donné à très-forte dose dans le cheval, le mulet, l'âne, le bœuf & le mouton, il ne suscite pas même des nausées. Ses effets se sont bornés dans ces animaux à procurer une copieuse évacuation d'urine, & dès lors, nous le regardons comme un très-bon apéritif ; nous le donnons avec succès, à raison de cette vertu, dans les maladies aiguës, pour favoriser les évacuations critiques, les rendre plus complettes, & les diriger, ou par les urines, ou par les voies de la transpiration, ou par l'une & par l'autre en même tems, suivant le vœu de la nature.

On le donne avec succès en lavement dans le cas d'engorgement froid des parties du bassin & des organes qu'il contient, alors on l'étend dans une décoction de saponnaire, & d'autres plantes analogues.

Ce sel est très-efficace pour favoriser l'éruption du claveau dans les moutons, & lever les stases, les obstacles quelconques, qui donnent lieu aux irruptions tumultueuses de l'humeur variolique qui constitue le claveau confluent.

Le régule & le soufre de *l'antimoine* unis à l'alkali fixe, forment le *kermès minéral*. Cette composition est un très-bon béchique-incisif qui atténue puissamment le sang & la lymphe, & nulle inflammation ne suit son action ; aussi la donnons-nous avec le plus grand succès dans le cas de chûte, dont les suites sont la commotion, l'ébranlement & l'épanchement, & lors même que ces accidens ont fait des progrès, elle ne demeure pas sans effet.

L'antimoine diaphorétique qui résulte de la détonation du nitre avec cette substance, agit avec efficacité sur les chevaux atteints d'eau aux jambes, de malandres, de solandres, de crévasses, &c. toutes les autres préparations d'*antimoine* dont il seroit inutile de faire ici mention, nous ont toujours paru fort inférieures à celles-ci dans la pratique de la médecine vétérinaire.

Du reste, si on se propose de faire une décoction de ce minéral, on le concasse, on en fait un nouet, on le suspend dans le vase destiné à faire bouillir les substances ; mais cette décoction ne nous a paru avoir aucune vertu.

Nous nous élevons hautement contre la pratique de ceux qui administrent les préparations antimoniales quelconques à de très-fortes doses, comme de donner l'*antimoine crud*, le *foie d'antimoine*, à la dose de plusieurs onces, & même d'un quarteron par jour ; la quantité de minéral qu'on introduit dans le corps par cette pratique, excite trop fortement les sécrétions, atténue les humeurs, affoiblit successivement les solides, & occasionne certainement dans les jeunes animaux l'épuisement prématuré des facultés vitales. Il en résulte aussi, l'engorgement des viscères, une accrimonie dans les humeurs, fuivie d'éruptions qui ne font nullement critiques : & l'on a vu ces maux divers produire des colliquations, des fievres inflammatoires ou des états fpafmodiques qui ont conduit les animaux à la mort.

Dofe. L'*antimoine crud* fe donne, pour le cheval, depuis ʒj jufqu'à ℥j ; pour le bœuf, depuis ʒij, jufqu'à ℥ij ; pour le mouton, depuis Əij jufqu'à ʒij ; pour le cochon, depuis ʒj jufqu'à iij.

Le *tartre ftibié* fe donne pour le cheval, & pour le bœuf, depuis Gr. xv jufqu'à ʒij ; pour le mouton, de Gr. x à xxx.

Pour le chien , cette dofe varie depuis une partie de Gr. jufqu'à ʒj ; ce qui eft relatif à la taille & à la délicateffe de ces animaux. Nous avons été obligés de le donner à cette dernieredofe, à un jeune mâtin de la groffe efpece, empoifonné avec de la noix vomique : l'animal n'a vomi qu'une fois, il n'a pas purgé. Sa tête eft reftée de côté, ce qui a paru être la fuite de l'effort qu'il avoit fait pour vomir.

Le *kermès minéral* s'adminiftre pour le cheval depuis Gr. xv jufqu'à ʒj ; pour le chien, comme le *tartre ftibié*.

L'*antimoine diaphorétique* fe donne pour le cheval, depuis ʒj jufqu'à vj ; pour le bœuf, depuis ʒij jufqu'à ℥j ; pour le mouton, depuis Gr. xv jufqu'à ʒj ; pour le chien, depuis Gr. j jufqu'à ʒ ß.

ARISTOLOCHE. L'*ariftoloche* eft une plante à fleurs monopétales, il en eft de plufieurs efpeces, la ronde, la longue, la clématite & la petite.

Vertus. Elles ont toutes les mêmes propriétés & les mêmes ufages, elles font apéritives, fondantes, réfolutives & très-déterfives.

On ne ſe ſert que de la racine ; l'infuſion qu'on en fait après l'avoir concaſſée, détruit les engorgemens du cerveau, facilite la circulation des eſprits & du ſang dans ce viſcere, & l'on peut dire qu'à raiſon de ces effets elle eſt vraiment céphalique.

La décoction en eſt plus fondante & plus apéritive. On l'adminiſtre dans le cas d'une ſuppreſſion d'urine produite par l'épaiſſiſſement & la viſcoſité du ſang, dans l'ictere, l'engorgement de la rate, & dans tous ceux où il y a ſtagnation & empâtement. On en augmente l'activité avec le tartre ſtibié, le kermès, ou les martiaux.

Cette même décoction eſt d'une véritable utilité pour déterger les ulceres, les fiſtules où les orifices des vaiſſeaux ſont flaſques & mous. Le relâchement eſt-il encore plus grand, on l'anime avec l'extrait de Saturne. Par ce moyen on eſt parvenu à procurer le rapprochement & le recolement des parois de certaines fiſtules pénétrantes dans les articulations & autres cavités, & dont les progrès étoient ſi conſidérables qu'on a été même étonné du ſuccès.

La pourriture & la mortification menacent-elles la partie ulcérée, on ſubſtitue à l'extrait de Saturne, la teinture de myrrhe ou d'aloès, ou de camphre, ou de quinquina.

Cette décoction enfin ſert auſſi pour déterger les ulceres qui affectent les yeux & les paupieres des moutons, & qui réſultent des puſtules varioleuſes.

Doſe. Au cheval & au bœuf, depuis ℥ ij juſqu'à iv ; & au mouton depuis ʒ iv juſqu'à ℥j ß.

ARMOISE. C'eſt une plante à fleurs floſculeuſes, qui croît par-tout, & qu'on trouve toute ſéchée dans les boutiques.

Vertus. On emploie toutes les parties de cette plante : fa principale vertu eſt d'être emménagogue ; on la donne aux femelles qui ont de la moleſſe & de la flaccidité, pour exciter la chaleur. On la fait infuſer pour cela dans une liqueur fermentée. On la donne auſſi pour avancer l'époque des deſirs amoureux, alors on peut l'allier à la femence de fenouil.

On s'en fert en lavement & en boiſſon pour déterminer la fortie du délivre & la dépuration de la matrice, lorſque les ſtimulans font néceſſaires pour produire ces effets.

L'*armoiſe* eſt un excellent réſolutif employée en cataplaſmes & en fomentations. On ne ſe ſert que des feuilles & des fleurs pour la premiere de ces préparations. L'huile dans laquelle on fait infuſer les fleurs, eſt un très-bon réſolutif. On en fait un liniment autour des parties naturelles ſur des ſurfaces aſſez étendues pour exciter les deſirs du mâle.

ARSENIC. On nomme ainſi une ſubſtance demi-métallique, qu'on retire du cobolt, des mines de cuivre, & autres lieux. Il y en a de trois fortes, le cryſtalin, le jaune & le rouge.

L'*arſenic cryſtalin* eſt celui qui ſe ſublime directement du cobolt ; ſi on ſublime l'*arſenic* avec des fleurs de ſoufre, on fait l'*arſenic jaune* ; ſi on y ajoute une matiere cuivreuſe, c'eſt l'*arſenic rouge*.

Vertus. Ces ſubſtances font des poiſons entiérement proſcrits de l'uſage intérieur. Les chiens, les chats, à qui on en fait prendre, le vomiſſent bientôt après l'avoir avalé. Il n'en eſt pas de même des autres animaux domeſtiques : privés

de

de la faculté de vomir, cette fubſtance introduite dans l'eſtomac en corrode les membranes, eſt entrainée dans le canal inteſtinal où elle produit les mêmes effets.

Ces effets font plus rapides dans le cheval que dans les ruminans. L'*arſenic* produit en lui des coliques, des battemens de flancs, & la mort, après de violentes agitations. Ce n'eſt qu'après l'avoir adminiſtré à très-forte doſe dans les moutons, qu'il en a occaſionné la mort. Dans ceux tués par ce minéral, la membrane interne de la panſe étoit ulcérée & noire dans ſa partie antérieure, & inférieurement contre la cloiſon qui ſépare cette poche du bonnet. Nous remarquons que les éroſions que produit ce minéral, font noires.

Les remedes les plus ſûrs à oppoſer à ſon action deſtructive, font les mucilagineux étendus dans de l'eau, l'eau elle-même, les huileux, le lait, donnés en grande quantité & des anti-ſpaſmodiques tels que les fleurs de tilleul, de coquelicot, les feuilles de méliſſe, d'oranger, &c. Il eſt bien eſſentiel dans ce cas, de vider les premieres voies par l'uſage fréquent des lavemens émolliens.

On ſe ſert extérieurement de l'*arſenic* en forme de trochiſque : on l'emploie alors en nature, de la groſſeur d'un pois ou d'une feve de marais. On en fait uſage dans le cas de fievres malignes peſtilentielles : il excite bientôt l'engorgement de la partie où il eſt appliqué. On retire cette ſubſtance du lieu où on l'a introduite après qu'elle a produit ſon effet. On la fixe à un fil, afin de la retirer plus facilement.

L'*arſenic* ſe diſſout aiſément dans l'eau : on emploie cette diſſolution pour moriginer les fongoſités des ulceres farcineux & autres.

D

Le *cobolt* ou l'*arfenic* mis dans l'eau, tue les mouches. On fent qu'il faut placer le vafe qui contient cette liqueur, de maniere à ce qu'aucun animal ne puiffe en approcher & en boire, & fi les oifeaux mangent les mouches qui s'en font abreuvées, ils per.ffent.

ARTICHAUD. On emploie toute la plante, qui eft potagere & très-connue.

Vertus. Elle eft diurétique, apéritive : on en fait ufage, lorfque les premieres voies font embarraffées par des matieres glaireufes : pour diffiper des humeurs féreufes qui fe dépofent çà & là à la fuperficie du corps, comme fous le ventre & aux extrémités. On charge le plus poffible la décoction de cette plante, & l'on en continue affez long-tems l'ufage.

Une forte décoction d'*artichaud*, dont on baffine la fuperficie du corps, eft un préfervatif contre l'attaque des mouches ; fi on y ajoute du faindoux dans cette circonftance, on en augmente l'efficacité

ASPERGE. Cette plante, comme la précédente, eft connue de tout le monde.

Vertus. L'*afperge* eft un excellent diurétique & fondant : toutes les parties de la plante ont ces propriétés : on en donne la décoction en breuvages, en lavemens. De cette derniere maniere, cette décoction contenant en diffolution du tartre ftibié, a fondu des tumeurs confidérables, fituées dans le bas-ventre, qui occafionnoient de violentes coliques. On a continué ce traitement affez long-tems & jufqu'à la difparition totale des tumeurs. On coupe auffi la racine d'*afperge* par petits morceaux, & on la mêle avec l'avoine pour la faire manger aux chevaux. Les animaux mangent auſſi l'*aſperge* lorſqu'on la leur donne crue ou cuite, & on l'adminiſtre auſſi de ce:te maniere, lorſqu'on en a l'opportunité.

On ſait que les chats en ſont très-frians, & qu'ils la digerent très-bien.

ASSA - FŒTIDA. , *merde du diable*. Gomme réſine ou ſuc concret, que l'on tire de la racine d'une plante des Indes, dont les feuilles ſont ſemblables à celles de la rhue, & qui eſt une eſpece de férule, décrite la premiere fois par Kempfer. Les habitans inciſent cette racine, d'où découle un ſuc laiteux & un peu roux néanmoins, qui eſt d'une odeur très-puante, & qu'ils font ſécher au ſoleil. On adultere ce ſuc, quand il n'eſt pas encore épaiſſi, avec la farine de feve : on découvre cette fraude au goût, à l'odorat, à la vue, & en délayant cette ſubſtance avec de l'eau.

On choiſira l'*aſſa - fœtida* en maſſe, rempli de larmes blanches, ſec, d'un blanc jaunâtre, quand il eſt coupé frais, & ſe changeant peu de tems après en un beau rouge tirant ſur le violet. Son odeur eſt ſemblable à celle de l'ail, cependant elle eſt ſupportable. Le goût en eſt àcre & amer.

Il faut rejeter celui qui eſt gras, ſale, rempli de terre & de jonc, comme auſſi celui qui eſt noir, & d'une odeur trop déſagréable.

Vertus. On s'en ſert comme apophlegmatiſant dans l'inappétence occaſionnée par l'engorgement des glandes ſalivaires & buccales. Alors, on en forme un nouet qu'on ſuſpend au maſtigadour; ce même moyen eſt très-utile dans la circonſtance des maladies épizootiques & contagieuſes des chevaux & des bêtes à cornes, en y ajoutant une suffisante quantité de vinaigre pour en faire une pâte molle. On administre aussi cette substance intérieurement dans ces circonstances, en qualité de diaphorétique ; alors on la donne en bol, & si on veut en augmenter l'activité on la dissout dans le vinaigre de vin. C'est ainsi que nous l'avons employé très-efficacement sur des bêtes à cornes attaquées d'une péripneumonie parvenue au troisieme degré; c'est-à-dire, au moment de la dégénération de l'inflammation en gangrene; cette même dissolution ne nous a pas servi avec moins de succès, plusieurs fois, pour fondre & diviser les humeurs grossieres & tenaces d'où résulte la maladie que nous nommons le farcin. Nous pouvons encore employer cette gomme résine comme béchique incisive, mais alors, nous l'administrons à petites doses réitérées.

Appliquée à l'extérieur en forme d'emplâtre, elle est un puissant résolutif. La décoction qu'on peut en faire dans l'eau commune est très-détersive ; on l'emploie utilement dans les ulceres malins, sur-tout dans ceux de la bouche.

Dose. Pour le cheval, depuis ʒj jusqu'à ℥ij ; pour le bœuf, depuis ʒij jusqu'à ℥iij ; & pour le mouton, depuis Gr. xv jusqu'à ʒij.

AUNÉE. *Enule campane.* On n'emploie que la racine de cette plante : elle est charnue, brune en dehors, blanche en dedans, d'une saveur âcre, un peu amere & aromatique quand elle est récente; seche, elle exhale une odeur agréable & douce. Elle est d'un usage fréquent dans la médecine vétérinaire.

Vertus. Elle est tonique, aperitive & sudorifique. On l'emploie dans la circonstance de foiblesse d'estomac & des intestins, & on la donne

alors en poudre feule dans le miel, ou incorporée dans de l'extrait de genievre. C'eſt un
puiſſant ſtomachique, ſon uſage étant continué
pendant un certain tems ; on l'adminiſtre dans
l'intention d'obtenir cet effet, à la fin des maladies aiguës, où le corps a été affoibli par la diete,
les boiſſons délayantes, les remedes actifs, les
évacuations & les efforts même de la fievre. Elle
eſt très-bonne aux chevaux qui ſe vident ; on peut
y joindre alors le ſcordium pour en aſſurer l'effet,
ainſi que le vitriol de mars.

Elle eſt apéritive lorſqu'on l'adminiſtre dans
l'empâtement des viſceres, occaſionné par une
matiere glaireuſe qui n'eſt ni tenace ni accumulée
dans les parties qui la recelent ; tels ſont les engorgemens de la matrice à la ſuite de part laborieux,
de difficulté de délivrer, d'avortement : alors, on
en fait prendre la décoction ; on la donne auſſi
en poudre dans une liqueur fermentée, dans les
engorgemens formés par des viſcoſités & des
ſéroſités qui ſe dépoſent dans l'intérieur par l'effet
de la foibleſſe des organes, de l'arrêt de la tranſpiration, comme dans la pouriture des moutons,
& dans cette circonſtance, on l'unit au fer avec
ſuccès.

La racine d'*aunée* favoriſe l'éruption du claveau, étant donnée en décoction dans l'eau
& le vin, ou le vinaigre. Elle convient de préférence dans celui qui eſt confluent, parce
qu'elle détermine l'action propre à opérer la
dépuration complette des humeurs. Elle convient auſſi dans les maladies chroniques de
la peau, telles que la gale, les dartres : elle
réuſſit dans les engorgemens farcineux, lorſque
la réſolution en eſt difficile & lorſque la ſuppura-

tion des boutons qui les couvrent ne se fait qu'avec peine.

On fait avec la racine d'*aunée* fraîche, coupée par morceaux & écrasée, une liqueur fermentée qui est très-tonique & très-résolutive; on la donne avec succès dans les dispositions venteuses des voies digestives.

On l'applique extérieurement comme résolutive pour résoudre des engorgemens froids, pour dissiper des tuméfactions dartreuses; fraîche pilée & réduite en pâte, on la mêle avec du saindoux pour en faire un onguent très - efficace contre la gale.

Dose. Pour le cheval & le bœuf, depuis ʒj jusqu'à iv; pour le mouton, de ʒ iv à ʒij.

AURÉOLE. *Voyez* GAROU.

AURONE. On en distingue de deux especes, l'*aurone mâle* & l'*aurone femelle*, ou *garde-robe*.

Vertus. L'une & l'autre de ces plantes, sont aromatiques, stomachiques; elles dissipent les vents : on en donne la poudre ou l'infusion : la décoction à l'extérieur est résolutive & peut servir, animée par l'eau-de-vie dans les dispositions à la gangrene, & pour bassiner le tour des plaies, qui ont quelque caractere putride.

AVOINE. Cette plante & son grain sont trop connus pour que nous entrions ici dans aucun détail historique à leur égard.

Vertus. On emploie le grain d'*avoine* dans la médecine & dans la chirurgie vétérinaire. La décoction en est émolliente, adoucissante; édulcorée avec le miel, elle est excellente dans les maladies inflammatoires en général pour former le fond de la boisson. La décoction rendue mucilagineuse par le farineux de ses grains, &

légérement aromatiſée par un peu de canelle blanche, la moldavique, ou autre ſubſtance ſemblable, forme une boiſſon nutritivé très - légere & incraſſante qui convient à la fin des inflammations de poitrine.

L'infuſion de l'*avoine* torréfiée eſt réſolutive & anti-ſpaſmodique; elle convient par conſequent vers la fin des maladies inflammatoires, pour achever de diſſiper l'engorgement des viſceres, ſur-tout ceux de la poitrine.

La *farine d'avoine* infuſée quelques heures dans l'eau chaude ſeule, ou bien alliée avec un peu de miel, fait une nourriture plus ſubſtantielle que la précédente, qu'on peut donner aux moutons pour les ſubſtanter vers la fin d'un claveau confluent.

L'*avoine* cuite dans le vinaigre & appliquée auſſi chaude que faire ſe peut ſans brûler la partie, eſt un puiſſant réſolutif & un bon fortifiant. On la met ainſi préparée ſur les reins dans le cas d'efforts, de foibleſſe dans ces parties; on peut auſſi l'appliquer ſur l'épaule, autour des articulations du pied, & elle agit toujours d'une maniere très-efficace. Ce topique, lorſqu'il occupe une grande ſurface à la partie ſupérieure du corps, produit des effets généraux très-marqués; c'eſt ainſi qu'on l'emploie dans la fourbure, qu'il excite la tranſpiration, la ſécrétion & l'évacuation des urines; la ſortie des vents, & la dépuration même de la matrice après le part, lorſqu'elle reſte engorgée par l'effet de la foibleſſe.

AXONGE. *Voyez* GRAISSE.

AZARUM. *Voyez* CABARET.

D 4

BAIES D'ALKÉKENGE. *Voyez* ALKÉKENGE.

BAIES DE GENIEVRE ou DE GENÉVRIER.
Les *baies de genievre* font le fruit d'un arbriffeau qui porte le même nom. On les choifis entieres & très-odorantes.

Vertus On emploie leur décoction lorfqu'on
veut accélérer la circulation, faciliter les excrétions & les fécrétions. C'eft d'après ces vues
qu'on la prefcrit quelquefois comme préfervative
dans le cas de maladies épizootiques.

Le vin ou l'eau-de-vie dans lefquels on a fait
macérer ces *baies*, & qu'on nomme *vin* ou *eau-
de-vie de genievre*, font très-cordiaux & très-fto-
machiques ; ils font aufii anti-putrides, on s'en
fert comme alexiteres dans le cas de maladies
contagieufes du bétail. Souvent on fait macérer
ces *baies* dans le vinaigre, & elles n'en font que
plus falutaires dans ces fortes de cas.

L'extrait de ces *baies*, qu'on nomme aufii
extrait de genievre, en a les propriétés ; on le
fait prendre délayé dans le vin : donné dans
l'eau fortement acidulé, il opere encore avec
plus d'efficacité.

On fait avec ces *baies* des pilules, en les pi-
lant & en les mêlant avec la farine de froment,
ou de feigle, ou d'orge, ou d'avoine & des
jaunes d'œufs. On fait prendre cette préparation
avec beaucoup de fuccès aux animaux échappés
en quelque forte aux épizooties, & qui entrent
dans un état de convalefcence. Elles fervent encore dans cette même occurence pour parfumer
les écuries, les étables & les bergeries ; pour cela,
on les fait brûler fur des charbons ardens, on a

foin de tenir pendant l'uſtion les portes & les fenêtres fermées.

Elles ſont enfin très-réſolutives , lorſqu'elles
ſont écraſées & appliquées ſur-le-champ en forme
de cataplaſme ſur les tumeurs récentes provenant
de coups , de contuſions ou de froiſſement.

On retire auſſi de ces *baies* par la diſtillation
dans l'eau bouillante une *huile eſſentielle* très-pénétrante & très-aromatique. *Voyez* GENÉVRIER.

BAIES DE LAURIER. *Voyez* LAURIER.

BASILIC. Il en eſt de deux eſpeces, le *baſilic
commun* & le *petit baſilic.*

Vertus. Ces deux plantes ont les mêmes vertus , elles ſont ſternutatoires , ſtomachiques , carminatives & alexiteres.

Pour s'en ſervir comme ſternutatoires, il faut
qu'elles ſoient en poudre impalpable.

Cette poudre dans le vinaigre, donnée intérieurement, convient dans les maladies contagieuſes :
elle entre auſſi dans des compoſitions ſudorifiques , diaphorétiques , employées contre les arrêts de tranſpiration & autres maladies ; on peut
auſſi ſe ſervir de l'infuſion de cette plante. Le
baſilic brûlé ſur des charbons ardens eſt un très-
bon fumigatoire.

Cuit à un feu doux , il forme un bon cataplaſme réſolutif. Cette plante pilée fraîche a
encore plus de vertus : on peut cependant l'accroître par ſon mélange avec l'eau-de-vie. On
joint auſſi à cette eſpece de cataplaſme l'huile d'aſpic, ou d'autres huiles eſſentielles ; le mélange qui
en réſulte eſt très-efficace contre les tumeurs
froides.

BAUME. *Voyez* MENTHE.

BAUME. On nomme *baume*, des matieres réfineufes, odorantes & aromatiques, d'une confiftance liquide, un peu épaiffe, qui découlent
d'elles-mêmes de certains arbres, ou par des incifions qu'on y fait exprès pour en obtenir une
plus grande quantité. On donne encore ce nom
à des préparation pharmaceutique ; nous nom-
merons les premiers *baumes naturels* & les autres
baumes artificiels ou *pharmaceutiques*. On compte
parmi les premiers, le *baume blanc de la Mec-
que* ou *de Judée*, le *baume de Copahu*, celui
du *Pérou*, le *baume de Tolu*, &c. Ces différentes fubftances ont effentiellement les mêmes
vertus ; elles font en général d'un affez grand
prix ; on en fait auffi rarement ufage dans la médecine vétérinaire ; heureufement la térébenthine
qui eft elle-même un véritable *baume*, quoiqu'on
ne lui donne pas ce nom, les remplace très-
bien. Cependant, il eft des occafions où l'on emploie les *baumes du Pérou* & de *Copahu*, ce qui
nous détermine à en parler ici.

BAUME DE COPAHU. Il découle par incifion
de l'*arbor balfamifera* du Bréfil, C'eft un fuc tenace, gluant, d'un goût âcre, amer, aromatique,
d'une odeur pénétrante ; il en eft de deux efpeces,
l'une limpide, pâle, jaunâtre, d'une odeur agréable ; l'autre groffiere, blanchâtre, moins limpide,
de la confiftance du miel. Le goût en eft plus amer
& affez défagréable. Cette derniere efpece doit
être rejetée.

Vertus. Le *baume de Copahu* eft vulnéraire,
expectorant, diurétique, pris intérieurement ; réfolutif, tonique & nervin, appliqué au dehors.

On en fait ufage dans la maladie des chiens,

étant délayé avec le beurre de cacao, dans un jaune d'œuf ou dans du lait, lorsque le poumon est engorgé par des humeurs visqueuses & tenaces.

On l'emploie aussi au dehors, étendu dans l'esprit-de-vin, ou allié avec l'onguent d'althéa, ou des huiles animales émollientes, pour opérer la résolution de l'engorgement des ligamens, des tendons, des nerf-ferrures ; dans le cas de molettes, &c. Le dernier mélange convient contre les paralysies qui affectent les chiens à la suite de la maladie catarrhale pour laquelle nous venons d'indiquer l'administration de ce *baume* à l'intérieur, lorsque le spasme & l'inflammation ont cessé.

Dose. Pour le chien, de Gr. v à ʒj. Pour dissoudre le *baume de Copahu* dans l'esprit de-vin, il faut quatre parties de cette derniere liqueur sur une partie de *baume*.

BAUME DU PÉROU. Il découle d'un arbre nommé *arbor balsami indici* : il en est de trois sortes, l'un blanc, l'autre noir liquide, le troisieme en coque. On ne reçoit par le commerce que les deux derniers ; le *baume noir liquide* est d'un brun noirâtre, celui en *coque* est d'un brun rougâtre, luisant & très-sec ; ils sont l'un & l'autre d'une odeur agréable. Il faut prendre garde que le *baume noir* ne soit mélangé d'huile d'amande douce ; la fourberie est facile à connoître. On en met légerement sur du papier ; s'il est rougeâtre & qu'il coule aisément, c'est une marque qu'il est augmenté.

Vertus. On ne s'en sert qu'à l'extérieur, dissous dans l'esprit-de-vin, ou allié avec divers digestifs pour les animer ; c'est un excellent vulnéraire dont on fait usage sur les plaies des parties délicates, lorsque les chairs sont molles, fongueuses : on délaie encore le *baume noir liquide*, avec le jaune d'œuf, ou des huiles douces, & on l'y met à petite dose, pour l'appliquer fur les plaies des tendons, des ligamens, des parties extrêmement fenfibles, comme les paupieres, la conjonctive & autres femblables. Ce *baume* entre dans la compofition du *baume du commandeur*.

BAUMIER. Cet arbre originaire d'Amérique fe multiplie très-bien dans nos climats ; il peut être à la portée des artiftes vétérinaires, & nous le plaçons ici par cette raifon. On en emploie les bourgeons.

Vertus. Ils font aromatiques, incififs, vulnéraires ; on les fait fécher, on les donne, ou concaffés, ou en poudre, pour divifer les humeurs vifqueufes de la poitrine, ainfi que dans le cas de maladies pforiques les plus graves, telles que le farcin ; on doit le regarder comme un vulnéraire par excellence. On en fait auffi une décoction avec de l'eau miélée qu'on donne dans les mêmes circonftances.

On s'en fert auffi en cataplafme : c'eft un bon réfolutif dans les foulures & meurtriffures, dans les engorgemens froids, &c.

BDELIUM. Subftance gommo-réfineufe, un peu dure, fragile, d'une couleur blanchâtre un peu brune, ou d'un brun rougeâtre, d'une odeur balfamique agréable, d'une faveur un peu âcre & un peu amere.

Vertus. Il eft fortifiant & atténuant, anti-fpafmodique pris intérieurement, mais on l'emploie peu de cette maniere ; cependant, on l'adminiftre quelquefois dans les maladies humorales, telles que le farcin, & dans toutes celles de ce genre, lorfqu'elles exiftent chez des animaux d'une nature irritable. Il eft difcuffif, réfolutif, traumatique. On le met dans les onguens & les charges fortifiantes pour réfoudre les tumeurs dures, les glandes durcies, les foulures des tendons, lorfque les tuméfactions qui en réfultent font confidérables; on s'en fert pour achever la réfolution des contufions, pour fortifier les fractures.

Dofe. Pour le cheval, depuis ʒij jufqu'à ʒj.

BEC-DE-GRUE, *geranium.* On donne ce nom à quatre plantes : l'une eft dite *pied-de-pigeon ;* une autre, *herbe à Robert ;* une troifieme, *bec-de-grue fanguin* ou à *grandes fleurs ;* & la quatrieme, *bec-de-grue mufqué.* On emploie les tiges, les feuilles & les fleurs de ces plantes.

Vertus. Elles font vulnéraires, aftringentes, réfolutives & répercuffives. On en fait des gargarifmes. Leur décoction fe donne dans le cas de flux de fang, de diarrhée féreufe. On y joint des fubftances mucilagineufes. On en fait des cataplafmes.

Les *becs-de-grues* font un excellent aliment pour les lapins. Ces animaux les mangent avec avidité, ils rendent leur chair plus agréable au goût : ils empêchent auffi qu'ils ne foient attaqués de l'as ou pourriture ; ils en arrêtent même les progrès, s'ils font donnés dans le principe de la maladie.

BENJOIN, *affa - doux.* Le *benjoin* eft une réfine qui découle d'une efpece de laurier qui croît dans le royaume de Siam, au moyen des incifions qu'on fait à cet arbre. Il en eft de deux efpeces, l'une en larmes & l'autre en forte.

Le benjoin en larmes doit être d'un jaune doré extérieurement, blanc en dedans, avec de petites veines claires, blanches & rouges ; il faut qu'il foit friable, fans aucun goût, d'une odeur douce, fort aromatique ; nous l'appelons *benjoin en lar-*

mes, quoiqu'il foit en maffe. Communément il eft clair & tranfparent, d'une couleur rougeâtre, mélangé de larmes blanches. Il eft auffi appelé *benjoin amygdaloïde* ; il faut qu'il foit le moins fouillé d'ordures qu'il eft poffible.

A l'égard du *benjoin en forte*, il doit être net, d'une bonne odeur, chargé de larmes blanches, réfineux & dégagé de toute pouffiere ; il faut rejeter celui qui eft noir, terreux, qui n'a nulle odeur. Il peut être artificiel, & fait de plufieurs réfines ou gommes fondues enfemble, on reconnoit facilement cette falcification par fa différence d'avec le vrai *benjoin*.

Vertus. Le *benjoin* eft tonique, anti-fpafmodique, incifif, atténuant, fur-tout dans les maladies du poumon ; il eft falutaire contre la pouffe humide, dans les toux opiniâtres, lorfque tous ces accidens font produits par la foibleffe de la tiffure pulmonaire, & par la vifcofité de la lymphe qui enduit l'intérieur des bronches & des véficules de cet organe.

Il déterge & confolide les ulceres du poumon, mais fon application exige que la poitrine & la toux ne foient pas feches, car alors il donneroit lieu à l'hémoptyfie.

On l'emploie auffi avec fuccès dans le cas de cette efpece de péfanteur & d'engourdiffement qui, dans l'animal, préfage l'apoplexie, lorfque la conftitution eft cacheftique ; en pareil cas, il fortifie le vifcere dont la tiffure peche par laxité.

Appliqué à l'extérieur en forme d'emplâtre, il réfout les tumeurs pour lefquelles on l'emploie.

On en fait ufage en poudre pour confolider les chairs, pour hâter la cicatrifation retardée par une humidité trop abondante, & par le relâchement des canaux, qui tapiſſent le fond de là cavité ulcérée.

Le *benjoin* ſoumis à la diſtillation donne une huile eſſentielle unie à un ſel acide, qui ſe ſublime ſous forme concrete; c'eſt ce qu'on nomme *fleurs de benjoin*. Elle a les propriétés du *benjoin*, on en fait rarement uſage dans la médecine des animaux, attendu ſa cherté.

Doſe. Pour le cheval, de ʒj à vj; pour le bœuf, de ʒj à ʒj; & de Gr. vj à xxxvj pour le chien.

BÉTOINE. On en emploie les feuilles & les fleurs : on donne l'une & l'autre en décoction, on met auſſi les feuilles en poudre.

Vertus, Cette poudre eſt un ſternutatoire très-actif : elle excite auſſi la ſécrétion de l'humeur muqueuſe & elle convient par conſéquent, lors du relâchement de la membrane pituitaire, de l'afflux d'humeurs ſéreuſes & d'engorgemens froids, ſoit qu'ils forment ſeul le caractere eſſentiel de la maladie, ou qu'ils ſe compliquent aux fluxions périodiques, ou qu'ils rendent la protuſion des dents difficile.

On donne la *bétoine* en infuſion & en décoction, ou en poudre intérieurement, dans le cas de ſtupeur, d'engourdiſſement des facultés; elle eſt auſſi diurétique. Cette plante entre dans la compoſition des cataplaſmes réſolutifs, elle peut en former un des principaux ingrédiens.

BETTERAVE, *racine de diſette.* On diſtingue deux ſortes de *betterave*, la *rouge* & la *blanche* : l'une & l'autre ſont un aliment excellent : les animaux mangent les feuilles & les racines. On emploie auſſi l'une & l'autre comme médicament.

Vertus. Les feuilles cuites appliquées au dehors, ſont émollientes : la décoction de la racine eſt un excellent béchique adouciſſant; elle convient dans les inflammations de poitrine, dans les ardeurs utérines, les ſuppreſſions d'urine & les chaleurs d'entrailles.

BEURE. On donne ce nom à deux ſubſtances, l'une extraite du lait de tous les animaux, c'eſt le *Beure animal*, on le nomme ſimplement *Beure*; l'autre dit *Beure végétal*, eſt extrait des ſubſtances végétales. Parmi ces dernieres, une ſeule eſt déſignée ſous la dénomination de *beure*, c'eſt l'huile qu'on obtient du cacao, dite *beure de cacao*, parce qu'elle reſſemble par ſa couleur & ſa conſiſtance au *beure* proprement dit. L'une & l'autre s'emploient dans la pratique de la médecine vétérinaire & nous les placerons ici par cette raiſon.

BEURE. *Butyrum*, en grec *bouturon*, *bouturos*; de *bous* bœuf & de *turos*, coagulation du lait.

Le *beure* ſe trouve dans l'uſage domeſtique ſous quatre états différens, il eſt ou frais, ou rance, ou fondu, ou ſalé. Le *beure frais*, eſt celui qui eſt nouvellement fait, c'eſt-à-dire ſéparé de la crème : on le diſtingue encore à raiſon du peu de tems qu'il y a que la crème eſt ſéparée du lait : car plus elle eſt récente, plus le *beure* eſt frais. Ce *beure* a aſſez de conſiſtance & de liaiſon, une odeur agréable, un goût doux plus ou moins d'amande & il ne produit aucune ſenſation piquante ſur la langue. Le *beure rance*, à moins de conſiſtance que le précédent, il acquiert une couleur d'un jaune déſagréable, ſon goût eſt âcre, ſon odeur eſt piquante. Le *beure ſalé* ne differe de ceux-ci, que par le ſel qu'il contient : car il peut être ou rance ou frais; il conſerve cependant cette derniere qualité pendant long-tems lorſqu'il a été bien préparé. Le *beure fondu*

eſt

eſt grenu, d'un beau jaune, il a un goût & une odeur qui lui ſont particuliers & qui doivent être doux.

Vertus. Le *beure frais*, eſt le ſeul qu'on doive adminiſtrer intérieurement; il eſt émollient, relachant: il convient à tous les animaux dans le cas de poiſon dans les premieres voies, & même alors il eſt préférable aux huiles, ſoit parce qu'il paſſe moins promptement de l'eſtomac dans les inteſtins & qu'il coule auſſi moins rapidement dans ceux-ci, ſoit auſſi parce qu'il ſe mêle mieux avec les humeurs digeſtives, ſoit enfin, parce qu'il acquiert moins aiſément de la rancidité. On le donne au chien avec ſuccès contre les vomiſſemens & les toux ſpaſmodiques, accompagnés de ſuffocation, & qui tuent quelquefois ces animaux; on étend alors le *beure* dans du bouillon de veau mucilagineux, aromatiſé avec du cerfeuil; cette préparation convient encore à ces mêmes animaux dans les conſtipations auxquelles ils ſont très-ſujets, & qui en font périr un très-grand nombre. Le *beure frais* uni au ſoufre leur eſt très-ſalutaire, lorſqu'ils ſont atteints de la gale, des dartres, &c. Il s'adminiſtre aux bœufs dans la circonſtance de l'accumulation des matieres alimentaires dans les eſtomacs, & de leur durciſſement dans le feuillet.

Au défaut de *beure frais*, on peut faire uſage des autres ſortes de *beures*, lorſqu'il s'agit de remédier aux effets des poiſons, après les avoir lavés dans pluſieurs eaux pour enlever autant qu'il eſt poſſible & le ſel & les matieres âcres que l'eau peut diſſoudre. Mais alors les huiles douces & nouvelles ſont préférables, ſi l'on eſt à porté de s'en procurer.

E

Le *beure frais* s'applique à l'extérieur, fur les parties délicates qui font fortement enflammées : on l'applique aufli fur les plaies des parties douées d'une grande fenfibilité, lorfqu'elles font dans un état d'inflammation ; il eft alors préférable à toutes les huiles douces : mais il faut qu'il puiffe fe liquéfier fur la partie par l'effet de la chaleur qui y exifte.

On fait avec le *beure frais*, une fuie dite *fuie de beure*, qu'on emploie contre lesplaies des yeux.

Le *beure rance*, s'emploie comme fuppuratif, ou réfolutif, fuivant la difpofition de la tumeur fur laquelle on l'applique.

Dofe. Pour le cheval, depuis ℔ ß jufqu'à ℔iij dans un jour, étant données en plufieurs fois, par portions de ʒij jufqu'à vj, de deux heures en deux heures ; pour le mouton & la chevre, de ʒj jufqu'à ℔ ß ; & pour le chien, de ʒj jufqu'à ℔ ß.

BEURE DE CACAO. Cette fubftance tirée par expreffion des amandes de cacao, eft d'un jaune pâle, & conferve l'odeur de la femence qui la fournit ; elle eft plus confiftante, plus caffante, fe rancit moins promptement que le *beure* ordinaire,

Vertus. Sa cherté s'oppofe à ce qu'on en faffe fouvent ufage dans la médecine vétérinaire, & on ne l'emploie guere que dans la maladie des chiens, combiné avec le miel, ou le fucre, ou le jaune d'œuf, en qualité de béchique adoucif- fant ; on le donne aufli à ces mêmes animaux al- lié avec l'huile effentielle d'anis, dans les conf- tipations légeres qui reconnoiffent pour caufe l'âcreté des matieres & la foibleffe du reffort des inteftins. *Voyez* CACAO.

Dofe. Depuis ʒ ß, jufqu'à ʒ ß en plufieurs fois.

BÉZOARD. Matiere folide trouvée pour l'ordi-

.naire dans le quatrieme ventricule d'une efpece de chevre des Indes. On nomme *béʒoard oriental*, celui qui vient des Indes orientales, & *béʒoard occidental* celui qui vient de l'Amérique ; en général toutes les fubftances pierreufes tirées des animaux dans quelques parties qu'elles foient, font appelées *béʒoards*.

Il en eft de différentes groffeurs & de différentes formes ; on doit choifir celui dont il s'agit en pierres entieres, unies, liffes, luifantes, d'une odeur agréable, mais foible & légérement mufquée, d'une couleur grife ou d'olive un peu foncée, fe féparant par lamines quand elles ont été caffées, d'une forme ronde & légérement applatie ; on les falfifie très-fouvent en y mêlant de l'ambre gris. Le véritable *béʒoard* mis & laiffé dans l'eau pendant quelque tems n'en trouble point la limpidité, il n'augmente ni ne diminue de poids. Concaffé & mis dans l'efprit de nitre ou de fel, il s'y diffout, & la liqueur prend une couleur rouge.

Vertus. On attribuoit de grandes vertus au *béʒoard* ; on le regardoit comme alexipharmaque, diaphorétique, réfiftant au venin & à la malignité des humeurs, & convenant dans les maladies épizootiques & contagieufes. La dofe étoit de Gr. xxiv à ʒij pour l'animal. Toutes ces prétendues vertus qui n'étoient dues le plus fouvent qu'aux fubftances avec lefquelles on l'adminiftroit, fe réduifent comme toutes celles des matieres terreufes à la qualité abforbante ; & fous ce point de vue, comme fous celui de l'économie, le *béʒoard* peut être remplacé très-avantageufement dans la médecine des animaux par la magnéfie.

BISTORTE. Il en eſt de deux eſpeces. On en emploie les racines, elles ſe trouvent l'une & l'autre dans le commerce; la premiere a les racines moins tortueuſes que la ſeconde.

Vertus. Cette racine eſt un fort aſtringent ; on l'ordonne intérieurement en décoction ou en poudre, contre le flux immodéré d'urine; vers la fin des dyſenteries, lorſqu'on a détruit le vice des premieres voies ; pour arrèter les hémorrhagies, lorſqu'elles ne ſont pas dues à la pléthore, à des irritations ſpaſmodiques, ou lorſque ces cauſes ayant ceſſé, il ne reſte qu'un relàchement ou une foibleſſe auxquels il faut remédier.

C'eſt un très-bon remede, donné en poudre, lorſque les animaux ont des dyſenteries innocentes qui ne ſont dues qu'à la foibleſſe des organes ; on l'emploie auſſi avec ſuccès lorſque les chevaux ſe vident.

On lui reconnoît encore un effet diaphorétique qui détermine à la preſcrire dans les compoſitions qu'on emploie contre les fievres malignes, dans le claveau, pour en favoriſer l'éruption : elle concourt auſſi à ces effets, par ſa vertu tonique & aſtringente ; & dans ces différens cas, on la fait prendre en poudre de préférence, dans du miel ou de l'extrait de genievre.

On la preſcrit avec ſuccès dans les maladies ou les diſpoſitions cachectiques des moutons, qui ſe manifeſtent dans les automnes trop humides. On l'unit avec du ſel ; on la fait prendre aux volailles dans le même cas & de la même manière ; on la mélange ainſi préparée avec leurs alimens.

Doſe. Pour le cheval, de ʒiv à ʒij ; pour le bœuf, de ʒj à ʒiv ; pour le mouton, de ʒiij à ʒj ; & pour les volailles, de Gr. xv à ʒ ß.

BITUME. On donne ce nom à toute substance solide ou liquide tirée du regne minéral, immiscible à l'eau, soluble dans les huiles & l'esprit-de-vin & qui se liquéfie sur le feu. Il y en a de beaucoup de sortes; on n'emploie en médecine vétérinaire, que ceux de *pétrole* & de *succin* ou *karabé*. *Voyez* ces mots.

BLANC DE BALEINE. Huile animale, claire & fluide, appelée encore aujourd'hui très-mal-à-propos *sperme de baleine, sperma ceti.* On la trouve sous une membrane dure & nerveuse qui tient lieu de crâne à l'espece de baleine qui a des dents, & que l'on nomme *cachalot.* Les Basques l'appellent *byaris.* Elle se coagule lorsqu'on la jette dans l'eau. On fait fondre cette substance à un feu très-doux, on la passe, on la verse dans des moules propres à laisser égoutter la partie fluide qu'elle contient; lorsqu'elle est congelée & devenue solide, on la coupe par morceaux de différentes grandeurs. On prépare le *blanc de baleine* à Bayonne & à St. Jean de Luz.

On le choisit en belles écailles transparentes; il faut qu'elles soient douces, tendres, un peu grasses au toucher, quoique friables. La couleur en sera blanche, un peu brillante & comme soyeuse; si le *blanc de baleine* est augmenté avec la cire, il est facile de s'en appercevoir à son odeur : d'ailleurs, il sera extrêmement menu & d'un blanc mat. Il faut encore rejeter celui qui commence à jaunir & qui est rance. Il faut avoir, au surplus, le soin de le conserver dans des vaisseaux bien fermés.

Vertus. Le *blanc de baleine* est adoucissant, tempérant & anodin. On l'emploie avec succès dans la toux seche : on le fait fondre pour cela au bain-marie dans une infufion de fleurs pectorales, & on donne le breuvage tiede. Si le malade prend difficilement les breuvages, on incorpore cette fubftance dans le miel commun & on la donne en opiat à la faveur d'une fpatule. Si la toux eft convulfive, on la donne dans l'infufion de fleurs de coquelicot avec le firop de diacode.

Le *blanc de baleine* ne s'emploie pas avec moins de fuccès dans la dyfenterie & dans la grasfondure; on l'étend à cet effet dans une décoction mucilagineufe & on le donne en breuvage.

Il convient parfaitement dans les fuperpurgations; dans tous ces cas, il peut-être allié avec le camphre.

On en forme des linimens très-adouciffans & très-calmans; pour cela, on le fait fondre à une chaleur douce dans l'huile d'olive & on y allie un jaune d'œuf.

Cette fubftance eft quelquefois d'un affez grand prix, ce qui peut empêcher d'en faire ufage.

Dofe. Pour le cheval, de ʒij à ʒj; pour le bœuf, de ʒiv à ʒj ß; & pour le chien, de ɘj à ʒiij.

BLANC DE PLOMB. *Voyez* CERUSE.

BLANC D'ESPAGNE. Le magiftere de bifmuth diffout par l'efprit de nitre & précipité avec une diffolution de fel marin, forme ce qu'on appelle le *blanc d'Efpagne.*

Vertus. Cette fubftance ne s'emploie qu'à l'extérieur; elle eft defficative, déterfive, cicatrifante. Elle convient dans les ulceres fordides pour abforber les humidités fuperflues. On l'emploie, ou en poudre, ou alliée avec des fubftances graiffeufes, & alors fous forme d'onguent ou de liniment.

BOIS D'ALOÈS. De tous les bois nous n'en avons point de plus précieux & de plus rare que le véritable *bois d'aloès* ; il croît dans la Chine ; il s'éleve à la hauteur de l'olivier ; le tronc de cet arbre eſt de trois couleurs, ce qui nous fournit différens *bois d'aloès* : le premier qui ſe trouve immédiatement ſous l'écorce eſt d'une couleur noire ; il eſt compact, peſant & aſſez ſemblable à l'ébene, attendu ſa couleur ; on lui a donné le nom de *bois d'aigle.*

Le ſecond eſt un bois léger, vineux, ſemblable à du bois pourri & d'une couleur tannée ; nous l'appelons *bois de calambouc* ou *vrai bois d'aloès.*

Le troiſieme, qui eſt le cœur du tronc, eſt le bois précieux connu ſous le nom de *tambac* ou *calambac* ; il eſt très-rare & d'un très-grand prix.

On doit choiſir le *bois de calambouc* d'un tanné luiſant, bien jaſpé extérieurement, poreux en quelque maniere & d'une couleur d'un blanc jaunâtre en dedans, le goût en doit être amer, principalement quand il a été tenu quelque tems dans la bouche ; il faut qu'il ſoit léger & que brûlant au feu comme la cire, il répande une odeur agréable.

Vertus. Il eſt aromatique, cordial, céphalique & vermifuge.

Doſe. On l'emploie en poudre à la doſe de ʒj à iv pour le cheval. Il entre dans quelques compoſitions pharmaceutiques.

BOIS DE GENIEVRE. *Voyez* GENÉVRIER.

BOIS DE SASSAFRAS. *Voyez* SASSAFRAS.

BOIS GENTIL, *auréole. Voyez* GAROU.

BOIS NÉPHRÉTIQUE. Ce bois nous eſt apporté de la nouvelle Eſpagne en gros morceaux, ſans nœuds. Il faut le choiſir net, mondé de ſon écorce & de fa partie blanche ; il doit être d'une couleur jaune rougeâtre & un peu amer au goût.

Son infufion mife dans une fiole & regardée face à face du jour paroît jaune ; fi on tourne le dos à ce même jour, elle paroît bleue ; fi on y jette quelques gouttes d'efprit de vitriol, elle deviendra jaune.

Vertus. Le nom qu'on lui a donné indique fes propriétés ; il eft apéritif, défobftruant.

Dofe. En fubftance, réduit en poudre, de ℥ ß à ℥iij, & en infufion de ℥j à iv.

BOIS SAIN ou SAINT. *Voyez* GAYAC.

BOL. On donne ce nom à une terre pefante, ftyptique, qui tient à la langue & en pompe l'humidité ; cette terre eft un peu graffe & mifcible à l'eau. On diftingue de deux fortes de *bol*, le *bol d'Arménie* & le *bol de notre pays*.

Il eft peu de véritable *bol d'Arménie* ; celui qu'on nous vend pour tel eft de la terre à pipe broyée avec de l'ocre. Le *bol de France* eft plus en ufage, il eft moins fréquemment altéré, il eft d'un jaune tirant fur le rouge pâle. On en tire du côté de Saumur, de Blois, de la Bourgogne, de la Normandie, des environs de Paris, &c. On doit choifir le *bol* net, non graveleux, doux au toucher, luifant, fe mettant aifément en poudre, s'attachant aux levres quand on l'en approche. On ne fe fert que de ce dernier dans la médecine vétérinaire, parce qu'il eft le moins cher.

Vertus. Cette fubftance eft aftringente. On l'emploie moins à raifon de cette vertu, que par la commodité dont elle eft pour y incorporer les fubftances réfolutives & fortifiantes qu'on veut faire manger aux volailles, aux pigeons, aux moutons :

tels que le sel, les baies de genievre, la bistorte, l'aunée, &c.

On applique les *bols* au-dehors comme résolutifs; mais cette vertu est très-foible en eux, & on ne s'en sert qu'à défaut de toute autre substance propre à produire cet effet.

BORAX. Le *borax naturel* est un sel minéral de la figure du sel gemme ordinaire; on le trouve en plusieurs endroits de la Perse dans les entrailles de la terre; on le rafine en Hollande & à Venise; c'est le *borax rafiné* dont nous nous servons; on doit le choisir transparent, & il faut faire attention à ce qu'il ne soit pas mélangé d'alun d'Angleterre; il est facile de découvrir cette fourberie; 1°. Le *borax* ne facilite alors aucunement la fusion des métaux. 2°. Mis sur du charbon allumé, il ne pétille pas autant que s'il étoit pur. 3°. Il n'est jamais ni si blanc ni si léger, sa saveur, qui d'abord paroît salée, laisse ensuite une âcreté urineuse. Il se fond très-aisément au feu, il se dissout assez difficilement dans l'eau. Il demande quinze ou seize fois son poids d'eau pour se dissoudre, encore faut-il que l'eau soit bouillante.

Vertus. Le *borax* est incisif, pénétrant, fondant, désobstruant, propre à ronger les excroissance de chair.

Dose. La dose est de ℥ij à vj pour l'animal; rarement le donne-t-on seul; il entre dans plusieurs compositions.

BOUILLON BLANC. On en connoît de deux especes, le *bouillon blanc mâle* ou *molene*, & le *bouillon blanc femelle.*

Vertus. Les fleurs & les feuilles de cette plante, sont mises au nombre des émolliens; mais c'est gratuitement qu'on donne cette vertu

aux feuilles ; elles ont quelque chofe d'auf-
tere & de légérement aftringent ; d'ailleurs,
euffent-elles la premiere de ces vertus, on ne
peut pas les employer en cataplafmes ; elles fe
réduifent cuites en une forte de poufliere fans
liaifon, leur velouté fouille leur décoction & s'attache à toutes les parties qu'on y plonge : nous
en profcrivons l'ufage par cette raifon de la pratique vétérinaire.

Les fleurs font émollientes, adouciffantes, pectorales; on les emploie en infufion dans les boiffons.

BOURRACHE. Cette plante contient un principe falin rafraîchiffant, dont le goût reffemble
à celui du nitre : féchée & mife fur les charbons
ardens, elle fufe comme ce fel.

Vertus. On emploie à la fois la tige, les feuilles
& les fleurs de la *bourrache.* Elles font diaphorétiques, antifpafmodiques, diurétiques & pectorales.
On en fait un grand ufage dans les maladies aiguës
& inflammatoires fimples, telles que les fuites
des refroidiffemens, les fluxions catarrhales, les
péripneumonies; dans le cas de fpafme, d'inflammation des voies urinaires, dans les difpofitions
eryfipélateufes. On donne alors la décoction de
cette plante feule, ou alliée avec des plantes
émollientes, ou douées d'autres propriétés, felon
les indications à remplir; on y joint le miel,
l'oximel, le nitre, le camphre, &c.

Dofe. La décoction de cette plante, doit être
très-chargée de fes principes, & pour cela, on
en met Poig. ij par pinte d'eau.

On fubftitue la buglofe à celle-ci, ou l'on emploie l'une & l'autre enfemble.

BOUSE, FIENTE DE VACHE. On l'emploie fraîche, provenant d'une vache faine & non conftipée.

Vertus. Elle eſt émolliente, rafraichiſſante, réfolutive. On ſen ſert comme telle pour arrêter
le progrès des inflammations légeres qui ſont la
ſuite de coups, de meurtriſſures ou de foulures :
on s'en ſert ſur-tout pour les pieds des animaux,
lorſque ces parties ſont diſpoſées à ſe deſſécher,
lorſqu'elles ſont échauffées, douloureuſes à la
ſuite de fatigues, d'étonnemens; dans le cas de
plaies récentes qui excitent toujours une inflammation & une irritation dont les ſuites ne
peuvent être que très-dangereuſes.

La *fiente* ou la *bouſe de vache* la plus claire,
ne contient pas aſſez d'humidité pour ſe conſerver
long-tems liquide ſur la partie où on l'applique :
elle s'y deſſeche bientôt, & d'autant plus vîte que
la partie a plus de chaleur. Il faut donc, ou la
renouveller ſouvent, ou l'humeĉter avec quelque
liqueur appropriée ; telle eſt l'eau, une décoĉtion
émolliente, des corps graiſſeux. Cette remarque
eſt ſur-tout importante pour les pieds, car la
fiente de vache, en ſe deſſéchant ſur ces parties,
les reſſerre & produit un effet plus fâcheux que
n'eſt ſalutaire celui qu'on en attend.

La *bouſe de vache* s'allie avec le vinaigre pur
ou mêlé avec l'eau. Alors, elle eſt très-réſolutive,
elle eſt même répercuſſive; auſſi ſe ſert-on de cataplaſmes ainſi compoſés contre la fourbure.

BRIOINE, *vigne blanche.* On ſe ſert ſeulement
de la racine : on peut en extraire un ſuc réſineux, mais cette préparation ſeroit trop couteuſe
pour les animaux, & l'on ſe borne à ſe ſervir de
cette racine en poudre ou de la décoĉtion qu'on
en fait l'ayant coupée par morceaux, ou enfin
de ſon infuſion dans une liqueur fermentée.

Vertus. La *brioine* eſt diurétique, très-apéri

tive & expectorante. On l'emploie avec succès dans le plus grand nombre des maladies cachectiques, telles que l'apoplexie féreufe, la pouffe humide, les flux catarrheux, les difpofitions œdémateufes, les engorgemens de ce genre, furtout ceux des extrémités, du deffous du ventre, des mammelles, du fourreau : elle n'eft pas moins bonne dans la pourriture des moutons, ainfi que dans les phlegmaties des bêtes à cornes.

La poudre, ou, ce qui vaut mieux, la racine pilée & appliquée fraîche, eft un excellent réfolutif, qui convient effentiellement dans les douleurs & tuméfactions froides des extrémités des bêtes à cornes. On peut employer la décoction en bains & en fomentations, dans tous les cas que nous avons indiqués.

On adminiftre encore cette décoction avec fuccès en lavemens, pour raffurer & fortifier l'utérus à la fuite de parts laborieux & de renverfemens de matrice. On peut auffi, par la même raifon, en faire des injections dans le vagin & la matrice.

Dofe. Pour le cheval & le bœuf, de ʒij à ℥iij ; pour le mouton, de ʒj jufqu'à iv.

BRUYERE. On emploie les feuilles, les tiges & les fleurs de cette plante.

Vertus. Elle eft diurétique & diaphorétique. On s'en fert en décoction, pour prévenir la formation des calculs, auxquels les bœufs font fujets, lorfqu'ils font nourris au fec dans les étables. La poudre ou fon infufion dans les liqueurs fermentées a encore plus de vertus. Donnée ainfi une fois en deux ou trois jours, elle entretient la tranfpiration dans les chevaux condamnés aux repos par caufes d'ulceres, elle prévient le prurit qui les accompagne & qui eft fouvent un des principaux obſtacles à leur curation ; elle eſt en même tems tonique & elle donne du reſſort aux chairs.

BUGLOSE ORDINAIRE. *Voyez* BOURRACHE.

CABARET, *azarum*. Plante qui croit dans les provinces méridionales de la France & dans les environs de Paris. On en emploie les feuilles & la racine. L'infuſion de l'une ou de l'autre dans une liqueur ſpiritueuſe eſt plus active que ſa décoction dans l'eau, ce qui prouve que ſa partie réſineuſe a plus de vertus que ce qui ſe diſſout dans le véhicule aqueux. On donne auſſi la racine en poudre & les feuilles pilées & réduites en pâte.

Vertus. Cette plante eſt émétique pour le chien ; elle n'eſt qu'apéritive & fondante pour les autres animaux. Elle convient dans les engorgemens froids des viſceres du bas-ventre, dans l'empâtement des inteſtins, dans les tuméfactions chroniques de la matrice, dans l'œdématie des extrémités & du deſſous du ventre.

C'eſt un remede dont il faut continuer aſſez long-tems l'uſage, & dont l'effet doit être ſecondé par l'exercice & la bonne nourriture. L'infuſion dans une liqueur fermentée, telle que le vin la bierre, le cidre, eſt un diurétique chaud, qui convient pour déterminer des criſes ſalutaires dans les maladies ſuppuratoires froides, telles que le farcin, la morve, &c. Infuſée dans le lait, elle détermine avec avantage de ſemblables criſes dans les fluxions catarrhales de la poitrine.

La poudre de racine de *cabaret* eſt ptarmique ; on la ſoufle dans les naſeaux avec ſuccès lorſqu'il exiſte des ſtupeurs, des embarras dans la tête, qu'on attribue à de l'eau répandue dans

le cerveau, ou à l'amas des humeurs féreufes, fi
commun dans les jeunes chevaux & qui eft la
fource de la morve ou de fluxions périodiques.
On donne la racine aux lapins contre l'adafe ou
pourriture, ainfi que pour les guérir de ces puftules
qui viennent fur la peau, maladie chronique qu'on
défigne communément fous le nom de claveau
froid. On mêle cette racine en poudre avec les
alimens.

Dofe. La racine feche, comme émétique pour
le chien, fe donne de Gr. iij à ℈iij; les feuilles
en infufion de feuille j à xij & au - delà; au
cheval & au bœuf on fait prendre la racine de
℈ij à ℥j, les feuilles depuis douzaine j jufqu'à vj;
& pour les moutons, de ℨ ß à ℨvj.

CACAO. Amandes oblongues, brunes, couvertes
d'une pellicule dure, fragile, au-deffous de laquelle
eft une fubftances ferme, feche, un peu graffe.

Vertus. On fait ufage de ces deux parties féparé-
ment : la derniere diffoute dans le lait, fe donne
dans la maladie des chiens pour remédier à l'é-
puifement qui eft une fuite de la fievre : à l'irritation & au dépériffement qui font quelquefois
le caractere principal de cette maladie : elle convient auffi, donnée de la même maniere, pour apaifer les toux violentes, quinteufes, accompagnées
de fuffocation, & compliquées de conftipations
auxquelles les animaux font fujets lorfqu'ils font
jeunes ; on l'emploie encore, & avec beaucoup de
fuccès, pour apaifer & faire difparoître fucceffivement les appétits dépravés auxquels ils font fujets, & qui font la fuite d'ardeurs & d'irritations
dans les membranes internes de l'eftomac.

On a donné l'*amande de cacao* avec fuccès à
toutes les efpeces de perroquets, tels que aras,

cataquois, perruches, &c., dans les diarrhées, les dyſenteries qui les précipitent dans l'atrophie, & lorſque cet état eſt accompagné d'altération & autres ſignes d'inflammation, on alterne ce moyen avec l'emploi de la grenade ou de ſon ſirop.

Le *cacao* convient à ces animaux lorſque la mue eſt difficile, qu'elle eſt accompagnée de démangeaiſon, qu'ils arrachent leurs plumes & qu'ils maigriſſent.

L'*écorce de cacao* ſe donne en décoction dans le lait, dans les toux chroniques qui font dépérir les chiens, qui ſurviennent à la ſuite d'épuiſement, d'échauffement & de fatigue.

Ce remede ſerviroit très-utilement dans les animaux de forte eſpece, mais ſa cherté empêche d'en faire uſage.

CADÉ. (HUILE DE). C'eſt le nom qu'on a donné à l'*huile de genévrier. Voyez* GENÉVRIER.

CALAMENT. Il en eſt de quatre eſpeces, 1°. Le *calament ordinaire.* 2°. *le calament à odeur de pouliot.* 3°. *le calament de montagne.* 4°. & le *calament des champs.*

Vertus. Tous les *calaments* ont une odeur balſamique qu'ils doivent à leur huile eſſentielle très-volatile. Ils font ſtomachiques, antiſpaſmodiques, antiputrides, leur uſage eſt très-ſalutaire dans les coliques venteuſes : alors on en donne l'infuſion, & on en augmente la vertu avec le ſel commun : cette même infuſion ainſi alliée, s'emploie avec ſuccès à la ſuite des indigeſtions violentes qu'éprouvent les ruminans après s'être gorgés de luſerne fraîche, de ſainfoin ou pour avoir mangé voracement des navets, des carottes, des pommes-de-terre, & pour en avoir pris une trop grande quantité. Alors on donne ce médicament par la bouche, ou on le verse dans la panse par l'ouverture qu'on a faite à cette partie dans le flanc gauche, si on y a été contraint pour la vider (1). On la donne aussi en breuvages, en lavemens , pour fortifier l'estomac & les intestins à la suite de dysenteries, de diarrhées coliquatives & autres évacuations qui ont affoibli ces parties; & en ce cas, son usage doit être continué plusieurs jours de suite.

L'infusion des *calaments* se donne aussi avec avantage, pour débarrasser la matrice, lorsque le part a été laborieux, que le délivre sort difficilement; après les avortemens accompagnés de spasme, dans les femelles sujettes aux gonflemens des estomacs.

Les *calaments* infusés dans le vinaigre pur, ou dans le vinaigre & l'eau, forment un alexitere suffisant dans les maladies de la matrice, lorsqu'il y a quelque disposition à la putréfaction. On emploira aussi cette infusion comme préservatif dans les maladies contagieuses du bétail, & pour faciliter l'éruption du claveau.

Le *calament* haché ou pilé, macéré quelques heures & au-delà dans le vinaigre, & mêlé avec des alimens appétissans, se donne essentiellement dans les maladies putrides & gangréneuses des cochons, tels que la soie, le charbon & autres.

Son infusion appliquée au-dehors est résolutive: on en augmente la vertu avec l'eau-de-vie. On emploie toute la plante pilée, écrasée pour ré-

____

(1) Voyez dans les *Instructions & observations sur les maladies des animaux domestiques*, année 1792, page 158. & suiv. la description *de l'indigestion dans les animaux ruminans*. (*Note des éditeurs.*)

foudre

foudre les contuſions & les tumeurs récentes; on en augmente la vertu par le ſel commun & l'eau-de-vie.

CALAMUS AROMATICUS. *Voyez* ACORUS VERUS.

CAMOMILLE. On en diſtingue de trois eſpeces, la *camomille ordinaire* ou *commune*, la *camomille romaine* ou *des boutiques*, la *camomille puante ou maroute* : ces *camomilles* ſont regardées généralement comme ayant les mêmes vertus; cependant la romaine nous paroît mériter une préférence excluſive lorſqu'on a la liberté du choix.

Vertus. On n'en emploie généralement que les fleurs : c'eſt un très-grand remede étant donné comme ſtomachique, tonique, fébrifuge, antiſpaſmodique : on l'adminiſtre en infuſion avec ſuccès pour rétablir les organes digeſtifs affoiblis à la ſuite de maladies aiguës; cette infuſion faite légere, alliée avec le nitre, & donnée abondamment, eſt très-efficace dans les coliques occaſionnées par l'accumulation des matieres alimentaires dans les premieres voies, ſur-tout ſi on en ſeconde l'effet par l'uſage fréquent des lavemens.

On emploie cette infuſion avec ſuccès dans le cas de diſpoſition aux coliques venteuſes : alors on la continue un certain tems. On donne avec plus de ſuccès encore dans cette circonſtance les fleurs de *camomille* en poudre.

Cette poudre ou l'infuſion ſont également recommandé pour les chevaux après les avoir retirés du vert, ou pendant qu'on les nourrit de cet aliment, lorſque la digeſtion paroît imparfaite, & que l'animal rend beaucoup de vents.

On adminiſtre encore l'infuſion dans le cas de la fourbure, occaſionnée parce que l'animal a

mangé une trop grande quantité d'avoine, &
parce que le canal alimentaire est gorgé d'ailleurs de trop d'alimens; alors & suivant les circonstances, on substitue quelquefois le sel commun au sel de nitre.

La décoction de *camomille* se donne aussi au bœuf
& au mouton dans les indigestions venteuses, &
dans celles occasionnées par l'amas des alimens.

L'usage de l'infusion ou de la décoction de
camomille est très-avantageux dans les fievres lentes hectiques ou spasmodiques, dans les accès fébriles intermittens, auxquels les chevaux fins font
quelquefois exposés, ainsi que dans la courbature,
lorsque l'inflammation est sur sa fin.

L'infusion se donne encore en lavemens lors
du resserrement spasmodique des intestins, pour
favoriser la sortie du délivre. On en fait encore
des injections dans la matrice, pour la déterger
après l'évacuation laborieuse du placenta : on en
augmente aussi l'effet, par l'addition d'un seizieme
d'eau-de-vie.

Les fleurs pilées ou cuites, forment un cataplasme très-bon dans le cas d'entorses, de contusions; on en assure le succès avec l'addition de
l'eau-de-vie ammoniacale sur les parties charnues,
& de la boule d'acier sur les parties ligamenteuses.

CAMPHRE. Le *camphre* est une huile essentielle, volatile, très-pénétrante & très-aromatique,
qu'on retire d'une espece de laurier qui naît au
Japon; le *camphre*, dans cet état, est brut; les
Hollandois le rafinent & le purifient; il est blanc,
léger, transparent; il paroît légérement onctueux
au toucher; la saveur en est amere & âcre, quoiqu'elle cause un sentiment de froid; il se dissout
tout entier & très-aisément dans l'esprit-de-vin;

il s'enflamme & brûle fans laiffer de charbon & jufqu'à ce qu'il foit entiérement confumé ; il fe diffout auffi dans l'huile & fe fond dans les acides minéraux ; fi on ne le renferme pas dans des boutéilles bien bouchées, il s'évapore entiérement ; pour plus de fûreté, il faut le mettre dans un bocal rempli d'eau, & enfuite le boucher avec un morceau de veffie double ; ce vafe ainfi fermé, on le renverfe, l'ouverture en bas ; on ne peut pas le falfifier.

Vertus. Il eft calmant ; on l'emploie dans les fievres effentiellement inflammatoires, dont la violence peut mettre fin à la vie du malade ; dans des cas d'érétifme général ou particulier, d'épreintes, de crifpation d'entrailles d'où réfultent des tranchées, la dyfenterie, la gras-fondure, &c., & pour prévenir la fuite des douleurs vives & cruelles que les animaux eprouvent dans le plus grand nombre des opérations chirurgicales.

Il eft antifpafmodique ; on le donne avec fuccès comme tel dans le tétanos ou mal de cerf, & généralement dans tous les mouvemens convulfifs ; dans ce cas, on le fait prendre diffous dans la liqueur anodine minérale d'Hoffman.

Si on le fait diffoudre à la dofe de ʒj dans une fuffifante quantité de mucilage de gomme arabique, & qu'on étende cette diffolution dans un peu d'eau blanchie par le fon de froment, on a une boiffon antiphlogiftique très-efficace pour appaifer les inflammations, foit générales, foit particulieres, & pour éteindre ces foifs ardentes qui dévorent l'animal dans certaines fievres.

Diffout dans l'eau-de-vie ou dans l'efprit-de-vin, c'eft un cordial puiffant ; il réfifte à la pourriture ; il fortifie la maffe contre l'attaque d'un

ferment contagieux. On l'emploie comme un alexipharmaque puiſſant dans le plus grand nombre
des maladies épizootiques. En pareille occurrence,
on donne de cette diſſolution ou pure ou étendue
dans une décoction de baies de genievre, ou de
dompte-venin, ou alliée au quinquina, ou étendue
dans une infuſion de fleurs de ſureau, &c. On
s'en ſert auſſi dans ces fatales circonſtances, en
forme de maſticatoire.

Cette diſſolution, appliquée à l'extérieur en
friction, eſt très-réſolutive. On l'emploie utilement
pour diſſiper les tumeurs récentes dont la cauſe
eſt une contuſion, une ſuffuſion, &c.

Réduit ſous la forme d'une pâte molle par le
moyen d'une très-légere quantité d'eſprit-de-vin,
on l'applique comme un tonique très-réſolutif &
très-efficace lors de la dilacération récente du li-
gament capſulaire de l'articulation de l'os de la
couronne & du pied, après l'extirpation du car-
tilage dans l'opération du javard encorné.

Il opere les effets d'un bon béchique inciſif,
lorſque l'on en fait humer la vapeur en le faiſant
brûler ſur une pelle chauffée.

Le *camphre* diſſous dans une huile douce, telle
que l'huile d'olive, d'amande douce, de faîne,
ou le jaune d'œuf, forme un baume déterſif, excellent pour favoriſer la végétation des chairs ſur
les ſurfaces tendineuſes, ligamenteuſes, cartila-
gineuſes; l'un ou l'autre de ces mélanges eſt un
très-bon béchique antiſpaſmodique qui convient
lorſque le ſpaſme eſt joint à l'inflammation, qu'il
y a des matieres à expectorer, & que l'évacuation en eſt difficile.

Diſſous dans un jaune d'œuf, & battu enſuite
dans de l'eau commune au moyen de la tranſ-

verſion ſucceſſive de cette liqueur d'un pot dans un autre, il appaiſe les inflammations qui ſurviennent quelquefois dans les glandes odoriférantes de Tyſon, par la faute & la négligence des palefreniers peu attentifs à laver le fourreau, & cette lotion eſt encore très-bonne pour réprimer les diſpoſitions au paraphimoſis.

Doſe. Il ſe donne intérieurement aux grands animaux, depuis ʒij juqu'à ʒij; & aux petits, depuis ʒ ß juſqu'à iv; il entre dans quelques compoſitions qu'on trouvera dans les formules.

CAMPHRÉE. Plante qui croît en France dans les terreins ſablonneux; elle eſt d'une odeur aromàtique qui approche de celle du camphre. On en emploie la racine, & on la choiſit nourrie, nouvelle, odorante.

Vertus. Elle eſt inciſive, expectorante, diurétique. On la donne ſur-tout dans la pouſſe humide, & toutes les fois qu'il y a des oppreſſions ou altérations de flanc, occaſionnées par des matieres difficiles à expectorer.

La *camphrée* ſe donne auſſi dans les circonſtances d'œdeme, d'engorgemens froids lymphatiques, & pour diſſiper de légeres tuméfactions farcineuſes : dans ces dernieres circonſtances on l'allie avec le ſel commun & les martiaux. On la donne auſſi, pour les mêmes circonſtances, infuſée dans le vin, la bierre, le cidre, &c.

On ſe ſert de cette plante dans le cas de ſtérilité des vaches, lorſque ce vice eſt dû à l'état d'inertie & d'engorgement glaireux de la matrice : alors on en continue l'uſage aſſez long-rems. On la coupe par tranche pour la faire infuſer : on la donne encore en poudre, & l'on doit préférer cette maniere de la faire prendre, dès qu'il faudra en continuer long-tems l'usage.

Dose. La *camphrée* se donne pour le cheval & le bœuf, de ʒj à iv ; pour le mouton, de ʒiij à ʒij.

CANELLE. La *canelle* est la seconde écorce d'une espece de laurier ; on la tire des Indes orientales, & sur-tout de l'île de Ceylan. La meilleure est celle que les naturels du pays appellent *rasce corunde*. On expose cette écorce au soleil ; en séchant, elle se roule sur elle-même & forme les bâtons que nous trouvons dans les boutiques.

Elle doit être mince, bien roulée, d'un jaune tirant sur le rouge, d'une odeur agréable, d'une saveur piquante & suave.

Celle que les vieux canelliers fournissent est épaisse, peu ou point roulée, d'une odeur approchante de celle du camphre : on doit la rejeter, ainsi que celle qui est éventée, sans odeur ni saveur.

Vertus. Cette écorce est tonique, cordiale, stomachique, carminative, anti-putride, &c. Donnée en poudre dans le vin chaud, elle est très-sudorifique, & par conséquent un puissant remede contre la fourbure provenant de l'arrêt de la transpiration ; mais il faut l'administrer dès le principe du mal, & après avoir fait usage de la saignée, de lavemens, &c., afin de parer à l'effet d'une trop forte raréfaction.

Ce même breuvage sert avec non moins de succès dans toutes les maladies causées par le froid extérieur, telles que certaines fievres éphémeres, des fluxions, des catarrhes, &c. dès qu'on a eu la précaution de l'administrer au moment de l'apparition du mal & avant toute disposition inflammatoire.

Il sert encore très-utilement pour déterminer de l'intérieur à l'extérieur des dartres, des gales, des eaux aux jambes, des peignes, des malandres, &c., qui avoient été imprudemment guéries ou plutôt répercutées par des topiques stiptiques ou dessicatifs. Et lorsque l'application des vésicatoires sur le lieu où étoit le mal a été nécessaire pour le rétablir, elle en a parfaitement secondé l'action.

Cette substance s'administre aussi en poudre, incorporée dans le miel commun, dans des foiblesses, dans des anéantissemens dus à la débilité des solides ensuite d'une maladie longue, ou à des évacuations considérables, &c. On mêle aussi quelquefois dans cette même vue, cette poudre avec les remedes indiqués pour la maladie essentielle.

S'il est nécessaire de soutenir les forces de l'estomac & d'exciter plus de jeu dans les fonctions vitales, on la fait prendre incorporée dans l'extrait de genievre.

Dans les circonstances où l'on a administré des stimulans intérieurs très-actifs pour rappeler à la vie des animaux qui, tout-à-coup, avoient été frappés d'une diminution subite des actions vitales & animales, d'un engourdissement, d'une stupeur, d'une paralysie, d'une apoplexie, &c. on a recours à cette même poudre, donnée dans le vin où l'on a eu la précaution de la laisser infuser à froid pendant quelques heures, pour rétablir les forces épuisées par ces mêmes stimulans.

Cette même poudre est encore très - efficace dans la leucophlegmatie ou anasarque, dans l'hydropisie, dans l'œdématie, &c. On la combine alors avec les martiaux.

L'eau spiritueuse de canelle qu'on peut faire en la diftillant avec l'efprit-de-vin, eft très-cordiale & très-active. Elle donne auffi une *eau diftillée fimple*, mais qui a peu de vertus dans les animaux.

La *canelle* enfin entre dans une multitude de compofitions, telles que le *philonium romanum*, le *diafcordium*, la *confection hamech*, *d'hyacinthe & d'alkermès*, &c., & quelle que foit fon efficacité, ce remede étant un peu cher, nous ne l'employons que dans des circonftances effentielles; dans tout autre cas nous lui fubftituons des fubftances d'un moindre prix, telles que la *canelle blanche*, la *canelle giroflée* & les aromates françois qui font encore moins difpendieux.

Dofe. On la donne depuis ʒ iv jufqu'à ℥ij pour le cheval & le bœuf; & depuis ʒij jufqu'à ℥j pour les petits animaux.

CANTHARIDES (MOUCHES). Ces mouches font du genre des fcarabés, d'une groffeur médiocre, oblongues, d'une très-belle couleur verddoré, tirant quelquefois fur l'azur; l'odeur en eft fort puante & fort défagréable quand elles font récentes; on en trouve dans les pays chauds, plutôt que dans les pays froids, & au furplus, dans prefque toute la France; elles fe tiennent fur les feuilles du frêne, du rofier, du noyer, du peuplier, du troêne, &c. Quand on a ramaffé ces mouches, on les fait mourir à la vapeur du vinaigre chaud; on les fait fécher enfuite au foleil pour l'ufage. Il faut les choifir bien feches, nouvelles & bien entieres. On préfere affez communément les plus petites; elles paffent pour être plus âcres. Celles qui font vielles & furannées, font vermoulues; elles font fans vertus.

Vertus. Les *cantharides* font le feul médicament véritablement véficatoire dans les gros animaux domeftiques ; & pour les employer comme tel, on les pulvérife & on les incorpore dans des huiles chaudes , qui leur fervent d'excipient ; on les allie avec l'euphorbe , le fublimé , felon les indications à remplir. On en tire auffi la teinture avec l'eau-de-vie ou l'efprit-de-vin.

On s'en fert fous la forme d'onguent, toutes les fois qu'on veut obtenir une inflammation durable & une abondante fuppuration ; leur action fe manifefte peu d'heures après leur application ; la peau qui en reçoit l'impreffion, s'enflamme , fe tuméfie, devient douloureufe, elle fe couvre de veffies produites par des férofités qui s'amaffent entre le derme & l'épiderme, & cette derniere membrane enlevée , la furface du derme eft ulcérée & d'une fenfibilité extrême.

L'impreffion des *cantharides* eft fixe , continue, profonde ; elle n'eft pas extrèmement inquiétante, & la douleur que produifent ces mouches, ne paroît pas proportionnée aux défordres locaux qui èn font la fuite; auffi les animaux qui en éprouvent les effets , y paroiffent à peine fenfibles.

L'action fûre , très-prompte & foutenue que nous venons de reconnoître aux *cantharides*, en fait un remede vraiment héroïque, toutes les fois qu'il faut combattre des irritations intérieures, excitées fur des vifceres effentiels à la vie , & fuivies d'engorgemens de ces vifceres; l'irritation fixe qu'elles déterminent fur la partie où elles font placées , lorfqu'elle eft plus forte que celles qui font à combattre , affoiblit, annulle le plus fouvent celles - ci , & determine , par cette raifon , les humeurs dans le

lieu fur lequel elles font appliquées. La fuppuration qu'elles y établiffent, perpétue enfuite
l'afflux de ces humeurs de ce côté, & le point
de l'intérieur où étoit l'irritation premiere n'étant
plus fatigué, reprend fes droits, & fe rétablit dans
fon intégrité. Cet effet eft fi néceffaire pour obtenir la guérifon, que s'il n'a pas lieu, l'animal
eft perdu irrévocablement.

C'eft encore à raifon de cette maniere d'agir,
qu'on emploie les *mouches cantharides* avec fuccès pour attirer au-dehors les liqueurs vifqueufes amaffées dans quelque vifcere, & qui le
fubjuguent par leur abondance; alors leur emploi
doit être continué bien plus long-tems que
dans le cas précédent, & le changement falutaire qu'on en efpere dans cette circonftance eft
d'autant plus grand, que le vifcere gorgé fera
moins affoibli, & l'humeur qui y eft amaffée
moins épaiffe.

On feconde l'ufage des *cantharides* employées
en véficatoires, dans le premier cas, par la
faignée, par l'ufage des boiffons délayantes,
fimples, ou nitrées, ou camphrées, felon les indications à remplir, par l'emploi répété des lavemens émolliens. Dans le fecond cas, on en
affure le fuccès par des fondans, des apéritifs
adaptés à la nature, au degré & au fiege de la
tuméfaction.

L'action de ce remede n'eft pas moins avan-
tageufe pour rappeler au-dehors des humeurs
inconfidérement répercutées, ou dont l'arrét fpon-
tané eft funefte au falut de la machine : c'eft alors
le feul vraiment efficace à tenter. On l'applique
fur le lieu même par lequel ces humeurs s'é-
vacuoient au-dehors, ou fur des parties qui pré-

fentent de larges furfaces & où la peau eft plus,
délicate, comme les feffes, le deffous de la poitrine ou fes côtés. Ces parties étant préalablement
préparées par des fomentations abondantes d'eau
tiede, par des bains aux extrémités, fi cela eft
praticable, par des frictions de vinaigre de vin
affez chaud fur la partie immédiatement avant
de les appliquer, par les médicamens intérieurs,
capables de diminuer la chaleur, l'irritation, &
de préparer à l'action des alexiteres doux, mais
efficaces, qu'il importe d'adminiftrer pendant
leur action, pour en affurer le fuccès.

Au furplus, les moyens propres à rappeler
au-dehors les humeurs rentrées dans la maffe,
ne fauroient être adminiftrés trop promptement;
car il eft plus aifé de rétablir le cours de ces
humeurs lorfqu'il change de direction & qu'il fe
porte fur les parties où il devient funefte, que
lorfque ce cours eft entiérement déterminé; de
plus, l'emploi des divers moyens fecondaires
propofés, eft fubordonné au tems qu'on a pour
agir; mais il ne faut jamais perdre de vue, que
ces moyens doivent avoir pour but & pour fin,
de diminuer, autant que faire fe peut, l'irritation
intérieure & d'accroître celle du dehors au lieu où
on l'établit, par l'application des *cantharides*.

Ce remede eft très-efficace pour opérer la dif-
cuffion, la réfolution des tumeurs froides locales,
telles que les engorgemens œdémateux indolens
des extrémités, & ceux des autres parties, les
molettes, les veffigons, les capelets. Dans ces
divers accidens, on l'emploie de plufieurs manieres, ou l'on en frotte feulement la partie malade affez légérement pendant long-tems, à plufieurs reprifes, & chaque fois jufqu'à ce qu'elle ait

abforbé la fubftance appliquée, & que la furface où on l'a étendue foit feche, pour y exciter & y entretenir l'inflammation, la répandre dans tout l'intérieur de l'engorgement & y opérer fucceffivement la réfolution : une autre maniere de l'appliquer, eft d'en faire un emplâtre & d'exciter la fuppuration fur la partie & une inflammation confidérable au dedans de l'engorgement, pour obtenir la diffipation de la tuméfaction, par la réfolution & la fuppuration en même tems. La premiere de ces méthodes ne laiffe aucune trace de fon ufage, elle eft praticable fur toute l'étendue de la tumeur à la fois, quelque grande qu'elle foit, tandis que la feconde étant fuivie de plaies qui doivent être entretenues long-tems, ne peut-être employée que pour des tumeurs à étroite furface, ou partiellement fur les grandes. D'ailleurs, ces plaies laiffent des cicatrices défectueufes, qui reftent toujours dénuées de poils.

Ces frictions n'agiffent pas avec moins de fuccès fur les parties atrophiées, ainfi que fur les extrémités affectées de claudications rhumatifmales : dans le premier cas, on en feconde l'effet par l'exercice, le fer à patin ; & dans le fecond, par les évacuans & les dépuratoires.

Ce remede employé fous forme d'onguent eft très-actif dans les ulceres gangréneux, charbonneux & dans les ulceres tuméfiés, indolens, fur lefquels tous les autres topiques ftimulans que poffede la chirurgie vétérinaire, font impuiffans.

La teinture de *cantharides* dans l'efprit-de-vin eft auffi très-véficatoire : on l'emploie en friction, on la préfere à l'onguent toute les fois qu'on veut obtenir un effet léger fur des efpaces très-étendus, comme lorfque la gale eft répandue fur tout le corps, & qu'il faut couvrir fucceffivement tout l'animal de ce médicament (1); on la préfere fouvent auffi aux *cantharides* délayées dans l'huile de laurier, pour les tuméfactions contre lefquelles nous les avons propofées fous cette derniere forme, toutes les fois qu'on craint la tuméfaction dure & rénitente qu'elles produifent ainfi alliées avec les corps gras, & qui n'eft jamais fuivie d'un écoulement de férofité auffi abondant que celui qui accompagne les frictions de la teinture de ces mouches.

Cette diffolution agit auffi plus promptement que l'*onguent véficatoire* ; on doit l'appliquer avec précaution, fur-tout fur les extrémités : car, lorfqu'on en met une trop grande quantité, elle excite des engorgemens, des tuméfactions, accompagnées des douleurs les plus vives, & qui fucceffivement deviennent infenfibles, reftent dures, & qu'il n'eft plus poffible de diffiper.

L'eau-de-vie véficante s'applique auffi comme un réfolutif très-pénétrant, étant employée à petites dofes : alors on en frotte la partie fur laquelle on veut en faire ufage, avec des étoupes ou bien un petit paquet de laine, qui en font légérement imbibés jufqu'à ce que la furface de cette partie foit feche, & que parconféquent la liqueur l'ait pénétrée. On a recours à ce moyen dans les lieux délicats, où les *cantharides* unies aux graiffes pourroient exciter de l'inflammation, comme le tour des levres, des nafeaux, des yeux,

---

(1) *Voyez* le traité de la gale & des dartres dans les animaux, par CHABERT. Paris, 1787, in-8°.

des organes de la génération, les mammelles, les ars, les paturons & généralement les plis des articulations. On en fait aussi usage dans les cas où nous avons prescrit les *cantharides* unies aux graisses en frictions, lorsque les engorgemens sont moins durs, moins insensibles, moins étendus que ceux pour lesquels ces frictions doivent être préférées.

On allie encore les *mouches cantharides* en poudre avec le levain & le vinaigre; & dans ce cas, on ne les emploie qu'en emplâtre : on les applique ainsi préparées après avoir rasé la surface du tégument qui doit les recevoir, l'avoir bassinée avec de l'eau tiede & frictionnée ensuite avec du vinaigre chaud. Cet emplâtre attaque moins profondément les parties, & il paroît, par cette raison, produire une irritation moins forte, mais son action est plus prompte, & quelquefois il a excité des vessies très-peu de tems après son application ; il est préférable dans les sujets irritables, dont la peau est délicate, lorsqu'il y a à combattre des irritations vives, mais qui tiennent directement à une inflammation commençante, qui n'est pas accompagnée d'engorgement, ou lorsque cet engorgement n'est que léger. En employant cet emplâtre, on a l'avantage de le rendre plutôt beaucoup plus actif, en enlevant les vessies qu'il a produites, dès-qu'elles sont formées, & en l'appliquant ensuite immédiatement sur les parties vives. Nous ajouterons que les cicatrices qui résultent des plaies produites par cette préparation, sont beaucoup moins défectueuses que celles qui suivent celles occasionnées par les *cantharides* en onguent.

De quelque maniere que ce médicament soit

employé, il eſt conſtant que les parties actives des *cantharides* s'introduiſent dans le torrent circulaire, & qu'elles portent des irritations ſur les voies urinaires : ces irritations ſont annoncées par des envies fréquentes d'uriner, & par l'évacuation d'une très-petite quantité d'urine d'abord très-claire, enſuite plus ou moins rouge & enflammée. L'artiſte ne ſauroit trop ſurveiller cet effet, & aviſer aux moyens de le combattre : on y parvient par des lavemens de décoction de ſemences froides, de laitue, de poirée, & dans leſquelles on ajoute un peu de camphre diſſout dans un jaune d'œuf ; par des boiſſons adouciſſantes, comme l'eau de graine de lin, des fleurs de bouillon blanc, dans leſquels on ajoute la diſſolution du camphre.

L'eau chargée de *mouches cantharides* eſt un véritable poiſon pour les animaux qui s'en abreuvent. *Voyez* dans le premier volume l'article des poiſons.

CAPILLAIRE. On en diſtingue de neuf eſpeces. Le *capillaire de Montpellier,* ou *vrai capillaire ;* le *capillaire de Canada ;* le *capillaire commun* ou *noir ;* le *capillaire blanc à feuilles de rhue, rhue des murailles,* ou *ſauve-vie ;* le *capillaire rouge* ou *polytric ;* le *capillaire doré* ou *perce-mouſſe ;* le *cetrac ;* la *langue de cerf* ou *ſcolopendre.*

Ces diverſes plantes ont eſſentiellement les mêmes vertus : on les emploie enſemble ou ſéparément, ce qui donne la facilité de prendre celle qui ſe trouve ſous la main : cependant on convient généralement, & il nous paroît certain que les *capillaires* n'ont pas tous au même dégré les vertus qu'on leur attribue, & qu'elle eſt plus décidée dans ceux qui ſont odorans que dans ceux qui ne le ſont pas.

Les premiers font le *capillaire de Montpellier*, le *capillaire de canada*, le *capillaire noir*; les feconds font le *politric*, le *capillaire blanc* & la *fcolopendre*.

Vertus. Les *capillaires* s'emploient prefque exclufivement dans les maladies de poitrine & dans les fluxions catarrhales. On en fait prendre l'infufion, ou feule, ou édulcorée avec du miel ou de l'oximel, ou du firop de diacode felon les indications, dans les premiers périodes de l'inflammation qui accompagne ces maladies; cette infufion agit comme délayante, réfolutive & diaphorétique; car elle détermine légérement à la tranfpiration : dans les conftitutions fanguines & irritables, ces végétaux font la bâfe de la tifane qu'on adminiftre pendant tout le cours de ces maladies, & l'on augmente ou l'on modifie leur action par les fubftances dont nous avons parlé, ou par les fels neutres ; le fel ammoniac, par exemple, les rend fudorifiques.

Les uns & les autres de ces *capillaires* & furtout la *fcolopendre*, hachés ou mis groffierement en poudre, & mêlés aux alimens, fortifient les vifceres affoiblis par une nourriture trop aqueufe ou par des maladies aiguës.

CARDIAQUE. *Voyez* AGRIPAUME.

CARLINE, *chardonnerette*. Cette plante vient fur les Alpes, les Pyrennées, le Mont-d'or, en Suiffe, en Bohême, en Moravie & dans la Thuringe.

On ne fe fert que de fa racine : cette racine jaune en dehors, blanche en dedans, longue de fept à huit pouces, groffe d'un pouce, fe carie aifément, à moins qu'on n'ait le foin de la divifer

par

par tranches pour la deſſécher, & de la conſerver dans un lieu ſec; ſon odeur eſt un peu aromatique, & ſa ſaveur eſt légérement âcre & amere.

Vertus. Elle eſt ſudorifique, alexitere; elle convient comme préſervatif dans les maladies peſtilentielles malignes, donnée en decoĉtion dans l'eau ſeule, ou mieux dans l'eau & le vinaigre, le vinaigre pur, le vin & les autres liqueurs fermentées ſelon les cas & le dégré de la contagion; elle fait auſſi partie des moyens curatifs dans les diverſes maladies, & on la combine à cet effet avec le camphre, l'aſſa-fœtida, le quinquina, l'huile empyreumatique, &c.

La *carline* remplace la ſerpentaire de Virginie au beſoin. Son infuſion ſe donne auſſi pour favoriſer l'éruption du claveau, & dans les gales légeres pour en aſſurer la ſortie, & préparer à l'application des épiſpaſtiques légers qu'on emploie pour détruire complettement le vice local.

Doſe. On la donne, pour les grands animaux, depuis ℥j juſqu'à iv; & pour les autres, depuis ʒij juſqu'à ℥ij.

CAROTTE. On en diſtingue de deux eſpeces, la *carotte des jardins* & la *carotte ſauvage*; cette derniere eſt connue généralement ſous le nom de *Daucus*. (*Voyez* DAUCUS.) Nous ne parlerons ici que de la premiere.

La *carotte des jardins* eſt un légume trop connu pour qu'il ſoit néceſſaire de le décrire. On en diſtingue de trois eſpeces, la *blanche*, la *jaune* & la *rouge*. On en emploie les feuilles, les racines & les ſemences.

Vertus. Les racines crues & coupées par morceaux ou cuites, ſervent de nourriture aux beſ-

tiaux de toute efpece ; données cuites, elles font
un aliment excellent lorfque l'eftomac a été fatigué
par quelqu'indigeftion produite par une furcharge
de nourriture, lorfqu'il eft enflammé, s'il à fouffert
par l'action des fubftances échauffantes, ou des poifons. On les donne auffi dans les circonftances de
conftipations opiniâtres, & l'on en continue l'ufage
jufqu'à ce que le ventre foit relâché. On emploie
ainfi les *carottes* pour les chevaux, les bœufs,
les moutons, les cochons, & tous ces animaux en
font friands. On donne encore la racine de *carotte* cuite, & édulcorée avec du miel, dans le
cas de féchereffe, d'ardeur de poitrine, qui eft
la fuite de fatigue, d'épuifement & qui eft accompagnée d'atrophie.

Quoique les *carottes* cuites foient faciles a digérer, on n'en fait manger à l'animal malade
qu'une petite quantité à la fois ; car elles charge-
roient l'eftomac par leur poids, & d'ailleurs,
il s'introduiroit dans le fang une plus grande
quantité de fucs que les parties ne peuvent en
élaborer.

L'*eau de carotte*, feule ou édulcorée avec du
miel, s'emploie dans ces diverfes circonftances, &
toutes les fois qu'on reconnoît le befoin de délayer
par l'ufage de boiffons abondantes. On allie à ce
médicament, l'hyfope, l'origan, la méliffe, les
capillaires, les fleurs de fureau, felon qu'il eft
néceffaire, ou de pouffer à la tranfpiration, ou
d'exciter légérement l'expectoration, ou de la faciliter en levant le fpafme. L'*eau de carotte* unie
au fel de nitre & au miel eft un diurétique fort
doux qui s'emploie dans le cas de maladies pectorales, ou d'âcreté, d'échauffement des matieres des premieres voies, lorfque la fécrétion de

l'urine paroît en fouffrir, & que cette liqueur eft, ou épaiffe, ou en petite quantité.

La femence de *carotte des jardins*, eft au nombre des quatre petites femences chaudes. Elle eft ftomachique & légérement carminative, étant donnée en poudre : l'infufion eft diurétique : on la donne pour prévenir la formation ou aider la fortie des calculs auxquels les bœufs font fujets au retour des herbes.

Les feuilles font partie de celles dont on forme les cataplafmes réfolutifs, on les emploie, ou cuites, ou crues, ou pilées.

CARVI. Cette plante vient dans toutes les parties de la France : on n'en emploie que les graines qui font mifes au nombre des quatre femences chaudes majeures.

Vertus. Elle remplace l'anis, mais elle ne lui eft pas fupérieure ; elle contient quelque chofe de plus actif que la femence de carotte ; ce qui la fait employer avec fuccès comme béchique incifif, lorfqu'il y a des mucofités épaiffes à évacuer du poumon ; alors, on la donne en poudre incorporée dans du miel.

CASSE. La *caffe* eft la filique d'un grand arbre, qui croît en Egypte & dans les Indes orientales & occidentales.

On choifit la *caffe* bien nourrie, bien entiere, pefante à la main, & d'un poids égal par-tout. On la rompt à l'effet de s'affurer fi elle eft bien pleine & fi la *pulpe* ou la *caffe* qu'elle renferme eft douceâtre & d'un beau noir. On rejette celle qui eft fracturée, légere, moifie, & dont la *pulpe* eft acide ou aigre.

Vertus. La *pulpe de caffe* eft un très-bon laxatif. On la donne dans le cas où il importe d'évacuer fans incendier la maffe, & fans agacer les folides.

S'il y a inflammation, on l'unit au fel d'ep-
fum, & on la fait prendre dans une décoction
de plantes acides.

Souvent on l'emploie dans le deffein d'attirer
fur les inteftins, l'humeur qui fe porte en trop
grande abondance fur les poumons, & on la
donne alors pendant trois ou quatre jours le matin à jeun, à une affez forte dofe.

On en ufe de même fur la fin des maladies
de la poitrine, dans la vue d'évacuer par l'a-
nus, l'humeur portée des poumons & des bronches, par les efforts de la toux, jufques dans
l'arriere bouche, mais qui par fon propre poids
enfile l'œfophage, & fe trouve déglutie. On
abrege de cette maniere la maladie qui auroit été
bien plus longue, fi l'on ne fe fût oppofé à l'introduction de ces matieres excrémentitielles dans
les fecondes voies.

On a vu certaines toux vraiment ftomachales,
dues, fans doute, à un amas de matieres vifqueufes dans ce vifcere, réfifter à tous les béchiques qu'on avoit employé, appaifées par l'u-
fage de ce remede.

Il relâche le ventre des chevaux pouffifs. On
l'adminiftre fans mélange & fans addition pour
la pouffe feche, & dans une infufion d'agaric pour
la pouffe humide.

Quelles que foient enfin les irritations qu'éprouve
la poitrine, on donne la *caffe* avec fuccès lorfque l'indication eft de relâcher ; en pareil cas
on la préfere aux tamarins dont l'acidité, quelque
légere qu'elle foit, offenfe toujours les poumons.

Si on délaie la *caffe* dans une grande quantité d'eau, on a une boiffon tempérante, adou-

ciffante , très-capable de calmer la chaleur des entrailles , de tenir le ventre libre , & d'appaifer la foif.

Donnée à petites dofes réitérées tous les matins à jeun, la *caffe* ouvre les tuyaux fécrétoires des reins , elle facilite l'excrétion de l'urine, & elle prévient la fuppreffion de cette liqueur.

On en fait auffi ufage dans les lavemens ; on les emploie avec beaucoup de fuccès dans la phrénéfie, dans la fievre ardente & dans une infinité d'autres cas où l'on pourroit redouter de crifper & d'irriter les tuniques inteftinales.

En général, on l'emploie plus pour le chien, que pour les grands animaux, attendu fa cherté.

Dofe. On la donne pour le cheval, de ℥iv à ℥viij ; & pour le chien, de ʒij à ℥ij.

CASSIA LIGNEA. Seconde écorce du tronc de certains arbres affez femblables à ceux qui portent la canelle, & qui croiffent de même dans l'Ifle de Ceylan. Plus cette écorce eft fine, haute en couleur, d'un goût fuave, piquant & aromatique, plus elle eft eftimée, Le *caffia lignea* eft bien différent de la canelle ; l'odeur & la faveur en font plus foibles, il eft moins actif, il laiffe dans la bouche une vifcofité que n'y laiffe pas l'autre écorce ; plufieurs marchands le vendent néanmoins pour celle-ci.

Vertus. Il n'eft pas d'un grand ufage, il eft néanmoins ftomachique & carminatif. Il entre dans quelques compofitions.

Dofe. La dofe eft pour le cheval & pour le bœuf de ʒij à ℥ij.

CENDRES GRAVELÉES. On donne ce nom à la lie de vin brûlée & calcinée dans de grands trous à la campagne ; elle fera en petits mor-

G 3

ceaux d'un blanc-verdâtre : elle eft remplie d'un fel fixe alcali très-âcre. Ce fel alcali purifié eft même le plus pur de tous, c'eft celui que les chymiftes préferent pour leurs opérations. Voyez pour les vertus de cette fubftance, le mot ALCALI.

CENTAURÉE. On en diftingue de trois efpeces, la *grande centaurée, rhapontic vulgaire*; la *petite centaurée*; & la *centaurée bleue, tertianaire*.

Vertus. La feconde de ces plantes eft celle dont on fait ordinairement ufage : c'eft un puiffant ftomachique ; il remédie à la foibleffe, au défaut de ton des membranes de l'eftomac, aux vices des digeftions qui dépendent de la vifcofité de la bile, & de l'affoibliffement de fes qualités favonneufes ; il convient dans les affections fiévreufes qui ont le caractere des fievres intermittentes & auxquelles les chevaux font fujets ; à la fin des fievres humorales, pour concourir au rétabliffement des forces & opérer la difparition de tout mouvement fébrile, en rendant par le ton qu'il donne, les fécrétions parfaitement dépuratoires.

On s'en fert avec fuccès dans les fievres auxquelles les veaux à la mammelle font fujets par l'amas du lait caillé qui refte dans la caillette & qu'ils ne peuvent digérer, on l'allie alors avec le fel commun.

La *petite centaurée* s'adminiftre intérieurement en poudre dans le miel, ou en décoction.

Appliquée au dehors, fraîche pilée & unie au fel ammoniac, c'eft un excellent vulnéraire. La décoction avec le même fel eft auffi très-falutaire.

Dofe. La petite *centaurée* fe donne intérieurement pour le cheval, de ʒj à iv en poudre ; & de ʒij à vj pour le bœuf.

CERFEUIL. Cette plante qui fe cultive dans

nos jardins eſt aſſez connue, on en emploie les feuilles & les tiges.

Vertus. Les moutons mangent le *cerfeuil*, & . on leur donne avec ſuccès en automne & dans les tems pluvieux, pour prévenir les effets de la pourriture & de la gale.

Une forte décoƈlion de *cerfeuil* eſt un diurétique très-ſalutaire pour le cheval ; on l'emploie dans les diſpoſitions aux eaux qui ſe manifeſtent dans les jeunes chevaux ; on peut encore avec plus de ſuccès leur en faire prendre le ſuc, lorſque cela eſt praticable.

Le *cerfeuil* facilite l'aƈlion des purgatifs, & l'aloès diſſout dans ſa décoƈlion ou dans ſon ſuc, purge mieux & avec moins de douleur.

L'infuſion ou la plante même en cataplaſme, calme ſinguliérement les douleurs qui accompagnent les eaux ; on emploie l'une ou l'autre contre les engorgemens douloureux des mammelles, des organes de la génération : on fait des gargariſmes avec l'infuſion dans les inflammations de la bouche qui ont lieu lors de l'éruption des dents , dans les erroſions qui ſont la ſuite de fourrages piquans, âcres, tel que l'orge épié. Alors on y joint l'oximel ou le miel ſelon le beſoin.

L'infuſion de *cerfeuil* & de coquelicot, eſt un collyre réſolutif excellent contre les inflammations légeres des yeux.

CÉRUSE, *chaux de plomb.* Ce n'eſt autre choſe que le plomb réduit en une chaux qu'on obtient par le moyen du vinaigre dont on lui a fait recevoir la vapeur ; miſe enſuite dans des moules , on en fait de petits pains que l'on fait ſécher.

La *céruſe* doit être extrêmement blanche, douce, friable, ſeche. Rejettez celle qui n'a point de corps & qui eſt ſi tendre, qu'en la maniant elle s'écraſe.

Vertus. Elle eſt deſſicative; on en ſaupoudre les plaies trop humides & relâchées; on la mêle dans les onguens & les emplâtres, &c.

CHAMARAS, *voyez* SCORDIUM.

CHARDON. La famille des *chardons* eſt très-nombreuſe, pluſieurs paſſent dans la médecine humaine pour jouir de vertus très-diſtinguées, mais en médecine vétérinaire, on n'a employé juſqu'ici avec quelque ſuccès que le *chardon benit*, & le *chardon benit des pariſiens*; nous nous bornerons à parler de ceux-ci, en attendant que l'expérience nous ait éclairé ſur les vertus des autres.

Chardon benit. On n'emploie que la feuille & les racines de ce *chardon*. L'une & l'autre ont les mêmes propriétés, mais elles ſont plus fixes dans les racines & plus développées dans les feuilles.

Vertus. Il eſt diaphorétique, tonique & apéritif; on donne la feuille en infuſion, ſeule ou alliée avec le camphre, le ſel ammoniac, le miel ou l'oximel, la menthe ou les fleurs de ſureau, dans les maladies aiguës, qui doivent être ſuivies d'évacuations critiques, lorſque le travail de la coction ſe fait imparfaitement par le manque de force. On la donne encore dans les maladies éruptives, telles que le claveau, dans la formation des abcès critiques, dans la gourme; dans ces cas divers on adminiſtre cette boiſſon tiede & à petites doſes ſouvent répétées.

La racine ſe donne en décoction & en poudre; cette derniere agit d'une maniere plus durable. Elle réuſſit parfaitement avec le ſel ou le fer, ou l'un & l'autre en même tems, comme tonique, dans les jeunes sujets, mais sains, d'une constitution délicate, phlegmatique, qui se vident aisément, & en qui les matieres évacuées sont glaireuses, inodores, & lorsqu'il faut simplement fortifier.

Cette poudre seule donnée intérieurement & appliquée sur les ulceres cacoëthes, tels que le crapaud, agit efficacement ; employée extérieurement en décoction, elle est résolutive.

Chardon bénit des Parisiens. Il a les mêmes vertus que le précédent, & il s'emploie dans les mêmes circonstances.

CHARDONNERETTE, *voyez* CARLINE.

CHAUX. On donne ce nom aux pierres ou terres qui, après avoir éprouvé suffisamment l'action du feu, se trouvent avoir perdu près de la moitié de leur poids & leur dureté.

Les pierres calcaires dans cet état se nomment *chaux vive* ; elles sont très-pénétrables à l'eau, ce qui se fait avec violence & chaleur ; après cette dissolution, l'eau limpide qui surnage sur le marc, se nomme *eau de chaux* ; ce qui reste au fond de l'eau se nomme *chaux éteinte.* La *chaux vive* exposée à l'air, se charge aussi de l'humidité de l'air, & tombe en efflorescence ; on la nomme aussi *chaux éteinte ;* on la désigne encore sous le nom de *chaux évaporée.* La *chaux éteinte* délayée dans l'eau, se nomme *lait de chaux.*

Vertus. La *chaux vive* ne s'emploie jamais dans cet état, non plus que la *chaux éteinte* seche. Le *lait de chaux* s'étend quelquefois sur les tumeurs froides œdémateuses pour en opérer la résolution. L'eau dans laquelle la *chaux* étoit étendue s'évapore, & cette substance reste seche sur la partie, c'est dans cet état qu'elle y agit ; on l'y laisse quelques jours, alors on en débarrasse la peau avec un bouchon de paille, pour recommencer l'opération.

La *chaux vive* sert à la préparation de la *pierre à cautere*.

CHAUX DE PLOMB. *Voyez* CÉRUSE.

CHÉLIDOINE. On distingue deux sortes de plantes sous cette dénomination : la *grande chélidoine*, *éclaire*, *félougene*; & la *petite chélidoine*. On n'emploie que la premiere; en quelqu'endroit qu'on rompe cette plante, elle fournit un suc jaune de couleur de safran, piquant, âcre, un peu amer & d'une odeur fétide.

Vertus. On en emploie les feuilles & la racine : les premieres pilées fraîches & étendues dans une suffisante quantité d'eau pour en obtenir tout le suc par l'expression, font un excellent apéritif désobstruant, donné intérieurement pour combattre la cause des engorgemens œdémateux & les obstructions des visceres qui font la cause de l'hydropisie.

Le suc des feuilles de *chélidoine* appliqué au dehors, est un excellent detersif pour les ulceres fongueux qui fournissent abondamment des serosités, des humeurs visqueuses, & sur-tout pour ceux qui sont calleux & peu sensibles.

La racine a les propriétés des feuilles, mais à un plus haut degré; mise en poudre, elle fait partie des gâteaux ou pains qu'on prépare pour les moutons avec le sel & les autres substances, & qu'on leur donne à l'effet de les prémunir, ou pour les guérir de la pourriture; on la leur donne aussi, ainsi qu'aux bœufs, lorsqu'ils sont dans un état de cachexie, pour les disposer à l'engrais, lorsqu'on reconnoît qu'elle est due à la tumé-

faction des vifceres. On la donne aux chevaux
unie au fel, dans le cas d'inapétence dû au défaut de reffort & de fenfibilité des organes , &
pour détruire la tuméfaction infenfible des glandes
lymphatiques. Cette racine s'adminiftre encore
aux bœufs & aux vaches qui font fujets aux
difpofitions venteufes qui dépendent de l'obftruc-
tion des vifceres & du défaut de reffort du canal
alimentaire qui entraîne conftamment la tuméfaction des glandes.

On exprime & on donne auffi le fuc de la
racine fraîche, feul ou délayé dans l'eau, dans
le vin ou dans d'autres liqueurs fermentées.

Dofe. Le fuc fe donne au cheval de ʒiv à ʒij;
au bœuf, de ʒj à iv; au mouton, de ʒij à ʒj. On
donne les feuilles & les racines en proportion.

. CHÊNE. On connoît fous ce nom, le *chêne*
proprement dit, & le *petit chêne*.

Vertus. Le *chêne* eft un arbre très - connu &
célebre dans tous les tems; les chevaux, les moutons, les chevres en mangent les feuilles, les
bourgeons & les bois tendres; les cochons & les
vaches font auffi fort avides de ces bourgeons;
les moutons & les cochons mangent les glands.

On fait ufage de l'écorce de cet arbre en médecine comme tonique & aftringente. Dans ces derniers tems, on a propofé même pour l'homme
de la fubftituer au quinquina : on a infifté fur-
tout pour qu'on en fît ufage exclufivement pour
les animaux, attendu la facilité de s'en procurer
à très-bas prix; mais les vertus tranchantes &
en quelque forte fpécifiques de l'écorce exotique,
ne font point encore affez démontrées dans celle
indigêne qu'on propofe de lui fubftituer, pour la
remplacer dans tous les cas; nous ne l'employons

par cette raifon à la place du quinquina, que
lorfque nous ferions ufage de celui - ci comme
altérant dans les maladies lentes, chroniques &
pour fortifier ou réfifter à la colliquation lente des
humeurs, mais nous ne balançons pas à lui fubftituer le quinquina dans toutes les maladies aiguës, particulieres ou épizootiques, dans lefquelles
les vertus héroïques de cette fubftance, font
conftatées par l'expérience. *Voyez* QUINQUINA.

La décoction des feuilles, des bourgeons ou de
l'écorce eft aftringente, déterfive; on s'en fert pour
laver les environs des ulceres relâchés & pour les
eaux aux jambes, fur-tout dans les commencemens.

Petit chéne, chenette, germandrée. Cette plante
fe trouve communément : on fait ufage de toutes
fes parties.

Vertus. Elle fortifie; on en donne la décoction, on l'emploie en poudre vers la fin des maladies aiguës de la poitrine qui ont été fuivies de
grandes expectorations, lorfqu'il n'y a plus que
du reffort à donner & de légeres inflammations
locales à réfoudre. On s'en fert dans la pouffe
humide. On l'emploie feule ou édulcorée avec le
miel, l'oximel, ou unie à des plantes anti-fpaf-
modiques, comme la méliffe, la menthe, felon
les complications qui indiquent ces mélanges.
On la prefcrit auffi, prife intérieurement, contre
la douleur des articulations dans le bœuf, le
chien, le mouton : on s'en fert fur-tout pour le
chien après avoir délayé fes humeurs & relâché
l'extérieur par des bains.

CHERVI, *girole.* Cette plante fe trouve fouvent
fous la main des artiftes; on en emploie les racines.

Vertus. Elles font apéritives & forment un
expectorant très-bon dans le cloud des vaches;

on les donne en décoction, feules ou avec les navets ou les carottes, s'il y a quelque peu d'inflammation. Les animaux les mangent cuites ou
crues ; elles font préférables, données dans le
premier état lorfqu'ils font malades.

CHICORÉE. Il eft plufieurs efpeces de cette
plante potagere ; elles ont toutes les mêmes propriétés; elles font cependant plus fenfibles dans
la *chicorée fauvage*.

Vertus. Les feuilles fervent de nourriture à tous
les animaux herbivores; on les fait manger aux
moutons pour les préferver de la pourriture, pour
empêcher qu'ils ne tournent à la graiffe. Cette
feuille garantit aufli les lapins de l'adafe.

La racine eft un excellent remede apérisif. On
la donne en poudre, on en fait une forte décoction, dans laquelle on exprime le fuc autant
qu'on le peut. Ce médicament s'emploie dans les
difpofitions galeufes, dartreufes des chevaux ; &
dans ce cas, on donne en même-tems le kermès
minéral : elle s'adminiftre pour combattre des
eaux opiniâtres dans les jeunes chevaux, & on
donne alors en même-tems le fer.

CHIENDENT. Cette plante dont la famille eft
fi nombreufe, dont l'ufage comme remede eft fi
fréquent dans l'homme, à raifon des vertus diftinguées qu'on lui attribue & de la facilité de s'en
procurer, eft comme on le fait, l'aliment le plus
commun des herbivores domeftiques, & nous
ne le confidérons généralement en vétérinaire
que fous ce rapport. Cependant on fait que les
premieres pouffes de ces végétaux, au printems,
font un aliment très-émollient & qui caufe un
relâchement très-avantageux dans les moutons &
les bœufs échauffés, & dont les eftomacs font
defféchés par les nourritures d'hiver.

On fait que l'herbe de *chiendent* que mangent les chiens, les fait vomir, & qu'ils rendent par cette action ce qu'ils en ont pris : cet effet eft abfolument méchanique. Voyez dans le tome I l'art. des *vomitifs*.

CHOUX. On en diftingue de plufieurs efpeces, le *choux pommé blanc*, le *choux pommé rouge*, le *choux rouge*, le *choux blond* ou *verd*, le *choux frifé blanc*, le *chou-fleur* ; tous les animaux domeftiques herbivores font friands de ces diverfes efpeces de *choux*. On peut faire ufage des uns & des autres en médecine, comme étant doués des mèmes vertus ; mais ces vertus exiftent à un plus haut dégré dans le *choux rouge* que dans les autres, & c'eft de lui feul dont par cette raifon nous nous occuperons ici.

Choux rouge. Choux vivace qui s'éleve jufqu'à fix pieds, dont les tiges & les feuilles font rouges, les premieres l'étant plus que les autres, & qui dure plufieurs années.

Vertus. On en donne la décoction & le fuc, & on le donne lui-même cuit. On en fait boire la décoction & le fuc comme un béchique très-adouciffant, dans les catarrhes, les fluxions de poitrine légeres, accompagnés de toux & d'irritation : il favorife l'action des béchiques incififs, en facilitant l'expectoration des matieres qu'ils ont atténuées. Les *choux* cuits, fe donnent comme aliment, dans le cas d'éréthifme, de féchereffe du canal alimentaire, de l'amas de matieres durcies dans toutes ou dans plufieurs de fes parties, après des irritations violentes, des érofions, &c. On les donne aux cochons échauffés par des marches forcées, par l'abftinence, par l'ufage immodéré du gland, alors on les leur préfente étendus dans leur décoction. Ils font calmans, émolliens, adouciffans ; ils favorifent la fécrétion des fucs par les parois internes des inteftins & de l'eftomac.

Le *choux rouge*, comme les autres, donné crud, eft relâchant, il a en même - tems la propriété de réfifter à la colliquation des humeurs.

On fait encore, au befoin, avec des feuilles de *choux* réduites en pâte, des cataplafmes émolliens & légèrement anodins, qu'on emploie autour des pieds, fur des eaux, &c.

CIDRE. *Voyez* LIQUEURS FERMENTÉES.

CIGUE. Cette plante fe trouve par-tout. On en emploie toutes les parties. C'eft une plante vireufe & un véritable poifon pris à grande dofe ; mais employé avec méthode, c'eft un remede très-efficace. On en exprime le fuc, on la met en poudre, on en prépare des décoctions, ou hachée mènue on la fait manger avec le fon, l'avoine, l'orge, ou avec des fourrages hachés.

Vertus. La *ciguë* eft un apéritif puiffant ; on l'adminiftre fous l'une des formes précédentes, pour réfoudre les engorgemens farcineux, les dartres rebelles ; elle réuffit très-bien dans le crapaud, lorfqu'il eft accompagné d'eaux aux jambes, ou de tuméfaction des extrémités. On en fait ufage extérieurement en cataplafme, en fomentation, pour réfoudre des tumeurs dures, douloureufes, de la nature du cancer, ou plus benignes, mais difficiles à guérir, comme les engorgemens aux mammelles, au fourreau, les tuméfactionss froide des parotides, &c.

Dofe. On la donne en poudre depuis ℥iv jufqu'à ℥ij dans le cheval ; depuis ℥j jufqu'à vj dans le bœuf ; on en donne l'extrait au chien, depuis quelques grains jufqu'à iij & même ℥iv. On donne le fuc à la même dofe.

CINABRE. C'eft une fubftance métallique rouge, pefante & brillante, compofée de mercure & de foufre; on le diftingue en *cinabre naturel*, ou *minéral*, & en *cinabre artificiel*.

Le premier fe trouve tout formé dans les entrailles de la terre, & fur-tout dans les mines de mercure ; le meilleur nous vient d'Efpagne ; comme il eft affez rare, nous lui fubftituons celui de Normandie, quoiqu'il foit inférieur même à celui d'Italie & d'Allemagne. On doit le choifir haut en couleur, le plus brillant & le moins chargé de roche & de fubftances terreftres que faire fe pourra.

Le *cinabre artificiel* eft fabriqué en grand dans les laboratoires, on le trouve cependant comme le précédent dans le commerce ; on le diftingue en *cinabre artificiel* proprement dit, & en *cinabre d'antimoine* ; on le choifira en morceaux & en belles aiguilles.

Vertus. On incorpore cette fubftance porphyrifée, dans le miel, & on la fait prendre en opiat, ou en bol, pour le farcin, la gale, & généralement pour toutes les maladies de la peau.

On la donne auffi pour remédier à l'épilepfie, & dans toutes les maladies du cerveau qui reconnoiffent pour caufes la foibleffe de la maffe cérébrale, la lenteur, la vifcofité du fang & de la lymphe qui arrofent cet organe ; alors on y ajoute le fel de nitre, & on fait prendre par deffus une infufion céphalique.

On donne le *cinabre* dans l'afthme humide, incorporé avec le fuc de régliffe, & il eft, en général, un bon béchique incifif.

Dofe. On le donne au cheval depuis ʒj jufqu'à ℥j ; & aux petits animaux jufqu'à ʒij feulement.

CITRON.

CITRON. Le *citron* est le fruit du *citronnier.* On le choisit gros, bien nourri, pesant à la main, d'un beau jaune doré, ayant l'écorce bien chagrinée. On rejette celui qui est verdâtre, flasque, mou, léger, ridé & moisi.

Vertus. On fait usage du suc de *citron* étendu dans l'eau & adouci avec le miel, pour appaiser la soif provenant d'un grand feu ; pour calmer l'effervescence du sang ; pour remédier à la colliquation putride des humeurs ; pour délayer la bile, la faire couler du foie & de la vésicule du fiel des bœufs, des moutons, des chiens & des autres animaux qui en sont pourvus ; pour remédier à l'épaississement de cette liqueur, occasionné par un séjour trop long dans le filtre ; pour modérer l'effet de l'opium, celui de la pomme épineuse, du phitolaca, de la jusquiame, de la belladonna, de la mandragore, &c. lorsque l'action de ces solanum est opposée à celle qu'on avoit lieu d'en attendre.

L'écorce de ce fruit est aromatique, stomachique, carminative ; elle tient en général des propriétés de l'écorce d'orange, & on y a recours à son défaut.

La semence du *citron* est très-amere ; donnée en poudre, elle rétablit aussi les forces digestives énervées par un amas de bile où de pituite visqueuse & épaisse.

On tire de l'écorce une huile essentielle très-pénétrante & très-aromatique ; elle entre, ainsi que le suc, dans plusieurs compositions.

Nous substituons d'autres substances aromatiques, d'autres acides à celui du *citron* lorsqu'il est trop cher.

CITROUILLE. Cette plante potagere est très-commune dans toute la France.

Vertus. On la fait manger entiere aux beftiaux ; on en donne le fruit, ou crud, ou cuit, comme émollient, adouciffant, lorfqu'il s'agit de relâcher le canal alimentaire, de délayer les alimens. Elle procure du lait aux meres nourrices.

La femence eft mife au nombre des quatre grandes femences froides majeures.

On fupplée à la *citrouille*, par la courge ou callebaffe, le potiron, la concombre, &c.

CLÉMATITE, *herbe aux gueux, barbe à dieu, viorne des gens de la campagne.*

Vertus. Cette plante eft cauftique, déterfive. Les feuilles ou la racine, mifes entre cuir & chair, y établiffent de l'engorgement & de la fuppuration. On les emploie au défaut de la racine d'ellébore ; les feuilles appliquées entieres, & mieux encore pilées, fur les ulceres fquirreux, calleux, y établiffent & y entretiennent la fuppuration. La décoction s'emploie comme réfolutif contre les engorgemens froids.

CLOPORTES, *porcelets de St. Antoine.* Les *cloportes* font de petits infectes non ailés, plats, un peu voûtés, longs comme l'ongle du petit doigt, un peu moins larges, de couleur grife & cendrée, tachetés quelquefois de marques jaunâtres fous le ventre, ou noirâtres fur le dos & fur les côtés, blancs fous le ventre & ayant quatorze pieds, fept de chaque côté ; il y en a de deux fortes, le *cloporte fauvage* ou *des bois*, & le *cloporte domeftique* qu'on trouve dans les caves & dans les lieux humides & falpêtrés. Cette derniere efpece imprégnée de parties nitreufes, eft plus utile que l'autre. On les choifit bien nourris ; on les lave, on les fait mourir dans le vin blanc, on les fait fécher enfuite dans une étuve, ou au soleil ; après quoi on les réduit en une poudre très-subtile, qu'on garde dans des bocaux bien bouchés.

Vertus. Cette poudre sert très-utilement dans le cas de la débilité des reins, dans celui de l'inertie de la vessie ; alors on la fait prendre dans le vin blanc.

Elle est antipsorique ; on la donne dans les maladies de la peau, étendue dans une décoction de racine de patience.

Elle guérit aussi la fourbure produite par l'arrêt de la transpiration ; on la fait prendre dans une infusion de fleurs de sureau ; mais il faut que ce remede soit donné dans le principe du mal.

Les *cloportes* sont incisifs, apéritifs, sudorifiques & propres par conséquent dans tous les cas où il importe de vaincre des obstructions, de dissiper des engorgemens œdémateux ; dans les foiblesses & dans l'inertie des parties solides ; dans la cacochymie ; dans l'engorgement visqueux & tenace des bronches & des vésicules pulmonaires ; dans l'hydropisie, &c. Mais autant leur effet est assuré dans tous ces cas, autant il est redoutable s'il y a crispation, douleur, tension & inflammation.

Dose. Depuis ʒij jusqu'à ʒij pour le cheval & pour le bœuf.

COCHLÉARIA, *herbe aux cuilleres*, plante de la famille des cruciferes.

Vertus. Elle est apéritive, diurétique, stimulante. On fait manger toute la plante fraîche ; on en donne le suc dans les cas d'inapétence par défaut de ressort des organes, lorsque les urines sont glaireuses. On en continue l'usage pendant plusieurs jours & même plusieurs semaines.

Dose. Le suc se donne de ʒij à vj.

COLLE DE POISSON. Cette colle eſt tirée d'un poiſſon qui ſe tient tantôt dans la mer & tantôt dans les rivieres; elle eſt griſe, jaunâtre & ſe diſſout difficilement.

Vertus. On s'en ſert comme d'un incraſſant & d'un adouciſſant; on l'emploie auſſi avec d'autres remedes pour en émouſſer l'acrimonie. La gomme arabique ou celle du pays la remplacent avantageuſement.

COLOPHONE. *Voyez* POIX.

COLOQUINTE. On ne fait uſage que du fruit de cette plante, auquel on donne ſimplement auſſi le nom de *coloquinte.*

Vertus. Il eſt vanté dans l'homme comme un purgatif actif, & cependant ami de l'eſtomac, étant donné à petites doſes. On n'en a pas obtenu les mêmes effets dans le cheval. On l'a adminiſtré à pluſieurs repriſes & à diverſes doſes très-fortes, ſans qu'il ait donné aucun indice de ſes effets purgatifs. On en a fait uſage dans la morve, le farcin, les dartres, les crapauds, ſans en obtenir aucun effet ſenſible, & nous ſommes fondés, à raiſon de ces eſſais, à le regarder comme à-peu-près inutile dans la médecine vétérinaire.

CONCOMBRE SAUVAGE. Plante très- amere dans toutes ſes parties, très-purgative dans l'homme, & qui ne produit point cet effet dans les animaux.

Vertus. On l'emploie ſeulement comme réſolutif ſur les tumeurs dures, en décoction ou pilée fraîche & appliquée en pâte ſur la partie. Le ſuc de cette plante épaiſſi ſe nomme *elaterium.* Nous l'avons eſſayé comme purgatif, mais ſans ſuccès. Cet extrait ou la plante donnés comme altérans, n'ont pas été plus efficaces.

CONSOUDE. Plante dont on n'emploie que la racine, qui eſt épaiſſe, charnue, blanche au dedans, noire au dehors, viſqueuſe, gluante.

Vertus. Elle agit comme aſtringent; elle agit auſſi par ſon mucilage. On la donne avec ſuccès dans les dyſenteries, dans les piſſemens de ſang, dans les ſtranguries; dans ce dernier cas, on ajoute le camphre à la décoction qu'on en fait.

CONTRAYERVA. Le *contrayerva* eſt une petite racine mince, noueuſe, compacte, inégale, qui vient du Perou; on y voit pluſieurs rejettons fibreux & déliés; elle ſera nouvelle, bien nourrie, peſante, brune à l'extérieur, ridée & comme écailleuſe: d'un blanc jaunâtre à l'intérieur, exhalant une odeur aromatique légere, d'une ſaveur un peu aſtringente, laiſſant appercevoir une acrimonie foible & agréable. On rejetera la partie fibreuſe, & on n'emploiera que la partie tubéreuſe & compacte.

Vertus. Elle eſt tonique, alexitere, diaphorétique, ſudorifique & déterſive.

On la fait prendre en décoction ou en poudre; mais la décoction bien faite dans un vaſe fermé, agit plus ſûrement. On donne cette décoction chaude dans la gourme, lorſqu'on ſe propoſe de diſcuter l'humeur & de favoriſer l'expectoration; on s'en ſert dans le claveau, lorſqu'il eſt accompagné de malignité; alors on y ajoute le camphre: on l'emploie dans toutes les fievres avec éruption, où il importe de pouſſer du centre à la circonférence.

On en fait encore uſage dans les maladies épizootiques, en la donnant comme préſervative; elle facilite les excrétions & les ſecrétions; elle maintient les vaiſſeaux de la peau dans un état qui facilite la liberté de la tranfpiration. Elle eft déterfive, & on l'emploie avec fuccès pour les ulceres de la bouche, dans les maladies gangréneufes.

Dofe. Pour le cheval, de ʒiv à ʒjß ; pour le mouton, de ʒij à vj.

COQUILLES D'HUITRES. *Voyez* HUITRES.

CORALINE. Petite plante maritime qui croît à la hauteur d'environ trois doigts. Elle eft fournie d'un très-grand nombre de rameaux menus, déliés, fragiles, dans lefquels on obferve de petites articulations.

La fubftance en eft extérieurement comme un limon blanchâtre que la nature a attaché autour de la plante, auffi paroît-elle dure comme la pierre, blanche, cendrée, jaunâtre, rougeâtre, noire, quelquefois verte. L'odeur en eft infupportable. Cette plante eft falée & défagréable. Elle craque fous la dent comme de petites pierres, & fe pulvérife aifément pour peu qu'on la comprime & qu'on la frotte entre les doigts.

On doit la choifir entiere, nette, de couleur grife ou blanchâtre, récente, d'une odeur affez forte ; la meilleure vient de l'île de Corfe.

Vertus. Elle eft vermifuge ; elle arrête les cours de ventre.

Dofe. La dofe eft de ʒj à ʒij en poudre.

CORIANDRE. Cette plante vient par-tout; en Alface, on la feme dans les champs ; on n'en emploie que la femence en poudre ou concaffée, pour en faire des infufions.

Vertus. Elle eft cordiale, ftomachique, & convient dans les affections venteufes; dans ce dernier cas, on l'unit aux huiles douces & nouvelles : elle eft auffi alexitere, étant infufée dans le vinaigre.

Dofe. On la donne, pour le cheval & le bœuf, depuis ʒj jufqu'à iv ; pour le mouton, de ʒiv à ʒij.

CORMIER. *Voyez* SORBIER.

CORNE DE CERF. Les os, la moëlle, la graiffe de cet animal font de quelque ufage en médecine ; mais fon *bois* ou fa *corne* eſt la partie qu'on emploie le plus communément ; on s'en fert, ou *entiere*, ou *calcinée* ; on choifit la première pefante, dure, blanche en dedans ; la feconde doit être légere, friable, blanche, & conferver fa forme pour être fûr qu'on ne l'a point mélangée avec d'autres fubftances.

Vertus. La *corne de cerf* contient un mucilage qu'on n'obtient que par la voie d'une longue ébullition, & après l'avoir concaffée & rapée ; celle des jeunes animaux en donne plus que celle des vieux ; cette gelée eſt adouciffante ; elle eſt auffi légérement ftiptique, attendu la grande quantité de terre que la *corne de cerf* renferme.

On fait ufage de cette décoction dans la dyfenterie, où il importe d'édulcorer & de fortifier en même-tems ; dans le piffement de fang & généralement dans toutes les évacuations contre nature, dues à l'âcreté des fluides & à la foibleffe des folides.

Par la diftillation on en retire un *efprit volatil* dit *de corne de cerf* ; on l'emploie pour faciliter l'éruption du claveau, lorfqu'elle eſt arrêtée par la foibleffe du fujet, ou lorfqu'étant faite, les puftules rentrent fubitement, foit par le contact d'un air froid ou par une autre caufe quelconque ; alors on le fait prendre étendu dans une décoction de baies de genievre, ou dans une infufion de fleurs de fureau ; étendu dans un breuvage approprié, il fert très-utilement pour folliciter le reffort & le jeu prefqu'éteints des organes de la refpiration, tel que dans des péripneumonies épizootiques parvenues au troifieme degré ; dans le cas d'angine gangréneufe, on le préfente à l'orifice des nafeaux ; on le donne en breuvage, étendu dans une très-petite quantité d'un véhicule convenable ; il excite les ofcillations dans les parties vives & fenfibles, & les difpofe à folliciter la chute des parties mortes.

L'*huile empireumatique de corne de cerf*, appliquée à l'extérieur, eft fortifiante, tonique, réfolutive & propre par conféquent dans tous les cas de foibleffe & de relâchement.

Cette même huile rectifiée, forme l'*huile animale de Dippelius* ; elle eft calmante, antifpafmodique, & agit principalement dans toutes les irritations du principe des nerfs, d'où naît le vertige, l'épilepfie fymptomatique, la phrénéfie, &c. ; alors on l'unit avec une égale quantité d'éther vitriolique.

La *corne de cerf* calcinée eft abforbante ; on l'emploie pour détruire les acides qui peuvent occuper les premieres voies ; alors on la fait prendre en poudre très-fine, mêlée avec l'avoine.

Dofe. On donne la *corne de cerf* rapée depuis ℥j jufqu'à vj en décoction ; & celle qui eft calcinée, depuis ʒij jufqu'à ℥ij, pour les grands animaux.

COUPEROSE. C'eft le nom qu'on donne dans le commerce aux *vitriols de mars, de cuivre* & *de zinc*, en les défignant par leur couleur ; *couperofe verte, bleue, blanche. Voyez* VITRIOLS.

COURGE, *callebaffe. Voyez* CITROUILLE.

CUMIN. On en emploie les femences ; elles font une des quatre grandes femences chaudes majeures ; elles remplacent celles d'anis.

DAUCUS. On diſtingue le *daucus de Candie* ou *de Créte* & le *vulgaire* : on ne fait uſage que de celui-ci dans la pratique vétérinaire.

Daucus vulgaire, carotte ſauvage. On n'en emploie que les ſemences : on les choiſit nouvelles, ſeches, peſantes & douées de beaucoup d'odeur.

Vertus. Ces ſemences ſont carminatives ou ſtomachiques & diurétiques ; on les donne dans les coliques venteuſes ; on les allie avec la graine de lin dans les indigeſtions des bœufs, occaſionnées par l'amas & le deſſéchement des matieres dans le feuillet : on les donne en poudre aux cochons dans leurs alimens, lorſque les organes ſont fatigués par l'uſage trop immodéré du gland, de nourritures huileuſes ou relâchantes, lorſque d'ailleurs cet effet n'eſt accompagné d'aucun ſigne d'inflammation. On les donne en poudre pluſieurs jours de ſuite au cheval atteint de diſpoſitions venteuſes habituelles. Le *daucus* a une propriété aromatique légere, par laquelle il remplace l'anis, & il contient quelque choſe de plus fixe, qui en perpétue l'effet au-delà de celui de cette ſubſtance. L'infuſion légere eſt indiquée comme diurétique lorſque la ſécrétion des urines eſt dérangée par le ſpaſme des entrailles, & parce que les liqueurs contenues dans ces parties n'en ſont pas repompées au point où elles devroient l'être, ce qui rend les déjections trop fluides ; elle convient auſſi dans la difficulté d'uriner, & elle appaiſe les douleurs qui dérangent cette fonction.

On donne la poudre de ſemences de *daucus* aux moutons, aux agneaux, aux veaux atteints de diarrhées dans les ſaiſons pluvieuſes, ou à la ſuite de l'uſage trop immodéré des herbes relâchantes, comme la premiere pouſſe des graminées. On en mêle auſſi dans ce cas l'infuſion au lait dont on nourrit les veaux, au lieu de leur donner la graine en poudre. '

DENT DE LION, *piſſenlit.* Cette plante dont on emploie toutes les parties, eſt un des premiers remedes pour l'homme, contre les obſtructions du bas-ventre & même l'hydropiſie ; mais ce n'eſt qu'un aliment pour les animaux herbivores, & il ne peut avoir en eux, par cette raiſon, de vertus médicinales remarquables.

DIAGREDE, *Voyez* SCAMMONÉE.

DICTAME. On donne ce nom à une racine & à une plante.

Dictame blanc, racine de fraxinelle. Cette racine eſt épaiſſe, blanche, roulée comme la canelle, d'un goût un peu amer, avec une légere âcreté, d'une odeur agréable & très-forte.

Vertus. Elle eſt diaphorétique, tonique & même antiſeptique : on la donne dans le farcin, lorſque cette maladie attaque les extrémités & qu'elle y excite des engorgemens conſidérables : elle rend la ſuppuration louable & favoriſe la tranſpiration ; on la donne dans les maladies cutanées, lorſqu'on reconnoît l'exiſtence d'humeurs tenaces & glaireuſes à évacuer. On la fait prendre dans le vin, le cidre, la bierre, pour réſiſter à la colliquation des humeurs ; on l'adminiſtre avec le vinaigre comme alexiphamarque, dans les maladies malignes, contagieuſes & éruptives pour ſoutenir le reſſort des ſolides & pouſſer au-dehors ; & dans ces cas, on donne auſſi l'alcali volatil pour ranimer plus promptement les forces & les exciter davantage.

Doſe. Pour le cheval & le bœuf, de ℥j à iv ; & de ʒiij à ℥jß pour le mouton.

Dictame de Crête. Cette plante nous vient originairement de l'île de Crête & de Candie, mais on la cultive dans beaucoup d'endroit de la France. On doit choisir le *dictame* nouveau, en belles feuilles blanches, larges, épaisses, dures & cotonneuses, d'un goût suave & aromatique. Celui qui est le plus garni de fleurs purpurines, doit être préféré, comme on doit rejeter celui qui est en petites feuilles non veloutées, & souillé d'une quantité de petites bûches

Vertus. Il est pectoral, alexipharmaque & emménagogue. On en donne l'infusion édulcorée avec le miel, l'oximel, pour favoriser l'expectoration des matieres glaireuses ou recuites qui engorgent le poumon ; on l'administre avec succès dans les accès de la pousse humide, pour faciliter le dégagement des vomiques ; & dans ce cas, elle seconde parfaitement les effets de la gomme ammoniaque & des autres substances incisives de ce genre, qui sont indiquées.

On donne le *dictame* comme préservatif, infusé dans l'eau & le vinaigre, dans les maladies malignes contagieuses, pour assurer l'éruption du claveau ; enfin, il favorise l'évacuation du délivre, lorsque ce corps est retenu par l'état spasmodique de la matrice, & son infusion en lavemens, seconde très-bien alors l'effet des breuvages.

DOMTE-VENIN. Cette plante est très-commune en France; on ne se sert que de la racine.

Vertus. Elle est fondante, apéritive, alexipharmaque. On la donne en poudre, étendue dans sa décoction, & on en continue l'usage pendant long-tems dans l'engorgement des glandes, pour favoriser la suppuration des abcès froids, dans le clou qui affecte les bêtes à cornes, dans les chevaux & les cochons qui tombent dans l'atrophie & en qui la fonction de la peau se fait mal.

Lorsqu'on l'emploie comme alexipharmaque, on fait macérer la poudre dans le vinaigre, & on l'étend ensuite dans sa propre décoction.

Dose. Pour le cheval & le bœuf, depuis ʒj jusqu'à iv ; pour le mouton & le cochon, de ʒiv à ʒij.

DORONIC, *arnica.* Cette plante vient dans toute la France, sur-tout dans les Alpes & en Suisse.

Vertus. Elle est active ; il est à desirer qu'on en suive l'usage ; on la donne en poudre dans les dispositions rhumatismales qui rendent la surface du corps douloureuse, & qui sont la suite de réfroidissemens répétés qui ont suivi des courses rapides ; on l'emploie comme vulnéraire, dans les cas de contusions, de plaies pénétrantes ; elle résout le sang épanché : on l'emploie aussi dans le principe de l'immobilité, pour dissiper les stupeurs qui dépendent d'embarras dans le cerveau.

On donne l'infusion aux animaux qui ont éprouvé de grandes frayeurs dont les suites sont une stupeur accompagnée de tremblement, d'anxiété ; & on l'allie quelquefois aux mucilagineux, pour s'opposer à ce qu'elle n'irrite trop l'estomac.

La poudre d'*arnica* est légérement ptarmique ; on l'emploie lorsqu'on ne veut opérer que de légeres secousses.

Dose. On la donne pour le cheval & le bœuf, de ʒj à ʒj ; & pour le mouton, de ʒ ß à ʒ ß.

DOUCE-AMERE. *Voyez* MORELLE.

Eau. On diftingue l'*eau fimple*, les *eaux mi-nérales*, & l'*eau de la mer*. La premiere étant une des chofes naturelles & s'employant dans l'état de fanté comme dans celui de maladie, nous en parlerons ailleurs; nous ne nous occuperons ici que des dernieres.

Eaux minérales (1). Elles font diftinguées en trois claffes. Les *eaux minérales falines*, les *eaux minérales métalliques*, & les *eaux minérales fulphureufes* : elles font *naturelles* ou *artificielles*; les premieres font celles qui fe forment dans les entrailles de la terre; les fecondes confiftent dans l'imitation qu'on fait, par l'art, de quelques-unes d'elles. Nous ne parlerons ici que des premieres

Eaux minérales falines. Ce font celles qui contiennent en diffolution quelques fels particuliers. Ces fels font la plupart des fels neutres, comme du fel d'Epfom, de la félénite, du fel de Glauber, du nitre terreux, du fel marin terreux, même du véritable fel marin. Dans beaucoup on trouve de l'alcali minéral; il n'y a qu'à Spa où l'on trouve une fource qui contient de l'alcali végétal; la nature fournit ces *eaux*, ou *chaudes* ou *froides*; les premieres font en France, les eaux de Balaruc, de Vichi, du Mont-d'Or, de Bourbon-l'Archambaut, de Bourbonne-les-bains; on trouve des fecondes dans le Rouffillon, à Fronfac dans le Rouergue; nombre de ces dernieres

____

(1) *Les eaux minérales* ne peuvent être utiles dans la pratique de la médecine vétérinaire, que lorfqu'on eft fur les lieux qui les fourniffent.

ſont hors de la France, celles d'Epſom, de Sedlitz, &c.

Vertus. Toutes ces *eaux* priſes intérieurement ſont aperitives, fondantes : elles conviennent pour débarraſſer les organes des humeurs glaireuſes qui en dérangent les fonctions ; elles donnent en même-tems du ton aux ſolides, & pouſſent ſenſiblement par les urines : mais on ne peut en eſpérer ces effets, qu'autant qu'on en fera la boiſſon habituelle des animaux, parce qu'il faut qu'ils en prennent abondammment : il eſt néceſſaire qu'ils ſoient exercés & bien nourris pendant leur uſage.

Ces *eaux*, employées à l'extérieur en bains, en douches, en fomentations, ſont réſolutives, diſcuſſives, & réuſſiſſent dans les engorgemens des extremités, dans les tumefactions de ces parties produites par le travail ; il faut qu'elles ſoient chaudes pour agir efficacement.

Eaux minerales metalliques. Ces *eaux* contiennent le plus généralement du fer ; ce métal peut y être de trois manieres, ou ſous forme ſaline, étant diſſous par l'acide atmoſphérique, ou par l'*eau* ſeulement, & dans un état d'ethiops martial. Il y a en France deux ſources d'*eau vitriolique martiale gazeuſe*, celle de Paſſy, près Paris, & de Valz en Vivarais : mais les *eaux artificielles* faites à leur imitation leur ſont preferables. Les *eaux martiales gazeuſes*, ſont celles qui contiennent du fer diſſous par l'air fixe ou gaz mephytique ; les *eaux* de Spa, de Fougues, de Buſſang, de Bath, d'Abbeville, de Pyrmont, ſont de ce genre. Les *eaux* ſimplement *ferrugineuſes* ſont celles dans leſquelles le fer n'eſt que ſuſpendu ; on trouve de ces *eaux* en Normandie, à Forges, à Aumale.

Vertus. Ces *eaux* ſont toniques, aſtringentes, apéritives. Les premieres ont ces propriétés à un plus haut degré que les ſecondes, & celles-ci que les dernieres. Elles ſont très-bonnes dans la ſtérilité occaſionnée par la foibleſſe & le trop d'humidité des organes de la génération, ou par l'obéſité, & pour fortifier les organes de la digeſtion : elles conviennent dans les diſpoſitions cachectiques des moutons, des cochons, pour prévenir la pourriture dans les premiers, & la ladrerie dans les ſeconds ; on les donne pour boiſſon aux moutons, en y mettant du ſel marin en diſſolution ; on en fait le véhicule des alimens des derniers ; on en prépare auſſi les alimens des volailles ; on les leur donne en boiſſon, ainſi qu'aux pigeons lorſqu'ils ſont atteints de cachexie.

Eaux minérales ſulphureuſes. Il y a beaucoup de ces *eaux* ; il eſt démontré, d'après les analyſes chymiques les mieux faites, que le ſoufre y eſt tenu en diſſolution par un alcali, & plus ſouvent par la chaux, qui y forme avec lui un foie de ſoufre calcaire. Ces *eaux* ſont toujours chaudes ; on en trouve dans le Gévaudan, dans le Rouſſillon, au bas des Pyrénées : les plus accréditées, ſont celles de Bareges de Côterets, de Bagneres de Luchon, de Bonn, d'Aix, de Saint-Amand.

Vertus. Elles conviennent dans le farcin ; dans le cas de l'engorgement des glandes lymphatiques ; dans les engorgemens par congeſtion dans les poumons ; dans la tuméfaction de la rate ; dans les maladies dartreuſes ; elles ſont réſolutives employées extérieurement en bains, ou comme véhicule des cataplaſmes propres à remplir cette indication : ces cataplafmes peuvent être les boues même de ces eaux ; celles de Saint-Amand , par exemple , ont , dans certains cas , tels que les fuites d'entorfes , d'efforts , les principes d'enkilofe , &c. la préférence fur toutes les combinaifons pharmaceutiques imaginées jufqu'à ce jour pour produire cet effet.

Eau de la mer. Cette *eau*, d'après les travaux de Macquer , ne contient que du fel marin à bâfe d'alcali minéral & à bâfe terreufe , ainfi que du fel de Glauber ; l'on n'y voit aucune apparence de bitume , & fa grande amertume lui vient de ces derniers fels , fur-tout du fel marin à bàfe terreufe. Ces fels y font en diffolution dans la proportion de quatre livres de fel fur cent livres d'eau ; ce qui eft bien éloigné de la quantité que l'eau peut diffoudre de ces fubftances , puifqu'elle peut en contenir le quart de fon poids.

Vertus. Il eft conftaté par de nombreufes expériences , que les bains d'*eau de mer*, font un puiffant réfolutif dans les cas d'engorgemens des extrémités , ou durs ou œdémateux ; pour réfoudre les tuméfactions des articulations , des tendons , qui font la fuite du travail ; ils font un fpécifique contre les eaux , ainfi que les poreaux , foit pour les guérir , foit pour les prévenir. Les bons effets de ce médicament dans ces diverfes circonftances , & dans la derniere fur-tout , font fubordonnés à un panfement exact , à l'ufage d'une bonne nourriture & d'un exercice proportionné aux forces de l'animal : car on ne peut pas fe diffimuler qu'il n'agiffe comme répercuffif en même-tems qu'il opere la réfolution.

ECLAIRE. *Voyez* CHÉLIDOINE.

ECORCE DU PÉROU. *Voyez* QUINQUINA.

ELLEBORE.

ELLEBORE. On en diftingue de deux efpeces, le *noir* & le *blanc*. On ne fe fert que de la racine de l'un ou de l'autre. On l'emploie nouvelle, au printems; c'eft la faifon où l'on doit la récolter de préférence ; on la conferve feche ou dans le vinaigre. Cette derniere méthode eft préférable, puifque la macération accroît fes propriétés.

Vertus. Cette racine donnée feule ou diverfement préparée, & à différentes dofes au cheval, le fatigue finguliérement ; jufqu'ici, on n'a pas encore trouvé de moyens pour empêcher ces effets fâcheux, & par cette raifon, nous nous bornons à en faire ufage extérieurement. On emploie la racine d'*ellebore* en forme de trochique pour établir des cauteres : on la place le plus communément au bas du poitrail, dans les divers animaux, & dans le fanon des bœufs & des moutons. On pratique, pour la recevoir, une poche dont l'ouverture eft fupérieure & plus étroite que l'efpace deftiné à la loger : au bout de peu d'heures elle commence à exciter une tuméfaction qui devient bientôt affez confidérable, & au moyen de l'incifion qu'on y pratique fuivant fa longueur, ou de la meche dont on la traverfe, on fe procure en peu de tems un large foyer de fuppuration. La racine d'*ellebore* s'emploie pour établir des cauteres dans les maladies malignes, peftilentielles, contagieufes, comme préfervatif, & pour hâter le moment de la fuppuration : on l'emploie auffi dans le cours de ces maladies, mais c'eft au défaut du fublimé corrofif, de l'arfenic ou des véficatoires qui agiffent plus promptement & plus fortement.

ENCENS. *Voyez* OLIBAN.

I

ENDIVE. On diftingue trois efpeces d'*endive*; la *blanche* ou *chicorée blanche*; la *petite endive*, ou *chicorée à feuilles étroites*; l'*endive frifée*, ou *chicorée frifée*; ces chicorées font plus douces, plus agréables que la chicorée fauvage; elles ont les mêmes propriétés, mais à un degré moins marqué. *Voyez* CHICORÉE.

ENULE CAMPANE. *Voyez* AUNÉE.

EPINARD. L'*épinard* eft une plante potagere qu'on a prefque toujours fous la main, & qui peut remplacer beaucoup de plantes emollientes.

Vertus. On en donne la décoction lorfqu'il eft queftion de délayer les matieres des premieres voies, d'adoucir les irritations, tant de la poitrine que du bas-ventre, & qu'on veut fournir des fucs propres à faire couler la bile; on donne l'*épinard* cuit, réduit en bouillie avec fon eau, pour délayer les matieres defféchées qu'il renferme.

Appliqué à l'extérieur, c'eft un excellent cataplafme émollient; on réduit aifément cette plante cuite en une pulpe douce, qui la rend propre à être appliquée fur les parties les plus délicates & les plus fenfibles.

EPINE-VINETTE, *berberis*. L'*épine-vinette* eft recommandable par fes baies, qu'on a fous la main dans plufieurs pays, où l'arbriffeau qui les produit eft commun.

Vertus. Ces baies font rafraîchiffantes, aftringentes, & peuvent tenir lieu de vinaigre: on les pile, on les délaie dans l'eau, & on donne le tout aux animaux, foit à froid, foit à chaud; lorfqu'on a à adoucir en même-tems qu'on a à tempérer, on y ajoute un peu de miel; fi l'on veut auffi délayer, on étend la pulpe d'*épine-vinette* dans la décoction de graine de lin, de guimauve, d'épinard de laitue ou autres substances de ce genre.

EPONGE. Espece de champignon, léger, mou, poreux, attaché aux rochers qui sont dans la mer. Il en est de deux especes, l'*éponge mâle* & l'*éponge femelle;* les plus estimées sont les *éponges mâles;* elles sont les plus fines.

On doit les choisir médiocrement grosses, légeres, à petits pores, & d'une couleur gris-cendrée ou jaunâtre.

Vertus. Les *éponges* sont absorbantes, détersives; elles se chargent des humidités superflues des ulceres; elles tiennent les fistules ouvertes; on ne s'en sert qu'à l'extérieur; on les prépare à cet effet.

EPONGE d'EGLANTIER, *bédéguar.* Espece d'*éponge* ou d'excroissance qui vient sur l'églantier ou rosier sauvage, & qui est le produit de la piquure d'un insecte.

Vertus. Elle a à-peu-près les mêmes vertus que l'*éponge*, à la différence qu'elle est plus astringente; on la donne intérieurement; on l'a regardée comme un spécifique dans la rage; mais cette vertu est au moins equivoque.

Dose. On l'emploie à l'extérieur dans les mêmes cas que l'autre, & on la donne à l'intérieur à la dose de ʒij à ʒj.

ESSENCE. On donne ce nom seul, en médecine vétérinaire, à l'huile essentielle de térebenthine & à quelques autres huiles essentielles. *Voyez* HUILE ESSENTIELLE.

EXCRÉMENS. *Voyez* BOUSE DE VACHE.

EUPHORBE. L'*euphorbe* est une gomme-résine tirée d'une plante qui croît dans la Lybie & sur le Mont-Atlas. On choisit ce suc en larmes d'une couleur jaune & éclatante. Il est sans odeur; la saveur en est âcre & brûlante; on rejette l'eu-

phorbe qui n'eſt pasſec, qui eſt ſouillé de matieres étrangeres & qui n'a nulle acrimonie.

Vertus. L'*euphorbe* eſt un purgatif très-violent
& très-dangereux ; auſſi ne s'en ſert-on comme
tel que dans le cas de l'inertie la plus grande, dans
l'engourdiſſement, dans la ſtupeur, lorſqu'il importe d'irriter & d'agacer violemment ; alors on le
donne en poudre & dans une infuſion appropriée.

Pulvériſé, c'eſt un ſternutatoire très-irritant :
on l'emploie dans la circonſtance de la perte totale du reſſort de la membrane pituitaire ; on le
ſouffle dans les naſeaux, à la faveur d'un cha-
lumeau.

C'eſt un épiſpaſtique très-âcre ; on ne l'ajoute
à l'onguent ou emplâtre véſicatoire, dont la
plus grande vertu dépend des mouches cantharides, qu'autant qu'on a en vue de procurer des
ſecouſſes & des irritations plus fortes. On le
joint au baſilicum ; c'eſt un cathérétique très-
propre à détruire & à ronger les fungoſités & les
mauvaiſes chairs des ulceres.

Il hâte la chûte des exfoliations, appliqué en
poudre ſur les os cariés.

Fondu & appliqué chaud ſur les tumeurs froides
& indolentes, il les réſout bientôt : la partie malade étant chargée de cette ſubſtance, on la couvre
d'étoupe ou de charpie bien hachée ; on laiſſe cette
eſpece d'emplâtre juſqu'à ce qu'il tombe de lui-
même, & on en applique un autre ſi le premier
n'a pas ſuffiſamment opéré.

On fait entrer l'*euphorbe* dans les charges
qu'on a deſſein de rendre très-toniques & très-
fortifiantes.

On s'en ſert encore avec beaucoup de ſuccès
dans les efforts de reins, étant placé ſur ces parties, après qu'elles ont été cautériſées.

On en fait une huile par infusion qui est fortifiante, résolutive; mais on ne doit pas la laisser
trop long-tems sur la partie ; elle exciteroit un
érésipele ou d'autres désordres sur la peau.

L'*euphorbe* entre aussi dans plusieurs onguents,
tels que l'arthanita, l'emplâtre diabotanum, &c.

Fenouil. Il en est de plusieurs especes : le *fenouil commun*, le *fenouil doux*, le *fenouil annuel*,
le *fenouil marin* ou *perce-pierre*, & le *fenouil de
porc* ou *queue de pourceau*. On ne se sert que des
deux premiers. On en emploie la feuille, la graine
& les racines ; mais ces dernieres parties ont beaucoup plus de vertus que les feuilles. Les femences
font mises au nombre des quatre grandes femences chaudes majeures.

Les feuilles ne se donnent qu'au défaut des femences ; il faut les employer fraîches & à froid ;
on les pile dans un mortier avec un peu d'eau ;
on en exprime le suc & on le donne à l'animal ;
cette maniere de les employer est la seule; car
l'huile essentielle qu'elles contiennent, & qui est
de la nature de celle des femences, est extrêmement légere & fugace; elle s'évapore si on broie
la plante à nud.

Vertus. La *femence de fenouil*, indépendam-
ment des vertus analogues à celle de l'anis, qu'elle
possede au même degré que cette substance, entre
encore dans la composition des remedes dont on
fait usage dans les fievres malignes & pestilentielles
malignes ; infusées avec la fleur de sureau, elles
conviennent dans les arrêts de transpiration, dans
le claveau; l'infusion des femences alliée avec le
nitre, est un excellent diurétique, lorsque la sup-
pression d'urine dépend de ce que l'animal s'est

retenu long-tems de l'action d'uriner, étant contraint de courir, preffé par ce befoin.

Les racines ont non-feulement la vertu de la
graine & des feuilles, mais elles font auffi apéritives; on les donne en poudre aux volailles, aux
cochons, dans les maladies cachectiques; on les
mêle à leurs alimens.

Les feuilles font réfolutives au-dehors; on les
pile avec du lait & on les applique en cataplafme, pour réfoudre des engorgemens douloureux dans les parties délicates, lorfque ces engorgemens ne font pas difpofés à la fuppuration;
tels font ceux des mammelles, du fourreau,
des paupieres. Les fomentations avec l'eau de cerfeuil font auffi très-efficaces fur ces parties, ainfi
que les fumigations.

La décoction de la femence de *fenouil* eft un
collyre réfolutif excellent dans les fluxions périodiques, lorfque les premiers effets de l'inflammation font paffés.

On prépare, avec la femence une huile effentielle qui eft antivermineufe, & qu'on donne,
avec fuccès, de préférence à toutes les autres,
dans le vertige, le tétanos, pour en calmer
les fymptômes; elle eft puiffamment carminative
Voyez HUILE ESSENTIELLE.

Dofe. La dofe de la femence, pour le cheval,
eft de ℥j à iv; pour le bœuf, de ℥ij à vj; pour le
mouton, le cochon, de ʒiv à ℥j. L'huile effentielle fe donne, dans le premier cas, de ʒij jufqu'à ℥j ß; & dans le fecond, de ʒj jufqu'à iv.

FENU-GREC, *fénégrain.* Cette plante fe cultive
en plufieurs pays pour fa graine qui eft la feule
partie qu'on en emploie en vétérinaire. Elle fournit un mucilage émollient, facile à obtenir, moins

doux & moins lié que celui d'althea & de graine de lin.

Vertus. Elle convient dans tous les cas où l'on se sert de cette derniere, & la remplace seulement ; elle est aussi émolliente, mais moins adoucissante. La graine de *fenu-grec* a de plus quelque chose de légérement astringent, qui en rend l'usage avantageux à la fin des dysenteries.

FER. Le *fer*, désigné en chymie par le nom de *Mars*, est un métal très-connu parmi nous.

Si l'on y ajoute du phlogistique, il devient *acier*. Tout le monde connoît la dureté & l'élasticité de celui-ci, lorsqu'il est trempé.

On ne fait aucune différence entre l'usage du *fer* & celui de l'*acier* dans la pratique de la médecine vétérinaire.

Le *fer* qu'on se propose de donner intérieurement doit être bien divisé, & en quelque sorte soluble dans l'eau. Pour cet effet, on le prive de son phlogistique, c'est-à-dire, qu'on le réduit en chaux ou en une espece de terre ferrugineuse résultante de la destruction de ce métal ; on le nomme, en cet état, *safran de mars* : cette préparation se fait aisément ; on expose du *fer* à l'action combinée de l'air & de l'eau ; sa surface devient jaunâtre, elle se détache par écaille, & ces écailles sont absolument privées des parties inflammables & des qualités malléables & tenaces du *fer*. L'action constante du feu produit le même phénomene ; les écailles qui se détachent & qui tombent des barres de *fer* composant les grilles ou les foyers des fourneaux, ainsi que les écailles & la poussiere noire & fine que laisse le *fer* sur les enclumes, lorsqu'on le bat à chaud, fournissent un *safran de mars* dont les propriétés égalent celles du précédent; il paroît feulement plus ftiptique ; auffi le nomme-t-on *fafran de mars aftringent.*

Le *fer*, divifé & diffous par l'action de l'eau feule fans le fecours de l'air, fournit l'*æthiops martial.* Dans cet état, il eft pourvu de fa partie inflammable.

On donne auffi le nom d'*æthiops martial* à la pouffiere noire des enclumes dont nous venons de parler; mais il differe du précédent, en ce qu'il a perdu abfolument fon phlogiftique.

Vertus. Quoi qu'il en foit, les unes & les autres de ces préparations font défobftruantes, fondantes, atténuantes, propres dans les maladies où la circulation languit par la foibleffe des folides, dans les ftafes & les ftagnations de la lymphe, dans les œdématies, les engorgemens indolens fans chaleur & fans aptitude au mouvement; dans l'hydropifie, la leucophlegmatie ; dans la pourriture des moutons, & généralement dans toutes les maladies aqueufes auxquelles conduit le féjour de ces animaux & des bœufs, ainfi que des chevaux, dans des terreins humides & marécageux ; dans tous ces cas, on les fait prendre avec des toniques qui en augmentent la vertu, tels que la décoction ou la poudre de centaurée, de gentiane, d'abfinthe, de fauge, de romarin, &c. Elles remédient à la foibleffe d'eftomac occafionnée par une pituite trop abondante; elles facilitent la circulation de la bile dans le foie ; elles en dégagent le ventricule & les inteftins : pour cet effet, on les fait prendre avec la rhubarbe en poudre, incorporée dans un extrait convenable, ou étendue dans une liqueur appropriée; elles arrêtent certaines évacuations, telles que les diarrhées, les diabétès, les hémorrhagies dues à la foibleſſe & à l'atonie des ſolides ; en pareil cas, on préfere le *ſafran de mars aſtringent*, ou *l'æthiops martial* qui réſulte des lames qui ſe détachent du *fer* lorſqu'on le forge.

Le *vitriol de mars*, ou *vitriol verd*, ou *coupe-roſe verte*, eſt le réſulcat de la diſſolution du *fer* par l'acide vitriolique & par l'eau commune. Ce ſel à bâſe métallique, eſt cauſtique, ſtiptique, aſtringent, &c.

La terre ferrugineuſe & jaunâtre que les autres acides laiſſent dépoſer lorſqu'ils ſont plus que ſaturés de *fer*, ſe nomme *ochre*.

Le *vitriol verd* diſſous dans l'eau, en laiſſe auſſi dépoſer. Cette *ochre* eſt la terre propre du *fer* ; elle eſt aſtringente, ſtiptique, & peut être donnée dans les ſuperpurgations.

Le *fer* ſe laiſſe auſſi attaquer par les acides végétaux ; ſi on le diſſous par l'acide tartareux, on obtient la *teinture de mars tartariſée*.

Ce même acide tartareux, combiné avec la *limaille de fer*, forme la *boule de mars*.

Le *fer* diſſous dans un acide quelconque peut en être ſéparé par l'intermede des terres abſorbantes & des ſels alcalis.

Si l'on fait diſſoudre le *vitriol verd* dans une infuſion de noix de galle, on obtient la liqueur noire que l'on nomme *encre*. Cette liqueur eſt défenſive, répercuſſive ; elle arrête les progrès de la brûlure, d'où l'on doit juger de l'étendue des lumieres de ceux, qui, apres l'application du cautere actuel, couvrent la partie brûlée d'une liqueur qui ne peut être indiquée en pareil cas, qu'autant que la brûlure eſt accidentelle, ou qu'autant que celle qu'on auroit faite à deſſein auroit été trop forte. Elle arrête l'écoulement des eaux aux jambes ; mais l'on conçoit le danger de ce remede, si les humeurs de l'animal & la partie malade n'ont pas été préparées pour en recevoir l'action.

Le *fer* rougi au feu & éteint dans l'eau commune, forme une boisson qn'on nomme *eau ferrée*, qui est propre pour arrêter le cours de ventre, pour fortifier l'estomac & les intestins, & qui participe, en général, des propriétés des *safrans de mars* ; on en fait aussi des douches, des lotions, des fomentations & des pédiluves propres à fortifier, résoudre & dissiper les engorgemens œdémateux qui se manifestent aux jambes, sous le ventre, & qui font une suite de la foiblesse des solides ; cependant, dans ce cas, l'eau de chaux mérite quelquefois la préférence.

Dose. Le *fer* & *ses préparations* se donnent aux grands animaux depuis ʒij jusqu'à ʒij ; & aux petits depuis ʒ ß jusqu'à iv.

FIENTE DE VACHE. *Voyez* BOUSE DE VACHE.

FIGUE. La *figue* est le fruit du *figuier*.

Vertus. C'est une substance nutritive très-adoucissante, dont on peut faire un usage très-avantageux dans les maladies inflammatoires de la poitrine & de la gorge ; on en donne la décoction seule, lorsqu'il y a de la fievre ; & hors de cet état, on y joint la substance même de la *figue* écrasée & réduite en bouillie ; dans le cas de maux de gorge, d'inflammation à la bouche, on fait des gargarismes de la décoction, animée avec le vinaigre ; on fait aussi des nouets avec les *figues* pilées & délayées dans cette liqueur. On se sert de ces nouets dans le cas de maladies contagieuses, & dans les circonstances où l'on a besoin de tempérer.

FLEUR DE SOUFRE. La *fleur de soufre* est

une poudre impalpable qu'on obtient par la fublimation en grand du *foufre* purifié.

Vertus. On s'en fert comme béchique incifif, donnée avec le miel & la gomme ammoniaque. On l'emploie auffi dans les maladies cutanées, & fur-tout pour opérer la fortie & la réfolution de la gale. Après en avoir fait ufage intérieurement, on l'applique au dehors pour opérer la diffipation entiere des effets extérieurs de cette cruelle maladie : elle entre par cette raifon dans la compofition des onguents antipforiques.

La *fleur de foufre* incorporée avec du faindoux, ou de l'huile, fuffit le plus fouvent pour détruire des principes de gale dans le cou, la tête, la queue & les parties où porte le collier.

Donnée à la dofe d'une demi - livre en une fois, elle a arrêté la diarrhée dans les vaches, en pouffant fortement par la tranfpiration.

Dofe. Pour le cheval, depuis ʒiv jufqu'à ℥iij ; pour les bêtes à cornes, depuis ℥ij jufqu'à ℔ ß ; & pour le mouton, depuis ʒj jufqu'à ℥j.

Foie d'Antimoine. *Voyez* Antimoine.

Fumeterre. On emploie toutes les parties de cette plante, fraîche ou feche ; on la cueille lorfqu'elle eft en fleur.

Vertus. Elle eft ftomachique, tonique & apéritive. On s'en fert dans le cas d'amas de matieres glaireufes dans les premieres voies ; on en fait alors une décoction avec la carotte, le cerfeuil, & l'on y ajoute le fel d'Epfom : la décoction de *fumeterre* feule, ou la plante en poudre, convient dans l'inertie de l'eftomac, occafionnée par le défaut de reffort de cette partie, & par la langueur des fécrétions.

GALBANUM. Gomme-réfine qui découle de la racine d'une plante qui porte le même nom, & qui croît dans l'Arabie heureufe. Il en eft de deux fortes, le *galbanum en larmes* & le *galbanum en maffe*. Les larmes du premier doivent être belles, jaunâtres en dedans, d'un jaune doré à l'extérieur, d'un goût amer & d'une odeur forte. Le fecond doit être fec, bien net, chargé de larmes blanches, & le moins fétide qu'il fera poffible.

Vertus. Le *galbanum* eft balfamique, tonique, ftomachique : on le donne diffous dans l'oximel ou le vinaigre, dans l'afthme humide, dans les toux graffes, dont l'expectoration eft difficile ; allié au fer, à la poudre d'abfinthe, il eft tonique, ftomachique ; on le donne auffi avec fuccès dans les cachexies aqueufes, uni au camphre, à l'huile effentielle d'anis, de fenouil.

Il eft antifpafmodique ; il convient dans les maladies nerveufes, telles que l'immobilité, les actions irrégulieres qui font la fuite de frayeurs fubites, la méchanceté qui eft caufée par un mauvais traitement. On le donne, allié à des huiles douces, dans les coliques convulfives.

Diffous dans l'efprit-de-vin feul ou uni avec l'éther, donné intérieurement, c'eft un excellent diaphorétique ; on le donne dans les maladies aiguës, pour pouffer au-dehors.

Cette teinture, appliquée à l'extérieur, calme promptement les douleurs accompagnées d'inflammation ; étendue dans des huiles, des graiffes émollientes, réfolutives, elle convient fur les engorgemens tendineux qui n'ont pas acquis le dernier degré de dureté, & qui font douloureux ; on l'emploie alors en liniment.

Dose. On l'emploie intérieurement pour le cheval, de ʒij à ℥ij ; & pour le chien, de Gr. vj à ʒj.

GALENGA. Racine d'une plante on roseau qui a ses feuilles approchantes de celles de l'iris, qui croît en abondance dans l'île de Java, & que quelques-uns nomment mal-à-prppos *acorus verus*.

On choisira cette racine récente, rougeâtre au dehors, blanchâtre au dedans, d'un goût chaud & piquant, suivi d'un peu d'amertume ; on rejettera celle qui est presque insipide.

Vertus. Elle est chaude, stomachique, céphalique, carminative ; elle entre dans quelques compositions.

GARDE-ROBE. *Voyez* AURONE.

GAROU, *lauréole, sain-bois*. Arbrisseau qui vient dans toute la France, & spécialement dans le Poitou.

Vertus. Son écorce, appliquée sur la peau de l'homme, après avoir été macérée quelque tems dans le vinaigre, y excite bientôt une plaie, & en en continuant l'application, on forme un véritable exutoire ; employée de la même maniere dans les animaux, elle n'y produit aucun effet : on ne se sert du *garou* que sur les parties vives, en le plaçant comme ortie, ou comme seton ; mais on n'obtient jamais de cette écorce qu'une action modérée.

On l'a donnée intérieurement ; elle a produit beaucoup d'irritation, sans que cette irritation ait été suivie d'un effet déterminé, ce qui nous l'a fait abandonner pour cet usage.

GAYAC, *bois saint*. C'est le bois d'un arbre dont la grandeur est celle du noyer ; il vient dans l'Amérique, dans l'île de Saint-Domingue, &c.

On fait usage du bois, de l'écorce & d'une réfine qui en découle naturellement, ou par incifion ; on la nomme *gomme* ou *réfine de gayac*.

On choifit le *bois de gayac* le plus réfineux, le plus pefant & le plus dur qu'il eft poffible ; on veut encore qu'il foit extérieurement d'un jaune-pâle, intérieurement d'un gris-verdâtre, tirant un peu fur le noir, d'une odeur, en quelque forte, balfamique, très - fenfible quand on le rape ou quand on le frotte contre un corps dur quelconque ; d'une faveur un peu amere & aromatique.

Quand à l'écorce, on defire qu'elle foit compacte, difficile à rompre, grife extérieurement, parfemée de taches de différentes couleurs, & le plus fouvent verdâtres, moins pâle intérieurement, d'une faveur amere & affez agréable.

On rejette le bois & l'écorce qui font légers, vermoulus, fans odeur, ni faveur; on ne fait pas non plus ufage de fa partie extérieure appelée *aubier* ; elle n'a nulle efficacité.

A l'égard de la gomme ou réfine, on fait cas de celle qui eft friable, brune extérieurement, rouffâtre intérieurement, quelquefois blanchâtre & tirant légérement fur le verd, d'une faveur âcre & d'une odeur agréable lorfqu'on la brûle.

Vertus. On emploie le bois en poudre ou en décoction; en poudre, on l'incorpore dans le miel commun, & on le donne tous les matins à jeun, pour divifer & atténuer le fang & la lymphe, pour pouffer & déterminer du centre à la circonférence, pour augmenter l'excrétion de l'infenfible tranfpiration, de l'urine, &c. & généralement pour toutes les maladies de la peau. Il eft bon pour le farcin benin produit par l'arrêt de la tranfpiration; en pareil cas, on le donne mêlé avec le fon ou l'avoine, & on n'interdit point l'exercice à l'animal. Il eſt très-bon pour la gale des moutons, ainſi que pour affermir la laine dans ſes bulbes; il fortifie, pour ainſi dire, les poils du bœuf, lorſqu'ils ſont ternes ou hériſſés.

Sa décoction a à-peu-près les mêmes vertus, ſur-tout ſi on a la précaution de le concaſſer groſſiérement & de le laiſſer bouillir aſſez de tems pour en obtenir les principes; mais on ne ſe ſert de cette décoction que pour les animaux en qui l'eſtomac eſt débile, & n'auroit pas la faculté de digérer le bois en poudre; on la préfere auſſi pour les chiens & les chats, pour combattre en eux le vice pſorique; elle devient un bon béchique atténuant, étant coupée avec partie égale de lait.

La *gomme* ou la *réſine de Gayac* eſt plus inciſive & plus atténuanteue q le bois; on s'en ſert dans les mêmes circonſtances, & ſouvent les maladies qui réſiſtoient à l'uſage du bois, ſont détruites par celui de la gomme. On la donne en poudre; mais elle opere plus ſûrement étendue dans l'eau, qui la diſſout en plus grande partie, après un jour d'infuſion à chaud.

Lorſqu'on ſe propoſe d'en augmenter la vertu, on la fait diſſoudre dans le vinaigre; on a alors un alexitere puiſſant, qu'on emploie utilement contre les maladies épizootiques du bétail, dont la cauſe à combattre eſt l'épaiſſiſſement des liqueurs, l'atonie & la foibleſſe des parties.

Doſe. Pour le cheval & le bœuf, la poudre du bois ſe donne depuis ʒj juſqu'à iv; la gomme, de ʒiv à ʒj; pour le chien, la gomme, de ϶j à ʒiv.

GENÉVRIER. C'eſt un arbriſſeau commun dans nos bois; on en emploie les baies & le bois. *Voyez* BAIES DE GENIEVRE.

Vertus. Le bois eſt ſudorifique dans l'homme, mais il agit trop foiblement dans les animaux pour y produire cet effet. On en tire une huile eſſentielle, & par la diſtillation à feu nud une autre huile qu'on trouve dans le commerce, & qui eſt nommée *huile de cade* ou *de cadé*, dont les vertus diaphorétique, antiſpaſmodique & dépuratoire ne ſont pas équivoques : on les donne dans le tétanos, dans le farcin indolent & dans les ſujets phlegmatiques : dans ce dernier cas, on les fait prendre avec la décoction des bois ſudorifiques, & l'on y aſſocie le vinaigre ſelon le beſoin ; dans le premier, on l'unit aux infuſions de méliſſe, de menthe, de daucus, de camomille, de dictame, &c.

On fait beaucoup d'uſage à l'extérieur de l'*huile de cade* : elle agit comme un puiſſant réſolutif, pour fortifier les parties ligamenteuſes & augmenter les effets du feu ; on l'emploie comme antipſorique, pour ſécher la gale, les dartres, le roux-vieux, mais elle guérit en répercutant ; il faut, par conſéquent, bien préparer la partie malade à ſon uſage par les émolliens, & donner à l'animal des dépuratoires pendant ſon application, afin d'éviter les métaſtaſes. On s'en ſert beaucoup dans les provinces méridionales.

GENTIANE. On en diſtingue de deux eſpeces ; l'une eſt la *grande gentiane* ; l'autre eſt la *gentiane blanche*. On ne ſe ſert que de la racine de l'une & de l'autre.

Vertus. Elle convient dans les cachexies ; dans ce cas, on l'aſſocie au ſel commun, s'il y a défaut de reſſort, & au miel ou à la mélaſſe, s'il y a des matieres épaiſſes à diſſoudre : cette racine, donnée en poudre avec le fer, eſt trespuiſſante pour détruire la diſpoſition aux vers :

continuée

continuée long - tems , elle guérit les douleurs des articulations. On la fait infuser dans les liqueurs fermentées spiritueuses, dans le vinaigre; & donnée de l'une ou de l'autre de ces manieres, cette racine est un très-bon préservatif contre les maladies contagieuses.

La racine de *gentiane blanche* a cette vertu à un plus haut degré, car elle est alexitere; dans quelques pays les maréchaux l'emploient comme spécifique dans ce cas ; elle est aussi pectorale, & chasse les matieres visqueuses contenues dans la poitrine.

On s'en sert au dehors pour dilater les ulceres, mais l'instrument tranchant est préférable , à moins qu'il ne soit pas possible d'en faire usage.

Dose. On les donne l'une & l'autre au cheval, de ʒj à iij; au bœuf, de ʒj ß à iv; & au mouton, de ʒiv à ʒj.

GERMANDRÉ , *petit chêne. Voyez* CHÊNE.

GINGEMBRE. Le *gingembre* est une racine tubéreuse, légérement applatie, dont la couleur extérieure est d'un brun-cendré, & dont l'intérieur est jaunâtre; l'odeur en est foible, mais assez agréable; sa saveur est aromatique, très-âcre & brûlante. Elle vient des Indes orientales; on la rejette lorsqu'elle est molle, filandreuse & vermoulue. Ces trous, faits par les vers, sont quelquefois rebouchés par les marchands avec du bol ou de la craie; mais l'œil, le goût & l'attention de casser les morceaux décelent cette fraude.

Vertus. Cette racine est un aromatique très-âcre; elle est sans cesse dans les mains des maréchaux; cependant il faut l'employer avec circonspection : on donne la plus grande attention aux cas & aux circonstances qui en indiquent l'usage. Elle peut

K

fufciter des chaleurs & des irritations qui ne pourroient être détruites que difficilement par les calmans, les mucilagineux & les acides; on l'a vu
produire des impreſſions finiſtres fur la poitrine
de certains chevaux, à qui elle avoit été donnée
inconſidérément.

L'inertie prefque totale de l'eſtomac & des
inteſtins porte à la donner en breuvage & en lavement; mais il faut que cette inertie foit parfaitement annoncée : dans ce cas, les fibres de
l'anus font dans un tel relâchement, que cette
partie demeure, pour ainſi dire, béante; il y a
une forte de conflit entre l'air extérieur & l'air
intérieur; alors, il faut l'adminiſtrer en poudre,
étendu dans le vin. Si ce ne font que des bor-
borigmes qui indiquent la foibleſſe de ces viſceres, on fe contente d'en donner la décoſtion
dans l'eau commune.

Donnée en poudre dans le vinaigre, c'eſt un
puiſſant remede dans les maladies contagieuſes
cacheſtiques du bétail, telles que les angines &
les péripneumonies catarrhales.

Sufpendu dans la bouche, le *gingembre* eſt un
très-bon maſticatoire, capable de réveiller l'aſtion
des glandes falivaires, de débarraſſer les houpes
nerveuſes de la falive ou de la bave épaiſſe &
viſqueuſe qui les déroboient à l'impreſſion des
alimens, & qui étoient par conféquent une cauſe
du dégoût & de l'inapétence.

On retire de cette racine, par la voie de la
diſtillation, une petite quantité d'huile eſſentielle
très-âcre & très-aromatique.

Elle entre dans pluſieurs teintures aromatiques,
dans le firop fcillitique, dans le diaſcordium, la
hériaque, le Mithridate, le philonium de la phar-
macopée de Londres, &c. &c.

C'eft cette racine qu'emploient les maqui-
gnons, pour faire relever la queue des chevaux
à qui elle eft coupée à l'angloife, lorfqu'ils les
mettent en montre; ils en coupent un morceau
avec les dents, l'humectent avec leur falive, &
l'introduifent dans l'anus, immédiatement avant
de fortir l'animal.

Dofe. Pour le cheval, de ℥ij à ℥j; pour le bœuf,
de ℥iv à ℥j ß.

GIROFLE, *clous de girofle.* C'eft le bouton de
la fleur de l'arbre nommé *giroflier.*

Vertus. Cette fubftance eft un aromatique auffi
agréable que puiffant, qu'on emploie avec le
plus grand fuccès étendu en poudre dans le
vinaigre, contre les maladies malignes dans lefquelles il faut donner de violentes fecouffes &
ranimer les forces. La teinture de *girofle* dans
l'efprit-de-vin eft plus puiffante encore : on l'affocie à la préparation précédente, ou au vinaigre feul.

Les *clous de girofle* infufés dans le vin, font
très-efficaces dans les refroidiffemens fubits pour
rétablir la tranfpiration & la fécrétion des poumons, lorfqu'ils reconnoiffent pour caufe, des
immerfions dans l'eau froide, l'animal étant en
fueur, ou des fuppreffions de fueur par les vents
violens, comme on le voit aux bords de la méditerranée, ou enfin, parce que les animaux en
fueur ont féjourné dans des lieux humides & froids;
on aide l'effet de ce médicament dans ces diverfes
circonftances, par le bouchonnement, les couver-
tures; on tient auffi l'animal dans un lieu tem-
péré où il ne puiffe pas perdre de la chaleur qui
s'excite en lui par l'action de ce breuvage.

Cette préparation n'eft pas moins efficace pour

ranimer les forces dans les femelles après des parts très-laborieux.

Dose. Pour le cheval & pour le bœuf, depuis ʒ ß jufqu'a ʒij.

GOMME ADRAGANT. Gomme qu'il faut choifir pure, blanche, vermiculaire, & rejeter celle qui eft fale, rouffâtre & noirâtre.

Vertus. Elle a les mêmes vertus que la gomme arabique, & l'on peut employer indiftinctement l'une ou l'autre; nous obferverons que la *gomme adragant* fe diffout moins bien dans l'eau, que la gomme arabique; elle s'y change en un mucus denfe & épais. *Voyez* GOMME ARABIQUE.

GOMME AMMONIAQUE. C'eft une fubftance du genre des gommes réfines. On la choifit en belles larmes, jaunâtre en dehors, & blanche en dedans, d'une odeur qui approche de celle du galbanum, & d'un goût tirant fur l'amer & fur la réfine; celle qui eft en maffe, chargée d'impuretés, ne fert que pour les emplâtres; on doit rejeter néanmoins celle qui eft la plus fouillée d'ordures.

Vertus. On la donne intérieurement pour fondre, divifer les humeurs vifqueufes & ténaces, comme dans le farçin, la gale, les dartres, & en général dans toutes les maladies de la peau. On la fait prendre en bol, mais elle agit mieux étant diffoute dans un véhicule convenable. Ceux qu'on préfere font l'eau commune, & l'efprit-de-vin, ou l'eau-de-vie, & le tartre vitriolé. Pour faire la diffolution de cette gomme avec l'eau & l'efprit-de-vin ou l'eau-de-vie, on commence par la faire diffoudre dans l'efprit-de-vin, on filtre, & on foumet le réfidu à l'action de l'eau, on filtre de nouveau, & on unit

les deux diffolutions enfemble; on en donne
à l'animal le matin à jeun une quantité proportionnée aux circonftances qui en indiquent l'emploi & au befoin du malade : on le fait exercer
à l'effet de feconder l'action du remede, & on a
attention à ce que ce même effet ne foit pas com-
battu par le contact de l'air froid qui crifperoit
& refferreroit les vaiffeaux cutanés.

La diffolution de *gomme ammoniaque* par le
tartre vitriolé eft la plus complete : on l'opere
avec de l'eau pure, & l'on emploie parties égales
de gomme & de fel ; l'eau fe charge de la gomme
à la faveur du fel, de maniere à former une liqueur d'un jaune pâle & parfaitement laiteufe.
La *gomme ammoniaque* donnée ainfi, peut s'adminiftrer à plus forte dofe que fuivant la méthode précédente : elle eft plus fondante, moins
échauffante & plus propre à fe mêler avec les humeurs. On l'adminiftre encore ainfi préparée,
étendue dans des lavemens, & de cette maniere
elle forme un remede excellent dans les embarras du bas-ventre.

Cette gomme ne fe diffout point dans le vinaigre, elle s'y délaie fimplement à la faveur de
la trituration & d'une chaleur qui va prefqu'à
l'ébullition ; on s'en fert néanmoins ainfi en la
combinant avec l'affa-fœtida pour les animaux
atteints de péripneumonie gangreneufe parvenue
au dernier degré, dans l'efpoir de folliciter les
forces prefque éteintes des folides qui tendent au
fphacèle & à la mortification. Il faut remarquer
que ce mélange donné aux animaux en qui les
folides ne font point affoiblis, peut exciter des
érofions, & une inflammation très-violente dans
toutes les parties de la bouche.

K 3

Elle eſt employée à l'extérieur comme réſolutive, maturative, fondante, &c. Elle entre auſſi
dans pluſieurs compoſitions officinales.

Doſe. Pour le cheval, de ʒij à ʒj; pour le bœuf,
de ʒiv à ʒij; pour le mouton, de ʒj à iv.

GOMME ARABIQUE. Elle découle de l'écorce
du tronc de differens acacias, & particuliérement
de celui qui eſt connu ſous le nom d'acacia d'E-
gypte. Elle eſt en larmes de différentes groſ-
ſeurs; leur figure varie auſſi beaucoup; les unes
ſont preſque rondes, mais avec quelques angles;
les autres ſont repliées ſur elles-mêmes. Celles qui
ſont claires, tranſparentes, preſque blanches,
ſont les plus recherchées. Cette gomme n'a point
d'odeur & preſque point de ſaveur.

On la choiſit ſeche, blanche, claire, tranſparente, nette, polie, de ſubſtance maſſive, d'un
goût inſipide, ſe diſſolvant ou ſe fondant aiſément dans l'eau, & non mêlée de paille &
de terre.

Vertus. Elle eſt adouciſſante, pectorale, hu-
mectante. On en fait uſage en poudre ou diſſoute
dans l'eau; on l'emploie de ces différentes manieres,
pour détruire les irritations. C'eſt ainſi que les
progrès d'eaux aux jambes d'un mauvais caractere,
& dont l'humeur eſt telle, qu'elle ronge le tégument ſur lequel elle ſe répand, comme le feroient
les cauſtiques les plus forts, ont été arrêtés par
l'uſage de cette gomme donnée en breuvages,
en lavemens, & étendue dans le bain où l'on
tenoit la partie malade, le plus long-tems poſſible.

On en uſe de même à l'égard de certaines
gales & dartres très-vives, qui ſe propagent rapidement, & qui n'ont cédé qu'à l'uſage de ce

remede ; plusieurs ont été même radicalement guéries, sans aucun autre secours.

Elle est bonne , dissoute dans une décoction calmante , pour appaiser les tranchées dues à des irritations & à des âcres contenus dans les intestins ; pour appaiser des épreintes, arrêter des diarrhées que certains alimens ou quelques crispations ou irritations suscitent.

Par elle & avec les gouttes de Sydenham, on met fin aux superpurgations.

Dissoute dans une infusion de fleurs de coquelicot & de violette, cette gomme est un très-bon béchique adoucissant, dans les toux quinteuses & convulsives.

On en forme aussi un gargarisme très-adoucissant & qui est bon dans l'inflammation de la gorge. On peut encore en faire des billots, en la mêlant en poudre avec le miel.

Elle convient dans l'ardeur d'urine , la dysurie ; dans les évacuations trop copieuses de cette liqueur, qui arrivent aux chevaux, ainsi qu'aux bêtes à cornes & à laine, après de violens exercices ou après s'être répus de plantes diurétiques, âcres ; dans le pissement de sang, &c.

Elle sert aussi pour modérer l'effet de certaines substances trop actives, & dont on redouteroit l'effet irritant ; c'est ainsi qu'on l'unit avec les purgatifs, les diurétiques âcres, les béchiques incisifs & les fondans, &c.

GOMME DE NOTRE PAYS , *gomme nostras.* On donne ce nom à différentes gommes fournies par des arbres de notre pays ; telles sont celles de cerisier, de prunier, de pommier, &c. ; nous les substituons souvent dans la pratique à la gomme arabique, & c'eft le prix qui nous guide pour la préférence à leur donner, car ces dernieres ont abfolument les mêmes propriétés que celle-ci.

GOMME ELÉMI. Réfine d'un blanc tirant fur le verdâtre, qui, par le moyen d'incifions pratiquées, découle du tronc & des groffes branches d'un arbre femblable à l'olivier fauvage, & qui croît dans l'Arabie heureufe, &c.

On choifira la *gomme élémi* feche, néanmoins mollaffe, d'une odeur douce & affez agréable ; on prendra garde à ce qu'on n'y fubftitue pas du galipot lavé dans l'huile d'afpic moyenne, comme il n'arrive que trop fouvent ; on le connoîtra facilement à la blancheur de la drogue & à fon odeur qui tient de celle de la térébenthine, outre qu'elle eft toujours enveloppée des feuilles qui fe trouvent dans les cirons de bois de girofle.

Vertus. La véritable *gomme élémi* eft un baume naturel pour les plaies ; elle tempere, elle amollit, réfout, adoucit. On l'emploie extérieurement dans les emplâtres, onguens, &c.

GOMME DE GAYAC. *Voyez* GAYAC. Pour la connoître & la différencier de la colophone, il n'y a qu'à l'expofer à une lumiere ou fur des charbons ardens, elle rend une odeur fuave & aromatique.

GOMME DE LIERRE. Subftance réfineufe qui fe durcit à mefure qu'elle découle d'une plante ligneufe connue fous le nom de *lierre commun* ou *grimpant*. Elle contient auffi quelques parties gommeufes : quand elle eft fraîche elle eft gluante, d'une couleur rouge, d'une odeur forte, pénétrante & affez agréable ; en vieilliffant elle devient feche, friable, d'une couleur tannée.

(153)

On la choisira bien seche, transparente, d'une odeur balsamique; souvent on vend pour cette gomme de la gomme alouchi.

Vertus. Elle est tonique, détersive, un peu résolutive, &c. elle entre dans des emplâtres & des onguens.

GOMME GUTTE. Suc gommo-résineux, sec & solide, la couleur en est d'un jaune un peu rouge; il s'enflamme au feu. Quand on met cette gomme dans la bouche, elle paroît d'abord n'avoir qu'un peu de saveur, mais bientôt cette saveur devient âcre & cause beaucoup de sécheresse. Elle vient de la Chine & du royaume de Siam.

On doit la choisir dure, cassante, nette, haute en couleur & d'un beau jaune. Elle se dissout mieux dans l'esprit-de-vin que dans l'eau. Il paroît qu'elle se délaie simplement dans ce dernier menstrue, car au bout de quelque tems elle tombe au fond du vase, & laisse la liqueur presque claire.

Vertus. Elle purge violemment les humeurs séreuses & bilieuses. La dose est de 3j à iv pour le cheval.

GOUDRON, *brai liquide, poix noire.* On fait des creux autour des vieux pins que l'on brûle, & il en découle une liqueur noire résineuse & huileuse, à laquelle on donne ces différens noms.

Vertus. Le *goudron* se donne intérieurement comme béchique incisif & antispasmodique, dans les supurations du poumon, l'asthme humide; dans le clou des vaches, lorsqu'il faut atténuer des humeurs épaisses. On l'emploie avec succès comme dépuratoire, dans le cas de douleurs vagues dans les membres.

Appliqué au-dehors, il eſt très-réſolutif; on en fait des embrocations ſur les parties engorgées, ſur les articulations tuméfiées : on peut le continuer long-tems & juſqu'à ce qu'il ait produit de l'inflammation; on la laiſſe réſoudre, & on revient à l'uſage de ce remede, juſqu'à ce qu'il en réſulte le même effet, & ainſi de ſuite, juſqu'à ce que la maladie ſoit guérie.

L'eau de goudron eſt la diſſolution de cette ſubſtance dans de l'eau commune, dans la proportion d'une livre de la premiere ſur huit livres de la ſeconde. La vertu du *goudron* eſt affoiblie par ce mélange; d'ailleurs, l'uſage en eſt embarraſſant, attendu la quantité qu'il faut en donner; on l'a eſſayé à pluſieurs repriſes, dans le cheval, malgré cet inconvénient, ſans en obtenir d'effets ſenſibles; auſſi l'a-t-on entiérement abandonné.

GRAINE DE LIN. Cette graine, que tout le monde connoît, eſt la ſemence de la plante nommée *lin*.

Vertus. Elle fournit par la décoction, un mucilage fin, très-adouciſſant, qu'on emploie très-utilement dans les ardeurs d'urine, & en général dans toutes les inflammations des viſceres uropoïétiques; dans les ſuperpurgations, les teneſmes, les diarrhées, la dyſenterie, certaines tranchées, l'âcreté du ſang & de la lymphe, les chaleurs de poitrine, en y ajoutant le miel, & enfin, toutes les fois qu'on doit adoucir, calmer, relâcher, &c. mais l'uſage doit en être interdit à propos dans la crainte d'affoiblir le ventricule.

Cette décoction eſt très-ſouvent le véhicule dans lequel on diſſout ou on délaie les ſubſtances avec leſquelles on forme des breuvages tempérans, inciſifs, purgatifs, &c. La décoction de *graine de lin* affociée au camphre qu'elle diffout affez bien, forme un collyre très-convenable dans les ophtalmies.

Si on lotionne avec cette liqueur chaude les parties affeftées du virus pforique, cinq ou fix fois par jour, on fait ceffer le prurit; on arrête les progrès de la gale, & on facilite la guérifon des éryfipeles, des dartres, &c.

Ces mêmes lotions fervent très-fouvent pour réfoudre des tumeurs inflammatoires qui auroient fuppuré fans ce fecours; on les emploie avec un fuccès égal pour conduire à cette derniere terminaifon des tumeurs dont la réfiftance & la tenfion fembloient les en éloigner abfolument. Les bains de cette décoftion dans lefquels on tient les jambes des chevaux affeftées d'eaux, de crevaffes, de mules traverfieres, s'oppofent efficacement aux progrès extérieurs de ces maladies.

Avec cette femence réduite en poudre, qu'on nomme *farine de lin*, on compofe des cataplafmes très-adouciffans & très-utiles dans les tumeurs phlegmoneufes & les tumeurs dures; on les alterne felon le befoin avec des cataplafmes réfolutifs, dans les nerfs-ferrures & les ganglions anciens & endurcis, &c. Quelquefois on ajoute à des cataplafmes emolliens, ou réfolutifs, quelques pincées de cette farine, pour remplir plufieurs indications.

La *graine de lin* enfin, fournit par l'expreffion, une *huile* adouciffante & relâchante, très-bonne pour faciliter l'extenfion des tendons racourcis, & pour feconder les effets du fer-à-patin qu'on adopte en pareil cas. L'attention confifte à en renouveller l'application fouvent, afin de ne pas donner lieu à l'inflammation que les corps gras fufcitent lorfqu'on a l'inattention de les laiffer échauffer & rancir fur la partie.

L'huile de lin entre dans une infinité d'on-guens & autres compofitions officinales.

Au furplus, quand cette graine manque, on a recours à la racine d'althéa.

GRAISSE. La *graiffe* eft la matiere huileufe des animaux, lorfqu'elle eft féparée des parties qui la contenoient, & froide; il en eft d'huileufe en partie, telle eft la *graiffe* humaine, celle de volaille, de cheval; il en eft d'entiérement huileufe, telle eft l'huile de poiffon, celle dite de pieds de bœuf, faite avec les extrémités, les têtes des bœufs, des moutons, cuites & exprimées; d'autres fe figent, telle eft le fain-doux ou axonge, la *graiffe* de chien, de chat; d'autres ont beaucoup de confiftance & même de fermeté, telles font les *graiffes* de mouton, de bœuf, de veau.

Vertus. Toutes les *graiffes* nouvelles, appliquées au-dehors, font relâchantes, émollientes; mais elles acquierent bientôt de la rancidité, par leur féjour fur la partie, pour peu que la chaleur y foit confidérable; elles font alors irritantes; elles excitent de l'inflammation & deviennent, par cet effet même, réfolutives.

Les *graiffes* dont nous venons de parler, font les feules dont on fait communément ufage; elles ne font pas également émollientes: celles de veau, de pieds de bœuf, de volaille, tiennent le premier rang; celles de bœuf, de mouton, tiennent le fecond; celle de cochon, l'huile de ba-leine, le troifieme; les autres font dans la qua-trieme claffe.

Les premieres font auffi les plus déliées, & elles s'introduifent aifément par les pores de la peau : les suifs de bœuf, de mouton sont, de toutes les *graisses*, celles qui ont le moins cet avantage, attendu leur consistance, à moins qu'ils ne soient étendus & divisés dans des *graisses* liquides ou dans des huiles.

De toutes ces *graisses*, on ne donne intérieurement que celle de pieds de bœuf ; elle est très-adoucissante, très-relâchante ; elle convient dans le cas d'irritans, de poisons introduits dans les premieres voies, & pour dégager le feuillet des matieres accumulées.

Ces médicamens, généralement très-pénétrans, ont ce grand avantage, qu'étendus légérement sur la partie, lorsqu'ils sont employés en petite quantité, ils s'introduisent en entier, ensorte que la partie où ils ont été placés se seche tout-à-fait.

Cette faculté est, sans doute, une des causes principales des heureux effets qu'ils produisent employés pour guérir des douleurs rhumatismales très-anciennes, & qui avoient résisté à tous les traitemens, tant extérieurs qu'intérieurs ; dans ce cas on préfere les *graisses* humaine, de chien, de chat, de cheval. On les emploie en assez grande quantité pour qu'il en reste toujours sur la partie ; on les étend assez chaudes, & devant le feu, lorsque cela est possible.

Les *graisses* relâchent les ligamens racornis, résolvent les engorgemens douloureux des articulations ou des tendons, l'usage en étant continué pendant long-tems.

On fait infuser dans les *graisses* divers aromates, comme les sauges, les lavandes, le dictame, le thim, &c. On les associe à des huiles essentielles, des résines, comme l'huile d'aspic, le galbanum, pour les rendre plus actives, plus stimulantes, plus fortifiantes, suivant l'espece de combinaison qu'on veut en faire. Elles entrent dans la composition de plusieurs onguens, comme excipient, ou comme remede.

GRENADE. C'est le fruit de l'arbrisseau nommé *grenadier.*

Vertus. La pulpe de *grenade*, délayée dans l'eau seule, ou avec du miel, est un remede très-rafraîchissant & très - tempérant, dont on peut faire usage dans les lieux où ce fruit est commun.

On compose avec cette pulpe un sirop qu'on donne aux perroquets pour les rafraîchir, les adoucir, & faire disparoître les démangeaisons dont ils sont quelquefois tourmentés pendant qu'ils muent; c'est pour eux un très-bon remede contre la cachexie.

GRENOUILLE. Animal aquatique assez connu. Il est dans la classe des reptiles & des amphibies.

Vertus. Les *grenouilles* sont adoucissantes, résolutives, apéritives, &c.

GUIMAUVE. *Voyez* ALTHEA.

GUY DE CHÊNE. Petit arbrisseau qui croît sur les chênes à la hauteur d'environ deux pieds. Ses tiges sont ordinairement grosses comme le doigt, dures, ligneuses, compactes, pesantes, de couleur brune en dehors, blanche, jaunâtre en dedans; il jette plusieurs rameaux couverts d'une écorce verte; ses feuilles sont opposées deux à deux, oblongues, épaisses, dures, assez semblables à celles du grand bouis, mais un peu plus longues. On doit le choisir bien nourri, dur, pesant, & s'il se peut encore attaché à un morceau de chêne pour être assuré qu'il est véritable, parce qu'on vend souvent du *guy* qui vient sur d'autres arbres.

Vertus. Il est fortifiant, antiépileptique, antispasmodique, vermifuge, résolutif. La dose est de ʒij à ʒviij.

Hᴇʟʟᴇ́ʙᴏʀᴇ. *Voyez* Eʟʟᴇ́ʙᴏʀᴇ.

Hᴇʀʙᴇ ᴀᴜx ᴄᴜɪʟʟɪᴇʀᴇs. *Voyez* Cᴏᴄʜʟᴇ́ᴀʀɪᴀ.

Hᴇʀʙᴇ ᴅᴇs ᴀᴜʟx. *Voyez* Aʟʟɪᴀɪʀᴇ.

Hᴏᴜx. On en distingue de trois especes, le *houx* proprement dit, le *houx d'Amérique*, & le *houx frélon* : nous ne faisons usage que du premier & du dernier.

Houx. On emploie les *baies de houx*, & le suc que l'on tire de l'écorce, & qu'on nomme *glu*.

Vertus. Les baies sont apéritives, on les écrase & l'on en fait une décoction qu'on donne à l'animal le matin à jeun, dans le cas de matieres glaireuses dans les premieres voies, d'empâtement dans les visceres sanguins & glanduleux de l'abdomen. On allie à cette décoction le sel d'Epsom, le miel; c'est un médicament qui est peu dispendieux, & sous la main.

La *glu* est résolutive; on l'applique seule, ou mêlée à du savon verd sur des tumeurs pour en opérer la résolution; appliquée seule sur des tumeurs froides, disposées à venir en suppuration, elle bouche les pores & favorise la formation du pus.

Houx frélon, houffon, buis piquant, petit houx. On n'en emploie que la racine.

Vertus. C'est une des cinq racines apéritives. Elle est diurétique; on l'écrase, on la fait bouillir dans l'eau; étant ainsi préparée, on la donne avec le nitre, on l'associe pour produire cet effet & rafraîchir en même-tems, avec la racine d'asperge : on la donne comme moyen auxiliaire à la fuite de l'avortement , d'un part laborieux , dans la difficulté de délivrer , pour favorifer le dégorgement de la matrice.

HOUBLON. On fe fert de la fleur & du fruit.

Vertus. L'un & l'autre font ftomachiques ; on les donne dans les cas où l'abfinthe feroit un médicament trop actif ; ils font légérement calmans ; ils conviennent dans les difpofitions venteufes des vaches : le grain qui a fervi à faire la bierre , & qu'on connoît fous le nom de *dreche* , eft chargé de la propriété de ces fubftances , & c'eft cet avantage qui rend falutaire , l'ufage abondant qu'en font les animaux qu'on en nourrit.

HUILE. On donne généralement ce nom , aux fubftances graffes , ordinairement fluides , tirées des végétaux , des animaux & des minéraux. Nous avons parlé des fecondes à l'article des graiffes avec lefquelles nous les avons rangées , excepté cependant l'*huile empyreumatique animale* , dont nous parlerons ici avec les *huiles minérales* & *végétales* qui font en ufage dans la pratique vétérinaire. Nous nous occuperons d'abord de ces fubftances en général , & enfuite de celles dont nous faifons le plus d'ufage.

HUILES VÉGÉTALES. Les unes font obtenues par expreffion , & font dites *huiles par expreffion* ; d'autres font obtenues par la diftillation , ce font les *huiles effentielles* ; d'autres font extraites par la diftillation & l'uftion , ou l'uftion feule , ce font les *huiles empyreumatiques.*

Huiles végétales par expreffion. Ces *huiles* font , ou *douces* , ou *purgatives* , ou *chaudes*. Les premieres font des *huiles* récemment extraites de

fubftances

fubftances douces & fraîches & confervées enfuite, de maniere à ce quelles ne puiffent acquérir aucune rancidité ; telles font celles d'*amande
douce*, d'*olive*, de *noix*, de *béen*, de *faîne*, de
lin, de *rabette*, de *colfa*, d'*œillet* ou *pavot blanc*.
L'*huile* de *ricin* eft la feule qui foit effentiellement purgative. Les *huiles chaudes* fe divifent en
huiles qui font légérement *chaudes* ; en *huiles* qui
le font effentiellement ; en *huiles chaudes* & *aromatiques* en *huiles chaudes* & *âcres*. L'*huile de
chanvre*, eft une *huile* légérement *chaude* ; l'*huile
de laurier*, eft une des *huiles chaudes* effentiellement ; l'*huile épaiffe de mufcade*, eft une *huile
chaude* & *aromatique* ; enfin, les *huiles chaudes
âcres*, font les *huiles douces* qui ont acquis de la
rancidité ; on les appelle *huiles rances*.

Huiles végétales douces. Ces *huiles* font plus
ou moins difpofées à fe rancir : celles qui fe confer-
vent le plus long-tems fans acquérir cette qualité,
font l'*huile de béen*, *de faîne*, *de lin*, *d'olive* ;
celles qui la perdent le plus aifément, font l'*huile
de noix*, *d'amande douce* ; plufieurs, comme l'*huile
d'olive*, fe figent par le froid, mais elles fe liqué-
fient à un léger degré de chaleur.

Vertus. Les *huiles douces* font adouciffantes,
relâchantes, favonneufes : fous ce dernier rapport,
on les adminiftre pour diffoudre les matieres accumulées dans le feuillet & dans la panfe, dans
la conftipation opiniâtre des chiens, des chevaux :
on préfére dans ce cas, l'*huile de lin* ; on en fait
ufage feules, ou dans l'eau de graine de lin ou de
gomme arabique : on y affocie auffi des purgatifs
réfineux, gommo - réfineux, fur-tout pour les
chiens, lorfque dans les conftipations, les matieres paroiffent ramollies & difpofées à être éva-

L

cuées, mais on ne les adminiſtre ainſi, qu'a-
près les avoir données ſeules.

Les *huiles douces* ſe donnent auſſi dans les
ardeurs d'urine qui réſultent d'irritation ; alors,
on les fait prendre dans l'eau de graine de lin
avec beaucoup de miel ; quelquefois on y joint
le camphre, l'anis ou le fenouil.

On les donne comme béchique adouciſſant,
mais pour cela, il faut qu'elles ſoient très-
récentes : on ne les ordonne dans ce cas qu'alliées
avec le miel, l'oximel, la gomme arabique, le
mucilage de racine d'althéa ou ſa poudre, le
mucilage de graine de lin, & des eaux diſtillées,
ou ſimplement des infuſions de menthe, de me-
liſſe, d'hyſope, &c. Elles produiſent les plus heureux effets dans les toux très-ſeches, accompagnées
de beaucoup d'irritation ; on ſeconde l'effet de ces
combinaiſons par des boiſſons appropriées.

On donne les *huiles douces* dans le cas de poiſons
ou de ſubſtances irritantes, introduites dans les premieres voies : on les adminiſtre alors à très-
grandes doſes, mais en les faiſant prendre en
petite quantité à la fois & de ſuite à des inter-
valles rapprochés. On intercale leur emploi, par
celui des boiſſons mucilagineuſes, afin d'en déterminer le paſſage dans les inteſtins.

Ces ſubſtances graſſes données aux chiens à
fortes doſes, lorſque l'accident eſt récent & qu'on
ſoupçonne que les matieres ſont encore dans l'eſtomac, ont le double avantage en excitant le
vomiſſement, de le débaraſſer promptement de
ces ſubſtances nuiſibles, & d'agir comme incraſſant. On a fait rendre ainſi en très-peu de tems
la noix vomique à des chiens, qui étoient ſur le
point de ſuccomber par l'effet de ce poiſon. Cette

circonstance est même la seule où ces *huiles* conviennent essentiellement dans ces animaux pour
le cas dont il s'agit, & hors de ce moment, on
doit préférer les délayans, le lait, le petit-lait
sur-tout. Lorsqu'on reconnoît cependant l'obliga-
tion de persister dans l'usage de ces remedes gras,
ou qu'on est dépourvu de tout autre, on les fait
prendre en très-petite quantité, & on les allie avec
du vinaigre, de l'oximel ou de l'eau acidulée,
autrement elles entretiendroient le vomissement.

Les *huiles douces*, appaisent promptement les
spasmes & les convulsions qui se montrent dans
le vertige ; elles diminuent les tensions du tétanos ;
on les allie alors quelquefois avec le camphre,
les *huiles de fénouil*, *d'anis*, &c.

On fait prendre les *huiles douces* en lavemens :
on les donne ainsi à très-forte dose seules, lorsqu'il s'agit de remédier à des étranglemens considérables ; on peut dire qu'elles sont alors le seul
remede vraiment efficace ; on les porte le plus
avant qu'il est possible dans l'intestin, & au-delà
de l'étranglement ; on les associe aussi dans le
cas d'irritation, d'épreintes, avec des mucilagineux.

Les *huiles douces*, s'appliquent au-dehors seules
ou combinées diversement. Seules, on s'en sert
pour assouplir des parties dures, calleuses ; on s'en
sert aussi dans le cas d'inflammation : employées
ainsi, elles acquierrent bientôt de la rancidité ;
aussi, lorsqu'on redoute cet effet, on enleve ce
qui reste sur la partie où on les a étendues, en
la lavant chaque jour, ou deux fois le jour,
avec de l'eau chargée d'un mucilage de farine,
telle que celle où l'on auroit fait bouillir du son ;
ce lavage achevé, & la partie séchée, on
réitere l'application de ces corps gras. En s'en

servant ainſi , on appaiſe très-promptement des inflammations éryſipélateuſes , & celles même qui affectent les parties aponévrotiques , ligamenteuſes, le tour des levres , des naſeaux & des organes de la génération.

On combine les *huiles douces* avec de l'eau pure, ou avec de l'eau chargée de la vertu de quelques plantes calmantes , pour en faire des linimens après l'application du feu , lorſqu'on en veut tempérer l'inflammation , & l'on revient ſouvent à ces lotions.

On s'en ſert encore pour porter le camphre, la térébenthine , l'aloès , &c. ſur des plaies tendineuſes , ligamenteuſes , où l'on veut exciter la régénération des chairs , & mondifier les ulceres.

Enfin , on ſe ſert des *huiles douces* pures avec ſuccès pour relâcher les muſcles des mâchoires, ſpaſmodiquement contractés, en les verſant dans les oreilles , & en en oignant la partie.

HUILES RANCES. Ces *huiles* ne ſont, comme nous l'avons dit , que les *huiles douces* qui ont acquis de l'âcreté & de l'odeur.

Vertus. Elles ſont généralement réſolutives lorſque leur rancidité n'eſt qu'à un certain dégré , & elles ſont très-irritantes lorſqu'elle eſt au dernier période : dans ce dernier état , on ne les emploie que pour exciter la ſuppuration dans les ulceres froids , ou pour obtenir quelque réſolution dans des engorgemens calleux & inſenſibles.

On les pétrit avec du crottin & de la bouſe de vache , pour garnir les ſoles , dans le deſſein de les fortifier.

HUILES ESSENTIELLES. Ces *huiles* s'obtiennent par la diſtillation : on les nomme ainſi parce qu'elles retiennent toute l'odeur de la plante. Elles

varient par leur confiſtance ; les unes ont une
confiſtance de beure , comme celles de perſil, de
racine d'énula campana ; les autres ſont fluides,
& conſervent cette fluidité tant qu'elles n'éprouvent point d'altération, comme celles de thym , de
romarin, de ſauge ; d'autres , quoiqu'également
fluides, ſont ſuſceptibles de ſe fiʒer , ou plutôt de
ſe cryſtalliſer en totalité, par un froid de huit degrés au-deſſus de la congelation. telles ſont les
huiles que fourniſſent les plantes ombelliferes ;
en vieilliſſant, ces *huiles* perdent la propriété
de ſe congeler ainſi. Toutes les *huiles eſſentielles*
d'Europe ſont plus légeres que l'eau , & celles des
matieres exotiques, ont plus de poids ſpécifique
que ce fluide, & s'y enfoncent en partie.

Ces *huiles* ſont en très-grand nombre, mais
nous ne nous ſervons que de celles qui ſont les
moins cheres : telles ſont l'eſſence de térébenthine, l'huile d'aſpic, d'anis, de carvi, de coriandre, de cumin, de fenouil, de genievre, de
marjolaine, &c.

Vertus. Adminiſtrées intérieurement, elles ſont
très-échauffantes , excitent fortement la circulation, & rendent les pulſations plus fortes & plus
fréquentes. Cependant elles produiſent de très-bons
effets étant employées à propos , & ſont d'excellens
vulnéraires ; alliées au vinaigre , elles forment
de puiſſans alexiteres, ſur-tout dans les ſujets
d'une texture foible & lâche. On ne les donne
jamais pures ; car, pluſieurs attaqueroient les parties internes qu'elles toucheroient ; elles n'ont pas
toutes ces propriétés au même degré ; elles ſont
beaucoup plus prononcées dans celle de térébenthine, d'aſpic, de marjolaine, que dans celle d'anis,
de fenouil, de cumin, de carvi. Employées au

dehors, elles font irritantes, fortifiantes & réfolutives , mais elles agiſſent diverſement pour produire ces effets ; auſſi eſt-il néceſſaire de les con-
ſidérer ſéparément ſous ce rapport, de même que
ſous le précédent.

Doſe. La doſe des *huiles eſſentielles* eſt de
Gout. xx à ʒj pour le cheval & le bœuf; on
peut augmenter cette doſe pour celles dont l'action
eſt plus douce; par exemple , on donne les *huiles
eſſentielles d'anis & de fenouil* à la doſe de ʒiv.

HUILES EMPYREUMATIQUES. Ces *huiles* ſont de
deux eſpeces ; les unes tirées du regne végétal, & les
autres du regne animal. Les *huiles empyreumatiques végétales* ſont l'*huile de cade, de grain, de
linge, de papier,* & celles tirées des végétaux
quelconques.

Les *huiles empyreumatiques animales* ſont groſ-
ſieres , d'une couleur noire , épaiſſes , & leur poids
eſt ſpécifiquement plus lourd que celui de l'eau ;
lorſqu'elles ſont rectifiées, elles ſont plus blanches
& plus légeres. On les retire des poils , de la corne &
des os des animaux. Nous en parlerons plus au
long dans les préparations officinales.

HUILES MINÉRALES. *Voyez* HUILE DE PÉ-
TROLE.

HUILE D'ASPIC. *Voyez* HUILE ESSENTIELLE
DE LAVANDE.

HUILE DE CADE. *Voyez* GENEVRIER.

HUILE DE CHANVRE. Cette *huile* eſt extraite de
la graine de chanvre ou chenevis.

Vertus. Elle convient de préférence aux *huiles
douces* dans les coliques ſpaſmodiques ; elle
convient auſſi dans les toux graſſes, occaſionnées
par des matieres viſqueuſes difficiles à évacuer,
comme dans l'aſthme humide, & on la combine

avec d'autres médicamens appropriés à cette in-dication. Elle a une vertu fédative qui la fait employer avec fuccès pour calmer les attaques de vertige , dans lefquelles le fpafme eft le prin-cipal fymptôme à combatre.

Cette *huile* appliquée extérieurement , eft un bon réfolutif; on s'en fert effentiellement fur les tuméfactions tendineufes.

HUILE DE LAURIER. C'eft une *huile* extraite des baies de laurier ; on la choifit très-odorante. Celle qui eft blanchâtre & en maffe , compacte & uni-forme , inodore ou rance , eft fophiftiquée avec des graiffes.

Vertus. Cette *huile* ne fe donne jamais inté-rieurement : appliquée au déhors , c'eft un puif-fant réfolutif chaud ; elle ne convient que dans les tumeurs froides & indolentes : fon ufage eft bientôt fuivi de la chute des poils , de l'inflam-mation de la partie & de l'excoriation de l'épi-derme. L'emploi le plus fréquent qu'on en fait , eft comme excipient des véficatoires ; elle en fe-conde prodigieufement l'effet , fur-tout dans les animaux en qui la peau eft extrêmement dure. On préfere le levain pour ceux dont la peau eft fine.

On fait des fontes d'*huile de laurier* dans les pieds , pour opérer la réfolution du fang accumulé dans cette partie , dans la circonftance de la fourbure ; on s'en fert auffi pour fortifier la fole foulevée par les oignons , ou qui eft trop foible , comme dans les pieds gras & plats.

Les maréchaux connoiffent & emploient plus généralement l'*onguent de laurier*, qui eft une pré-paration pharmaceutique dont nous parlerons en fon lieu.

HUILE DE RICIN. Cette *huile* eſt extraite de l'amande du ricin , ou *palma chriſti.*

Vertus. Quoique cette amande priſe intérieurement , ſoit un vomitif & un purgatif violent , *l'huile de ricin* doit être miſe cependant au rang des purgatifs doux ; on la donne aux chiens avec ſuccès dans le reſſerrement ſpaſmodique des inteſtins , dans les conſtipations fortes.

On l'emploie auſſi pour les autres animaux , comme un moyen de ſeconder l'action des purgatifs auxquels on l'aſſocie

Doſe. Pour le chien , de ʒiv à ʒiij.

HUILE D'OLIVE. On peut appliquer à cette huile tout ce qui a été dit des *huiles douces* par excellence. *Voyez* HUILES DOUCES.

HUILE ÉPAISSE DE MUSCADE. Il faut la choiſir très-odorante , & faire attention qu'elle ne ſoit point mêlée avec du ſain-doux ; elle a alors moins d'odeur.

Vertus. On en fait des linimens ſur les parties ſpaſmodiquement contractées , comme dans le tétanos & les autres affections de ce genre. Elle pénetre aiſément les parties , & opere bientôt le relâchement, On s'en ſert pour les tremblemens & les mouvemens convulſifs, qui ſont la ſuite de la maladie des chiens ; on en fait des onctions ſur les parties affectées , & ſpécialement le long de l'épine.

On la donne auſſi en lavemens , après l'avoir étendue dans une infuſion de plantes aromatiques ; on s'en ſert ainſi dans des ſuppreſſions d'urine , produites par des ſpaſmes.

Quoique ce remede ſoit d'un certain prix , on en admet l'uſage, parce que les effets en ſont très-marqués , & qu'on ne l'emploie qu'en petite quantité.

Huile essentielle d'anis , *de carvi , de coriandre , de cumin*. Nous considérerons toutes ces *huiles* en même tems , parce que la plupart de leurs propriétés sont communes. Elles sont plus douces que les précédentes ; leur odeur est très-suave.

Vertus. Elles possedent à un degré éminent les propriétés des plantes qui les fournissent ; elles sont par conséquent stomachiques & sur-tout carminatives ; on les préfere aux semences dont on les tire, lorsqu'on veut obtenir des effets prompts ou plus marqués que ceux que peuvent produire ces semences ; telles que dans les coliques venteuses, ou lorsqu'on les associe à des purgatifs pour en favoriser l'action.

On ne les applique pas ordinairement à l'extérieur , mais si on s'en servoit ainsi , elles seroient résolutives & n'exciteroient aucune irritation sur les tégumens.

Huile essentielle de fenouil , *de marjolaine*. Ces huiles sont de très-bons céphaliques , antispasmodiques ; on les emploie avec succes dans le cheval , contre le tetanos, le vertige , lorsque ces maladies sont dans leur principe ; *l'huile de marjolaine* est seulement plus active.

Huile essentielle de Genievre. *Voyez* Genevrier.

Huile essentielle de lavande, *huile d'aspic*. L'action de cette huile est plus durable que celle de la suivante ; elle a quelque chose de plus échauffant , & n'est pas tout-à-fait aussi active, aussi ne la remplace-t-elle que dans certains cas.

Vertus. L'huile d'aspic donnée intérieurement est vulnéraire & céphalique , & pour la donner ainsi , on l'associe comme celle de térébenthine .

ou lorfqu'on redoute fa qualité très-échauffante, on l'unit à l'oximel.

Appliquée à l'extérieur, elle ne produit aucune irritation fenfible, ne fait tomber ni le poil, ni l'épiderme, à moins qu'on n'en continue l'ufage pendant long-tems & à forte dofe : elle pénetre cependant très-bien dans l'intérieur, & elle agit avec autant de fuccès que l'huile de térébenthine dans les circonftances d'effort, de diftenfion, de douleurs dans les articulations ; par cette raifon, on la préfere à la précédente lorfqu'on veut agir, dans des animaux délicats, fur des parties fenfibles, & qu'on redoute l'inflammation ; d'ailleurs, l'avantage que nous venons de lui reconnoître de n'occafionner aucun effet fenfible au-dehors, la fait fouvent préférer à *l'huile de térébenthine*, pour les autres parties du corps dans les cas où l'on peut employer celle-ci fans inconvénient.

HUILE ESSENTIELLE DE TÉRÉBENTHINE, *effence de térébenthine*. Cette huile eft la plus active de toutes ; elle poffede les propriétés communes aux *huiles effentielles*, au plus haut degré.

Vertus. On la donne dans la circonftance de coups à la tête, de commotions dans le cerveau ; pour cet effet, on la délaie avec un jaune d'œuf, & l'on étend ce mélange dans une infufion de plantes céphaliques, ou vulnéraires. Elle eft un puiffant diurétique, & en même-tems un peu alexitere & convient comme telle pour débarraffer des férofités trop abondantes, annoncées par des œdématies quelconques ; elle opere auffi la diffipation des douleurs rhumatifmales (1).

____

(1) C'eft la bâfe du remede de Gachet, contre les rhumatifmes, les douleurs de tête arthritiques, la goutte, &c.

Appliquée extérieurement, elle facilite l'exfoliation des parties tendineuses, ligamenteuses; elle déterge promptement & donne du ton aux plaies baveuses, fongueuses; c'est un excellent topique pour défendre ou détruire la gangrene, la putréfaction des plaies, & elle opere promptement la chute des parties mortes.

Elle est sur-tout connue par l'agitation qu'elle cause aux chiens, aux chats, au cheval, à l'âne, &c. étant appliquée sur leurs tégumens. Elle produit aussi des effets sensibles & très-analogues à ceux d'un véritable vésicatoire sur le lieu de cette application, car elle y excite promptement de l'inflammation de la tuméfaction, de la douleur, ce qui est bientôt suivi de la chûte de l'épiderme & des poils.

Cette *huile* est très-pénétrante, en continuant d'en frictionner les parties, on peut en introduire une très-grande quantité dans leur substance, & c'est ce qu'on fait en s'en servant comme charge, dans le cas d'efforts de reins, d'écarts, de distension dans l'articulation de la cuisse, pour assurer la rotule remise en place ; mais on ne peut se servir de ce remède, comme nous venons de le prescrire, que sur les parties charnues ; si on s'en servoit ainsi, sur les extrémités, on s'exposeroit aux accidens les plus graves. On ne fait jamais, depuis le dessus du jarret & du genou en bas, que des frictions légeres de cette *essence*, & souvent même l'associe-t-on avec l'eau-de-vie pour en modérer la vertu.

Il faut cependant excepter de ce cas, ceux où l'animal est atteint de la fourbure, car des frictions d'essence de térébenthine dans cette circonstance, autour des couronnes, operent une inflammation qui eſt bientôt ſuivie de la réſolution du ſang. (1)

L'irritation & l'agitation dont eſt ſuivi l'uſage de *l'huile eſſentielle de térébenthine* ſur la peau, ſe manifeſte peu après qu'elle y eſt étendue, & n'eſt pas d'une longue durée : pendant qu'elle a lieu on promene l'animal.

On fait un grand uſage *d'huile eſſentielle de térébenthine*, dans les plaies des pieds, telles que la deſſolure, l'enlevement des quartiers ; elle conſolide les feuillets & la ſole de chair, & elle prévient ſur-tout l'inflammation. On s'en ſert encore avec un ſuccès qui ne laiſſe rien à déſirer dans les piquures des pieds lorſqu'elles ſont récentes ; mais elle ne convient plus, & peut aggraver les accidens, lorſque l'inflammation commence à ſe manifeſter.

HUILE DE PÉTROLE, *de gabian.* Huile minérale ou bitume liquide, inflammable, d'une odeur forte & fétide, qui ſe trouve dans les entrailles de la terre, qui découle d'entre les rochers, & qui nage ſur la ſurface de certaines fontaines. La couleur en eſt différente, ſuivant les pays & les lieux dont on la tire. On diſtingue, la blanche, la citrine, la noire. Les deux premieres ſont les plus eſtimées & les plus cheres ; on les trouve dans la principauté de Modene ; la plus employée parmi nous eſt celle de Gabian, à quelques lieues de Beſiers ; elle eſt d'une couleur rouge foncé tirant ſur le noir.

Vertus. On ne la donne jamais intérieurement ; on l'applique au-dehors comme fortifiante, réſolutive, tonique, dans le cas d'efforts, de foibleſſe des reins, des jarrets, des genoux, & même des autres

---

(1) Voyez dans le volume des *Inſtructions & obſervations ſur les maladies des animaux domeſtiques*, année 1791, page 122, le traité de la fourbure.

articulations inférieures. Cette huile est pénétrante, & elle s'introduit aussi bien que les huiles essentielles, dans la substance des parties au travers de la peau ; on la verse peu-à-peu sur la surface où on veut l'introduire & l'on frotte légérement pour faciliter son intus-susception. Elle produit quelquefois, & lorsqu'on en emploie beaucoup à-la-fois, une irritation qui inquiete l'animal, comme le fait l'huile essentielle de térébenthine, mais cet effet est beaucoup plus foible & de peu de durée ; en en continuant l'usage long-tems elle fait tomber le poil ; lorsque le cas exige qu'on persévere ainsi à s'en servir, on doit n'en mettre qu'une petite quantité chaque fois, & laisser toujours un intervalle entre chaque application.

HUITRES. Coquillage assez connu. On n'en emploie dans la médecine vétérinaire, comme dans la médecine humaine, que les écailles : celle de l'*huître mâle* est aisément distinguée par un filet noir qui regne au bord de l'écaille ; on les met en poudre, & on les porphyrise avant de les donner.

Vertus. Elles sont absorbantes, on regarde l'*écaille d'huître mâle* comme antihydrophobique ; cette écaille calcinée donne une chaux qui est regardée comme un bon lithontriptique.

Dose pour l'animal, de ʒij à ʒjß.

HYSSOPE. L'*hyssope* est une plante de la classe des aromatiques & des labiées.

Vertus. On la donne intérieurement comme béchique incisif & fortifiant dans les toux opiniâtres, accompagnées de foiblesse, d'embarras dans les bronches dues à des humeurs tenaces ; on en fait des infusions, qu'on édulcore avec du miel. On la prescrit aussi dans les angines catarrheuses, alors on acidule ces infusions avec du vinaigre. Appliquée en cataplafme à l'extérieur, c'eft un bon réfolutif qui convient dans les contufions, les tumeurs froides.

IMPÉRATOIRE. Toute cette plante eft aromatique, mais fes vertus font beaucoup plus marquées dans les racines & on les préfere ; on n'emploie même qu'elles dans la pratique de la médecine vétérinaire.

Vertus. Ces racines font alexipharmaques, incifives ; leur poudre délayée dans le vin & infufée quelque tems à chaud, eft un puiffant cordial pour ranimer les forces éteintes par l'effet du froid, par l'épuifement des forces à la fuite d'un travail exceffif, & par le défaut de nourriture; donnée ainfi lors d'un part difficile, dû à la foibleffe générale, elle l'excite puiffamment & avec fuccès. La poudre d'*impératoire* infufée dans le vinaigre eft un puiffant alexipharmaque dans les maladies gangréneufes, le charbon, les péripneumonies malignes. Elle favorife merveilleufement l'effet des véficatoires ou cauteres, en pouffant du centre à la circonférence. Une légere décoction de cette racine dans l'eau avec l'oximel, eft très-falutaire dans la circonftance d'un catarrhe pituiteux dont la coction eft lente, pour favorifer la formation des abfcès fous la ganache, &c.

La racine fe donne encore en poudre avec la gomme ammoniaque, comme béchique incifif.

On en fait des nouets avec l'oximel dans le cas des maladies contagieufes, ou avec du miel dans le cas de toux graffe & dans l'angine catarrhale.

Dofe. Pour le cheval & le bœuf, de ʒiv à ʒiij; pour le mouton, de ʒiij à ʒj.

IPÉCACUANHA. C'eft une petite racine fibreufe & tortueufe, que nous tirons de l'Amérique

méridionale. Il en eſt de trois eſpeces ; l'une blanche ou d'un blanc-jaunâtre, qui a peu d'odeur,
& peu d'amertume, qui n'a nullement la propriété des autres, on la rejette ; l'autre griſe,
menue, tortueuſe & âpre, d'un gris-cendré à l'extérieur, tandis que l'intérieur eſt une eſpece de
filet ligneux, d'une odeur foible, elle nous eſt
apportée du Pérou ; la troiſieme, qui nous vient
du Bréſil, eſt brune & même noire, plus déliée &
plus tortueuſe que la précédente.

Il faut que l'une & l'autre ſoient bien nourries,
foncées, difficiles à rompre, attendu un filet ligneux que chaque brin préſente dans ſon milieu ;
elles ſont d'un goût âcre, légérement amer &
nauſéeux. On rejette celles qui ſont mêlangées de
leurs tiges, de leurs filamens, & qui ſont fades
& inſipides au goût.

Vertus. L'*ipécacuanha* s'emploie en poudre pour
mettre fin aux coliques de l'eſtomac & des inteſtins
qui tourmentent quelquefois ſi cruellement les animaux & qui ſont dues à la ténacité & à la viſcoſité de
la bile, des ſucs pancréatique, gaſtrique & inteſtinal ; cet état ſe reconnoît à l'évacuation difficile
d'une matiere poiſſeuſe qui s'attache aux parois
des viſceres qui la contiennent, & qui donne lieu
à des épreintes, des ſpaſmes, la gras-fondure, la
dyſenterie, le flux de ſang, & d'autres ſymptô-
mes très-allarmans. Le véhicule dans lequel on
fait prendre cette racine eſt dicté par les circonſtances ; la foibleſſe du malade & ſa débilité, indiquent le vin ; la grande viſcoſité des matieres qui
engouent les organes, l'infuſion de petite centaurée ;
les mouvemens impétueux & déſordonnés, la décoction de pavots à laquelle on joint le camphre ;
le ſang eſt - il exalté ? celle d'oſeille a la pré-

férence ; celle de graine de lin ou d'althéa, font employées s'il importe d'adoucir & d'édulcorer.

Cette fubftance, au furplus, ne procure aucune évacuation fenfible dans le cheval, dans le mulet, l'âne & le bœuf ; elle purge le mouton ; elle évacue par haut & bas, le cochon, le chien & le chat, fuivant la difpofition des organes.

Nous l'avons employé comme altérant dans la pouffe, d'après des renfeigemens qui nous avoient été donnés, mais elle a été fans fuccès.

Dofe. Pour le cheval, depuis ʒj jufqu'à ℥j ; pour le chien, de Gr. v à ʒj.

IRIS. Les *iris* font des plantes du genre des liliacées ; on en reconnoît de plufieurs efpeces ; mais l'*iris* ou *flambe*, l'*iris jaune* ou *faux acorus* & l'*iris de Florence*, font les feules dont nous faifions ufage ; on ne fe fert que de leurs racines.

L'*iris* qui nous vient de Florence, eft la meilleure & la plus ufitée ; elle eft blanche, applatie, parfemée de quelques points d'un jaune-brun, d'une odeur pénétrante & forte, mais agréable, approchant celle de la violette, d'une faveur âcre & amere. On rejette celle qui eft molaffe, cariée ou vermoulue.

Vertus. Elle eft incifive, attenuante & réfolutive. On l'emploie prefque toujours fous la forme de poudre ; fa décoction a peu de vertu, car cette vertu fe perd par l'ébullition, le peu d'huile effentielle qu'elle contient s'évaporant alors entiérement. L'*iris de Florence* convient dans la toux graffe, dans l'afthme humide. On l'incorpore dans une fuffifante quantité de miel commun, & on la fait prendre fous la forme d'opiat.

On fait auffi entrer cette poudre dans les bols ou opiats fondans qu'on adminiftre contre le

virus

virus pforique , le farcin , la fourbure , & dans les affeftions cacheftiques où il importe de ranimer la chaleur naturelle , d'exciter l'aftion des folides , de diffiper une humidité trop abondante, comme dans la pourriture des moutons , dans l'hydropifie , & enfin pour parer à la cacochymie , c'eft-à-dire , à la perverfion des humeurs qui furchargent la maffe. Si on la donne dans le vin blanc , fa vertu eft confidérablement augmentée.

On en fait un collyre en la délayant dans l'eau commune par la voie de la trituration , en ajoutant au mélange une très-légere quantité de vitriol blanc ; ce collyre eft très-bon contre les ophtalmies , & s'il y a foibleffe dans les parties environnantes du globe , on ajoute au collyre une certaine quantité d'eau-de-vie.

On fait entrer l'*iris* dans les cataplafmes réfolutifs , & quelquefois auffi dans les émolliens & les maturatifs , le tout fuivant que les flegmons font difpofés à fe réfoudre ou à fuppurer ; en pareil cas , on préfere la poudre des racines , ou les racines fraîches des *iris* nommées , *iris noftras , iris de notre pays , flambe, glayeul puant, iris jaune* ou *faux acorus* , &c. attendu qu'on peut s'en procurer à peu de frais.

Dofe. Pour le cheval & le bœuf, depuis ℥ iv , jufqu'à ℥ij, en poudre.

JALAP , *belle de nuit.* La racine de *jalap* eft celle d'une efpece de *convolvulus* ; nous la tirons coupée en tranches de la nouvelle Efpagne. Elle eft un peu inégale , d'un gris foncé & noirâtre extérieurement ; intérieurement elle eft d'un brun noirâtre , entre-mêlée de lignes blanches ou jaunâtres ; fon odeur eft très-foible ; la faveur en eft âcre , réfineufe ;

M

elle excite de légeres naufées. C'eft un compofé ré-
fino-gommeux.

On la choifit épaiffe, pefante, difficile à caffer
avec les mains, la moins blanche en dedans qu'il
foit poffible. Elle doit s'enflammer lorfqu'on la
met fur des charbons ardens, ou lorfqu'on la préfente à la flamme d'une bougie.

Vertus. Elle a une vertu purgative dans le mouton, le bouc, le chien, le cochon & le chat.
Donnée au cheval, fes effets fe bornent à in-
cifer & à pouffer fortement par les urines.

On l'affocie à l'aloës, lorfqu'on a à purger des
chevaux & des bœufs, en qui les folides péchent
par foibleffe & les fluides par excès.

Quand on a le deffein de purger le cochon,
on la fait prendre en poudre dans fes alimens
ordinaires ; pour le chien d'une certaine force &
le mouton, on la donne auffi en poudre, mais
fous forme d'opiat, ou en pilules ; à l'égard
du chat, de l'agneau, & du petit chien, on
leur fait prendre l'infufion qu'on en a faite dans
l'eau commune.

On en tire par le moyen de l'efprit-de-vin,
ou de l'eau-de-vie, une teinture très-purgative ;
mais elle caufe de fortes tranchées, & elle enflamme les entrailles : auffi n'en fait-on ufage
qu'autant que les premieres voies font dans une
foibleffe réelle.

On en donne encore la décoction en lavemens
purgatifs.

Dofe. Depuis ʒvj jufqu'à ʒiv pour les grands
animaux ; & de Gr. xx, a ʒiv pour les petits.

JONC ODORANT. *Voyez* ACORUS VERUS.

JOUBARBE. On en diftingue de quatre efpeces,
la *grande joubarbe*; la *petite joubarbe, trique-*

madame ; la *joubarbe des vignes, orpin, reprife* ; & la *vermiculaire brûlante.*

Vertus. Ces quatre plantes ont toutes les mêmes vertus, la derniere a de plus une âcreté qui nous oblige à la confidérer en particulier. Ces *joubarbes* font aftringentes & rafraîchiffantes ; on en donne le fuc en grande quantité, pur, ou étendu dans de l'eau ; il fuffit pour cette derniere préparation, d'écrafer les feuilles, de les mettre dans de l'eau, & de paffer cette liqueur avec expreffion. Le premier de ces liquides fe donne avec fuccès dans la circonftance d'hémorragie, dans les fievres lente & heêtique ; l'eau fe donne dans les maladies inflammatoires, dans les pléthores fanguines, les raréfaêtions du fang ; on la fait prendre en grande quantité, & c'eft une excellente liqueur tempérante, délayante & rafraîchiffante. On fait prendre encore le fuc de *joubarbe* dans les toux feches, les maux de gorge qui font dus aux chaleurs exceffives.

Tournefort obferve qu'une chopine du fuc de cette plante eft un excellent remede dans la fourbure : mais ce n'eft que lorfqu'elle eft purement inflammatoire, & l'on doit feconder fon ufage par d'amples faignées. Au furplus, ce remede ne peut jamais être qu'un moyen fecondaire du traitement, & non un remede fpécifique (1).

Les feuilles de *joubarbe* cuites dans un corps graiffeux doux, tel que le beurre frais ou le faindoux, jufqu'à confiftance d'onguent, forment un cataplafme excellent contre les inflammations des parties li-

---

(1) Voyez le *traité de la fourbure* dans le volume des *inftruêtions & obfervations fur les maladies des animaux domeftiques*, année 1791, page 122.

gamenteufes, qui font accompagnées de beaucoup de douleur.

Les feuilles fraîches, écrafées, appliquées fur la partie, font un bon défenfif contre les contufions, les tumeurs récentes ; on peut y ajouter de l'alun pour en accroître la vertu.

On fait peu d'ufage intérieurement de la *vermiculaire brûlante*, attendu l'âcreté très-décidée qu'elle poffede : cette âcreté la rend fenfiblement diurétique, ce qui la fait quelquefois employer dans le cas de cachexie aqueufe & d'hydropifie. Les maréchaux l'écrafent pour l'appliquer fur les maux de garot ; elle y agit comme déterfive & tonique ; elle les mondifie, & donne du reffort aux chairs baveufes.

JUSQUIAME, *hanebane potelée*. C'eft une plante à fleur monopétale. On fe fert de toutes fes parties, & principalement des feuilles.

Vertus. Elles font affoupiffantes, anodines & réfolutives. On en fait des cataplafmes, en les faifant cuire dans l'eau commune ; on l'emploie utilement pour mettre fin à des perceptions douloureufes infupportables, réfultantes, par exemple, de l'introduction de clous de rue dans le tendon ; dans certaines plaies des pieds, du garot & des lombes, ou les papilles nerveufes font à découvert, & en les appliquant immédiatement fur la partie malade.

Si des tumeurs inflammatoires fufcitent des douleurs violentes, on les oint, avant l'application de ce cataplafme, avec l'onguent populéum ou anodin.

Ces feuilles pilées & écrafées à froid, chauffées enfuite légérement dans leur fuc, & fans autre addition que de l'onguent populéum, ou quelques goutes de laudanum liquide, donnent un cataplafme qui eft encore plus calmant que le précédent.

La femence de cette plante entre dans les pilules de cinoglofe, mais on préfere celle de la
jufquiame blanche, qui croît dans les parties méridionales de la France.

On fait le même ufage des femences & des
feuilles de la pomme épineufe; & lorfque l'une
& l'autre de ces feuilles manquent, on a recours aux feuilles de la mandragore, de la bella-
dona, de la morelle, &c.

Ces plantes font vénéneufes : les animaux qui
en mangent font, ou dans une très-grande ftu-
péfaction, ou dans des fureurs qui épouvantent
les fpectateurs. L'un & l'autre de ces effets les
conduifent bientôt à la mort, fi on ne fe hâte
d'y remédier; dans le premier cas on fait prendre un
efprit volatil quelconque, étendu dans une infufion de baies de genievre, & l'on fait humer
ce même efprit aux animaux, avant que de leur adminiftrer le breuvage ; pour les retirer du fecond,
on fait prendre le fuc de limon étendu dans une
décoction d'ofeille ; lorfque cette voie eft infuffi-
fante, on a recours aux autres acides végétaux,
tels que le vinaigre de vin ou de grain, &c.

Au furplus, les effets de la plus grande partie
de ces folanum dans le cheval, ainfi que des
feuilles du laurier cerife, font de fufpendre l'action des organes digeftifs ; de météorifer les parois de l'eftomac & des inteftins, d'une maniere
effrayante ; de fufciter des coliques vives, & qui
entraîneroient la perte du malade, fi on ne fe
hâtoit d'y remédier par la ponction, & les autres
moyens indiqués pour les indigeftions venteufes

K ALI, *foude, varec.* Voyez ALCALI.
  KARABÉ, *ambre jaune.* Voyez SUCCIN

LABDANUM. Subſtance réſino-gommeuſe. Il en eſt de deux eſpeces, une *ſolide* & l'autre *liquide* : l'une & l'autre viennent de Candie, &c.

Le *labdanum liquide* doit être choiſi le plus odorant & le plus net qu'il ſera poſſible, d'une conſiſtance ſolide, d'un beau noir de jayet, d'une odeur douce & aſſez agréable, tirant ſur celle de l'ambre gris ; il eſt le plus eſtimé & le plus cher.

Le *labdanum ſolide* eſt ſous la forme de pains entortillés, de couleur noirâtre, d'une odeur aſſez douce quand on l'approche du feu ; c'eſt ce que l'on appelle *labdanum in tortis*.

Vertus. Le *labdanum* conſolide, atténue, déterge & réſout. On l'emploie dans quelques compoſitions pharmaceutiques.

LACERON. *Voyez* LAITRON.

LAIT. On emploie en médecine vétérinaire le *lait* des femelles des animaux qui ſe trouvent ſous la main ; le *lait de vache* eſt, par conſéquent, celui dont on fait le plus communément uſage.

Vertus. On le donne avec un ſuccès conſtant, pour arracher les bêtes à cornes à la mort certaine, qui eſt la ſuite de l'uſage des joncs qu'ils mangent inconſidérément lorſqu'ils paiſſent dans des lieux marécageux, & qui occaſionnent cette eſpece d'indigeſtion, dite par irritation des eſtomacs (1). Dans cette circonſtance, on le donne abondamment, juſqu'à plus de dix pintes, pendant l'accident ; on en ſeconde l'effet par des lavemens de décoction de graine de lin. On le continue long-

---

(1) Voyez dans les *inſtructions & obſervations ſur les maladies des animaux*, déjà citées, année 1792, page 158, *le traité de l'indigeſtion dans les ruminans*.

tems, & jufqu'à ce que les tranchées foient ceffées.

Le *lait* fe donne aufli aux chevaux, comme béchique adouciffant : on le fait prendre à ceux qui ont mal jeté leur gourme, pour les difpofer à des mouvemens critiques, falutaires à la dépuration de la maffe ; ces animaux le boivent très-bien, & continué à la dofe de deux pintes par jour, il ne les affoiblit point ; on en a vu qui en ont fait ainfi ufage plufieurs mois, travailler à l'ordinaire, & fe maintenir en bon état.

Le *lait* convient aufli dans la fortraiture, & il rétablit les chevaux très-promptement ; c'eft même un des remedes les plus efficaces.

Il fe donne au chien, coupé avec du bouillon léger, & qui n'eft pas falé, dans les catarrhes auxquels ils font fujets ; lorfqu'ils font atteints de ce qu'on nomme la maladie des chiens ; ou pour calmer les toux convulfives, & qui font fuivies du vomiffement, fuite de la préfence du ténia. On le leur donne pur, après des maladies qui les ont affoiblis, pour les fortifier & les nourrir, & dans le cas de conftipations habituelles.

Le *lait* entre, comme remede adouciffant, dans les cataplafmes anodins : on en fomente, on en baffine aufli des parties très-délicates, enflammées, douloureufes, comme le tour des yeux, le dedans des oreilles, le pis, les mammelles, les parties de la génération, les ars, &c.

Le *lait de beurre* fe donne à tous les animaux en état de convalefcence, après qu'ils ont éprouvé des maladies inflammatoires ; cet aliment qui fe digere aifément, les reftaure & les rafraîchit.

Le *petit lait* eft une boiffon délayante & adouciffante, excellente dans les maladies inflammatoires, les toux convulfives, les toux feches,

M 4

ainſi que dans les affections nerveuſes , accompagnées de l'épaiſſiſſement des liqueurs.

LAITRON , *laceron.* On en diſtingue de trois eſpeces , le *laitron doux* , ou *palais de lievre* ; le *laitron épineux* ; le *petit laitron* , ou *terre-crêpe.*

Vertus. Ces trois plantes ont les même vertus ; elles ſont apéritives , fondantes & rafraîchiſſantes. On les pile & on en exprime tout le ſuc en les jetant enſuite dans l'eau , & en en exprimant le marc. On donne cette préparation dans des maladies inflammatoires , accompagnées d'embarras d'entrailles , de ſuppreſſion d'urine , d'empâtement des viſceres du bas-ventre : on y ajoute avec ſuccès , ou du miel , ou des ſels neutres , ou du tartre ſtibié , ſuivant les indications à remplir ; ſi on a de l'éréthiſme à combatre , on y ajoute le camphre. Le ſuc donné à forte doſe , & continué long-tems , eſt un bon remede contre les maladies dartreuſes.

LAITUE. Il en eſt de beaucoup d'eſpeces ; mais toutes ont les mêmes propriétés.

Vertus. Elles ſont très-émollientes , rafraîchiſſantes & calmantes ; on les fait prendre en nature ; on en donne le ſuc & la décoction. Celle-ci convient dans les maladies purement inflammatoires , dans les ſéchereſſes d'entrailles , & en général dans toutes les maladies chaudes , qui ont lieu pendant l'été.

Le ſuc ſe donne dans les irritations de poitrine , accompagnées d'inflammation, de chaleur , & de beaucoup de ſéchereſſe ; il les tempere aſſez promptement. On le donne auſſi dans les ſuppreſſions & les ardeurs d'urine.

On fait manger les *laitues* aux chevaux fortraits , trempées dans du lait ; dans cette circonſtance , & données de ſuite , elles ſont un aliment qui les rétablit bientôt. Elles conviennent dans les chaleurs, au gros bétail, aux cochons ; elles rafraîchiffent ceux-ci, & délaient les alimens contenus dans la panfe des autres.

Elles font émollientes, appliquées au-dehors ; mais on n'en fait ufage qu'au défaut de toute autre plante ; car elles ne forment point un cataplafme pulpeux ; leur fubftance, lorfqu'elle eft écrafée, n'eft point propre à retenir l'eau qu'elles fourniffent.

LANGUE DE CERF. *Voyez* CAPILLAIRE.

LAURIER. C'eft un arbriffeau dont on emploie les feuilles & les baies.

Vertus. Les unes & les autres ont à-peu-près les mêmes vertus, cependant les feuilles font moins irritantes, moins échauffantes & plus toniques ; on les emploie comme ftomachique, comme béchique incifif dans les catarrhes pituiteux ; & l'infufion édulcorée avec le vinaigre, comme un très-bon alexitere.

Les *baies de laurier* ont une odeur aromatique très-piquante & un goût âcre ; elles font très-échauffantes ; on les écrafe, & on les fait bouillir dans le vinaigre & dans le vin : la premiere de ces liqueurs, adminiftrée intérieurieurement, eft un puiffant alexitere, qu'on donne dans les maladies malignes, gangréneufes ; le vin eft cordial ; il convient lorfque les animaux ont été vivement affeétés par le froid, la neige, les pluies froides, & que la roideur s'empare de leurs membres : on peut auffi en froter les parties extérieures pour les fortifier. On fe fert des *baies de laurier* pour des parfums ; fi elles ont été macérées dans le vinaigre, le parfum eft antipeftilentiel. On extrait de ces *baies* plufieurs efpeces d'huile. *Voyez* HUILE DE LAURIER.

Dofe. Les feuilles & les baies de *laurier* en poudre
fe donnent depuis ℨiv jufqu'à ℥ij pour le cheval &
le bœuf ; & jufqu'à ℥j pour le mouton.

LAVANDE. On en diftingue de deux efpeces,
la *lavande mâle, fpic, afpic, nard commun* ; &
la *lavande femelle.*

Vertus. L'une & l'autre de ces plantes font au nombre des aromatiques les plus actifs ; elles font effentiellement échauffantes. On les donne infufées dans
le vinaigre, le vin, la biere & le cidre ; avec
la premiere de ces liqueurs elles deviennent alexiteres, avec les autres elles font cordiales ou vulnéraires.

Ces plantes s'emploient à l'extérieur, comme
réfolutives & fortifiantes ; elles font partie de celles
avec lefquelles on compofe le vin aromatique,
& qui lui donnent le plus de vertus.

On en tire une eau diftilée fimple ou fpiritueufe qui a les mêmes vertus que les plantes,
& une huile effentielle aromatique. *Voyez* HUILE
ESSENTIELLE DE LAVANDE.

LENTILLE. La *lentille* eft une graine farineufe
affez connue.

Vertus. Elle nourrit très-bien, & fortifie les
animaux à qui on en donne ; fa décoction eft un
léger diaphorétique, qui convient, avec le miel,
dans les catarrhes légers ; on la fait boire aux moutons atteints du claveau benin, pour en affurer
l'éruption, & dans le cas de malignité on ajoute
à cette décoction un peu de vinaigre.

La farine de *lentille* s'emploie à l'extérieur,
comme réfolutive, en forme de cataplafme, cuite
dans l'eau ou dans des décoctions de plantes
réfolutives.

LIE, *marc, feffes.* On donne ce nom au dépôt épais

qui fe fait au fond des vafes qui contiennent des liqueurs fpiritueufes & huileufes, & qui fe fépare
de ces fluides, à mefure qu'ils fe clarifient & fe
perfectionnent. La *lie* des huiles fe nomme *marc*,
feffes. Il exifte par conféquent autant de *lies* différentes qu'il y a de différences entre les liqueurs qui
en fourniffent; & l'on diftingue ces *lies* par le nom
de la liqueur qui les produit; ainfi, on dit, *lie de
vin, de cidre, de biere, de vinaigre; marc* ou *feffes
d'huile d'olive, de noix,* &c.

Ces matieres, poffedent, en plus grande partie,
les vertus de la fubftance dont elles émanent,
& dans laquelle elles font délayées : elles ont enfuite des vertus qui dépendent de la fubftance
qui les conftitue effentiellement, lorfque cette
fubftance a quelqu'activité; lorfqu'elle n'en à aucune, les *lies* ne font qu'un moyen de porter &
de maintenir fur les parties où on les applique,
les vertus des fubftances qui les ont produites.

La *lie de vin*, le *marc des huiles* peuvent fe
conferver; on fait deffécher la premiere; les autres
lies ne s'emploient que nouvelles, & lorfqu'on les
a fous la main.

On ne fait ufage de ces fubftances qu'à l'extérieur.

Lie de vin. On en diftingue de deux fortes, la
premiere eft trouble comme de la boue; la feconde s'attache comme une croute pierreufe autour
des tonneaux, c'eft ce qu'on appelle *tartre.*

La premiere eft compofée de la quantité de
vin néceffaire pour donner à cette fubftance la
fluidité qu'on lui voit, de l'efpece de fécule qui
s'eft féparée du moût par la fermentation, &
d'une petite partie de tartre.

La feconde eft en plus grande partie compofée

de cette derniere subftance, d'une partie de la fécule, & d'une très-petite quantité de matiere extractive du vin, defféchée.

Vertus. Ces deux efpeces de *lies* ont donc les vertus du vin, celles du tartre, & de la fécule, à divers degrés, felon les proportions où ces fubftances fe trouvent combinées dans leur formation. La fécule contient, en petite quantité, une partie huileufe qui eft réfolutive. D'après ces données, la *lie de vin* eft donc effentiellement fortifiante, aftringente & réfolutive. La premiere eft plus réfolutive & plus fortifiante que la feconde ; on l'emploie plus communément que cette derniere, qui étant principalement compofée du tartre, prefque toujours feche, & difficile à délayer feule, eft employée de préférence à des préparations dans lefquelles elle agit plus efficacement.

L'autre *lie de vin* s'applique fur les parties en cataplafmes, en linimens, pour fortifier, raffermir les articulations ébranlées par le travail & quelque exercice violent ; on en fait des cataplafmes autour du pied, dans le cas d'inflammation, dans la fourbure commençante, mais fur-tout comme défenfive, après des opérations pour prévenir l'aflux des humeurs fur la partie. La *lie de vin* dont il s'agit fe deffeche aifément ; on prévient cet inconvénient en la délayant avec la partie la plus liquide de la *lie*, quelquefois avec de l'eau feule, ou mieux avec des décoctions de plantes réfolutives : alliée avec un peu d'huile ou de matiere graiffeufe, elle eft excellente fous la fole & autour du pied, pour tenir l'ongle frais.

La *lie des vins de liqueurs* eft beaucoup plus réfolutive que celle des vins ordinaires ; c'eft dans ce genre un médicament très-actif.

Les *lies de cidre & de biere*, font fimplement ra-fraîchiffantes & légérement réfolutives ; elles font bonnes pour fortifier l'ongle & tenir les pieds frais, pour raffeoir les articulations du boulet & les tendons échauffés par un exercice un peu forcé.

La *lie de vinaigre* eft répercuffive, aftringente ; c'eft un très-bon défenfif contre la fourbure, les contufions, les efforts récens.

Le *marc d'huile*, quoique l'huile dont il eft le réfidu, foit douce & récente, eft réfolutif, mais à raifon de cette huile qui le diffout, il eft en même-tems affoupliffant : ces *marcs* produifent de très-bons effets, appliqués en cataplafmes fur les articulations dont les ligamens perdent leur fou-pleffe ; fur les tumeurs calleufes, qui font la fuite du travail, & qui conftituent ce qu'on appelle cors ; fur les cicatrices épaiffes, fans élafticité, & qui gênent le mouvement des parties.

LIERRE TERRESTRE. Cette plante croît dans tous les pays & fous la main de tous les artiftes ; elle a des vertus très-décidées, & l'on en fait fréquemment ufage dans la pratique vétérinaire. On en emploie toutes les parties.

Vertus. Elle eft tonique, apéritive & vulnéraire : on s'en fert comme d'un ftomachique doux ; alors on la donne en poudre, & on la continue quelque tems. On s'en fert ainfi à la fin des maladies aiguës longues, qui ont affoibli les organes digeftifs, elle les ramene peu-à-peu à leur ton & à leur reffort ordi-naire. Le *lierre terreftre* fe donne dans les maladies de poitrine, lorfque l'expeftoration confifte dans des matieres glaireufes qui font extrêmement abon-dantes, & que cependant les évacuations cri-tiques ont eu lieu ; cette expeftoration eft due alors à l'aflux des humeurs fur le poumon, &

le *lierre terreftre* en donnant du ton peu-à-peu, les détourne infenfiblement, & rétablit le reffort de ce vifcere. On le donne auffi à la fin des expectorations purulentes ; c'eft un vulnéraire tonique doux, qui favorife la cicatrifation, & qui accroît la force des parties, fans exciter de l'irritation. Dans ces derniers cas, on peut le donner en poudre, mais fa décoction faite par une légere ébullition, où fon fuc édulcoré avec le miel, allié avec un peu de vin ou un autre fpiritueux fermenté, ou donné pur, font alors préférables.

Le *lierre terreftre* s'emploie auffi quelquefois à la fin des maladies chroniques, dont le traitement a été long, & qui a exigé des moyens violens. La perféverence dans fon ufage met fin, dans cette circonftance, à des écoulemens, à des tuméfactions qui font les reftes des effets extérieurs de ces maladies. Quelques maréchaux le regardent comme fpécifique pour le farcin.

Il fortifie auffi les voies urinaires, & convient dans le diabétès.

Dofe. On donne fa poudre pour le cheval & le bœuf, depuis ʒj jufqu'à ʒiij.

LIMAÇON, *limas.* Il en eft de deux efpeces, le *limaçon rouge, nud, ou fans coquille ;* & le *limaçon ordinaire des jardins, efcargot commun, limas à coquille.* Ces deux variétés d'animaux ont les mêmes propriétés dans la pratique vétérinaire.

Vertus. On pile les *limaçons,* & on les fait cuire dans l'eau. C'eft la décoction mucilagineufe qui en réfulte, qu'on donne à l'animal ; on fe fert de ce remede dans les dyfenteries accompagnées d'épreintes & de beaucoup d'irritation ; on le donne feul ou allié avec des fpécifiques contre cette maladie, tels que l'ipécacuanha, le fimarouba ; on l'allie encore à d'autres toniques fuivant les circonftances.

La décoction de *limaçons* eft très-bonne dans les fuperpurgations, on lui affocie les calmans, tels que le laudanum de Sydenham, la thériaque.

On s'en fert avec fuccès, dans le cas de poifons irritans, comme du lait & des huiles ; mais cette décoction eft préférable fi le poifon a occafionné des errofions, après qu'on l'a entiérement évacué, & qu'il ne refte plus à détruire que fes effets fur les parties.

Les *limaçons* fe donnent auffi comme reftaurans ; alors on affocie la décoction avec des toniques ou des ftomachiques appropriés à la circonftance s'il y a foibleffe ; ou feuls s'il y a irritation, comme dans la fortraiture : ou alliés auffi dans ce cas au fuc de racines adouciffantes, tels que les navets, les carottes, ou aux plantes rafraîchiffantes, comme la laitue, le laitron, &c.

L'eau légere de *limaçons* édulcorée avec le miel, & affociée au nitre & au camphre, convient dans les fuppreffions d'urine, contre les irritations qui portent l'animal à fe préfenter pour uriner.

On donne auffi la décoction de *limaçons* en lavement dans ce dernier cas, & dans les dyfenteries.

LIMAILLE D'ACIER. *Voyez* FER.

LIMON. *Voyez* CITRON.

LIN. *Voyez* GRAINE DE LIN.

LIS. *Voyez* OIGNON.

LITHARGE D'OR & D'ARGENT. Il n'y a point de différence entre ces deux efpeces de *litharge*, qu'on trouve dans le commerce ; elles ne font autre chofe qu'une chaux de plomb calciné, qui a fervi à la purification de l'argent, & qui eſt rempli des ſcories de la matiere purifiée ; ſelon le degré de calcination qu'il a reçu, il prend diverſes couleurs ; on le nomme tantôt *litharge d'or*, tantôt *litharge d'argent*. Comme tous les métaux changés en chaux, il acquiert plus de poids par cette calcination, qu'il n'en avoit auparavant.

Vertus. Cette ſubſtance eſt d'un grand uſage en médecine ; mais on ne l'emploie jamais ſeule. La *litharge* eſt déterſive, deſſicative, répercuſſive ; on ne la donne jamais intérieurement, parce qu'elle eſt un poiſon ; elle entre dans la plupart des emplâtres & onguens, & dans pluſieurs autres compoſitions. On en fait une *liqueur* dite *extrait de ſaturne*, avec laquelle on fait l'*eau végéto-minérale*, &c. *Voyez* les préparations officinales.

LIVECHE , *ache de montagne*. Cette plante eſt très-commune dans toutes les montagnes de la France.

Vertus. Ses vertus ſont analogues à celle de l'angélique ; elle la remplace parfaitement au beſoin ; on l'emploie de la même maniere, ou en poudre, ou infuſée dans du vin ; on ſe ſert de ſa décoction dans l'eau ; la *liveche* a une odeur moins agréable que la plante à laquelle nous la comparons, ſon goût eſt plus âcre. *Voyez* ANGÉLIQUE.

MACHE , *blanchette, poule graſſe, clairette, doucette, accroupie, ſalade de chanoine*. Cette plante potagere eſt très-connue.

Vertus. Sa décoction ou ſon ſuc, c'eſt-à-dire, la plante pilée, & le ſuc en étant obtenu à la faveur de l'eau, donnés à grandes doſes, ſont très-bons contre les fievres ardentes, les ardeurs d'urines. On l'emploie auſſi pour corriger l'âcreté du ſang.

On

On peut la faire manger à l'animal dans là circonstance de sécheresses d'entrailles & de constipation; elle forme un aliment rafraîchissant & qui adoucit l'âcreté de la bile.

Elle convient sur-tout aux volailles échauffées, constipées, en qui la membrane du gésier est desséchée.

Les agneaux en sont avides, Ray remarque qu'elle les engraisse & les rend plus succulens.

MACIS. *Voyez* MUSCADE.

MAGNÉSIE, *poudre de Santinelli*, *poudre de l'Italien*. La *magnésie* se tire de l'eau-mere du nitre ou du sel commun, en versant peu-à-peu dans cette eau-mere, de l'alcali fixe en liqueur, le mélange se trouble, & il se précipite au fond du vase une terre calcaire blanche, qui est la *magnésie*. Cette terre est très-atténuée & très-divisée, ce qui doit la faire préférer aux autres terres calcaires minérales.

Vertus. On fait usage de la *magnésie* lors de l'existence d'acides ou de liqueurs acerbes dominantes dans les premieres voies, annoncées par l'odeur aigre des matieres fécales, par la dépravation du goût, comme cela a lieu dans les chevaux qui mangent leur licol, qui lechent la chaux, le plâtre, qui mangent la terre, qui sont maigres, aisément essouflés, & qui ont des baillemens fréquens. Les poulains, les veaux, les agneaux à la mammelle requierent son usage lorsqu'ils ont la diarrhée, & qu'ils boivent beaucoup de lait sans profiter.

On donne rarement la *magnésie* seule; on l'associe avec des poudres stomachiques; on en fait des pillules; on la combine aussi avec des poudres aromatiques, antispasmodiques, comme la menthe, le marrube & quelquefois avec des aromates, tels

que la canelle, l'extrait ou les baies de genievre
pilées. On emploie ces diverfes fubftances avec
beaucoup de ménagement dans les jeunes animaux.

Dofe. Pour le cheval & le bœuf de ʒiv à ʒij;
pour le poulain & le veau, de ʒij à ʒvj.

MANNE. La *manne* eft un fuc concret, blanc,
roufsâtre, qui découle fans incifion & par incifion,
pendant les chaleurs de l'été, du tronc & des
branches de deux efpeces de frêne qui croiffent en
Calabre & dans quelques autres endroits d'Italie.

Le goût en eft doux, mielleux, légerement
nauféeux, l'odeur foible & fade. Il eft différentes
efpeces de *manne* dans les boutiques. Nous employons par préférence la *manne en forte* ou *manne
graffe* qui eft en grumeaux irréguliers, un peu
gras & d'un roux affez foncé.

On reconnoît au goût & à l'œil les *mannes*
factices, on les rejette; on en fait de même de
celles qui font fouillées de petites buches de paille
& d'autres ordures.

Vertus. La *manne* eft un purgatif très-doux
qu'on met utilement en ufage pour purger les
chiens. On augmente fa vertu en la diffolvant
dans l'infufion de fené, ou dans la décoction de
polipode de chêne.

Diffoute ainfi, donnée au cheval, au bœuf,
au mouton, & continuée huit ou dix jours de
fuite, elle a mis fin à des toux graffes très-fati-
guantes, qui réfiftoient à tout ce qu'on avoit pu
faire pour les guérir; on avoit eu le foin de donner en outre deux lavemens purgatifs tous les
jours, l'un le matin & l'autre le foir. Le véhicule dans lequel on la fait prendre doit être tiéde.

Dofe. Pour le cheval, de ʒiv à ℔ ß & plus;
pour le chien, de ʒvi à ʒj ß.

MARJOLAINE. On en diftingue deux efpeces, la *marjolaine vulgaire* ou *commune*, la *marjolaine à petites feuilles*.

Vertus. Ces deux plantes font très-odorantes; leur poudre eft fternutatoire : fouflée dans les nafeaux, elle excite vivement l'éternuement & la fécrétion de la ferofité. Elle eft antifpafmodique, & elle convient dans l'immobilité effentielle ; on s'en fert auffi contre les maladies convulfives, comme l'épilepfie. Son infufion aiguifée avec le fel de nitre ou le fel ammoniac, eft un bon ftomachique dans le cas d'indigeftion & d'amas de matieres dans les premieres voies ; elle eft auffi carminative, & favorife la fortie des vents ; on la donne en lavemens pour exciter la fortie du délivre & la dépuration de la matrice.

Appliquées au dehors elles font un excellent réfolutif : on les pile, on donne de la fluidité à l'efpece de pâte qu'on en forme, avec de l'eau de boule, de l'eau - de - vie camphrée, ou ammoniacalifée ; elle deviennent alors un puiffant réfolutif vulnéraire dans le cas de contufion.

La *marjolaine* entre dans la compofition du vin & des poudres aromatiques.

MARRUBE BLANC. Cette plante eft très-commune, on la trouve le long des chemins & des haies ; elle eft odorante.

Vertus. Elle convient contre les états fpafmodiques & convulfifs de la refpiration ; contre les toux occafionnées par des matieres pituiteufes, & par conféquent contre la pouffe humide ; on la prefcrit dans le cas de ftupeur, d'affoupiffement : elle eft falutaire, donnée en poudre & continuée long-tems, contre les difpofitions cacheffiques : elle eft une des meilleures plantes diaphorétiques, &

fon infufion eft un excellent véhicule pour porter l'alcali volatil dans l'intérieur & en feconder l'action.

Chomel dit que la décoction de *marrube blanc* verfé fur du fang le rend beaucoup plus rouge & plus fluide que l'efprit de fel ammoniac ; ce phénomène eft une preuve des vertus précédentes.

Cette plante eft très-réfolutive au dehors, & c'eft un bon défenfif, pilée, humectée avec de l'eau & du fel dans les d'entorfes & de foulures.

Il eft encore un *marrube* dit *noir* ou *puant*, appellé proprement *ballote*, dont on ne fait ufage qu'à l'extérieur comme réfolutif & vulnéraire.

MARS. *Voyez Fer.*

MASTIC. Réfine qui découle par incifion du tronc de l'arbre que nous appellons *lentifque*. On la trouve fous la forme de grains ou de larmes plus ou moins petites, fèches, friables ; elle s'amollit fous les dents lorfqu'on la mâche un peu longtems & devient à peu-près comme la cire ; elle s'enflamme au feu ; la couleur en eft d'un jaune citron très-pâle, l'odeur douce & légérement aromatique, la faveur foible & balfamique avec une légere aftriction ; quand on la brûle, elle répand une odeur aromatique ; on doit rejetter celle dont la couleur eft foncée, livide, & qui eft mêlée d'ordures.

Vertus. Le *maftic* eft tonique, confolidant, légérement aftringent, fortifiant. Il entre dans plufieurs compofitions.

Dofe. La dofe eft pour les grands animaux de ʒiv à ʒij.

MATRICAIRE, *efpargoute.* La *matricaire* eft une plante qu'il eft facile de fe procurer ; car elle croit aifément par-tout.

Vertus. Elle eft aromatique ; elle excite l'action du fang , & convient pour provoquer les chaleurs ; on s'en fert comme d'un vulnéraire dans le cas de chûte , de contufion , & elle a auffi cette vertu étant appliquée extérieurement. La vapeur de fa décoction , les fomentations qu'on en fait, cette plante même pilée , appliquée en cataplafme fur les tuméfactions des mammelles , en operent la réfolution.

MAUVE. C'eft une plante vivace , à fleurs monopétales , campaniformes ; il y en a beaucoup d'efpeces , mais nous employons plus générale-ment la *grande mauve*.

On fe fert des feuilles & des fleurs ; on cueille les feuilles prefqu'en tout tems, elles réfiftent au froid de maniere qu'on en a prefque toute l'an-née ; cependant , comme elles font de la plus grande utilité dans la pratique , & que la neige & les grands froids les flétriffent ou les empêchent de croître , on s'en approvifionne dans le tems où les boutons des fleurs commencent à fe montrer ; les feuilles font alors plus nourries ; on les fait fécher au foleil féparées de la tige & même des pétioles , & on les étend pour cet effet fur des draps ; on peut enfuite les mettre en poudre , & les renfermer très-exactement dans de grands bo-caux pour l'ufage ; on les conferve auffi entieres dans un lieu fec.

Vertus. Elles fourniffent une décoction dont on fait des lotions , des fomentations , des bains , des lavemens & des boiffons émollientes.

Cuites à petit feu dans une quantité d'eau feule-ment fuffifante à cet effet , & au point de pou-voir les réduire en forme de pulpe, on les em-ploie avec la plus grande efficacité fous la forme

de cataplafme pour appaifer les douleurs que
fufcitent certaines tumeurs humorales, les tirail-
lemens & la diftenfion des tendons, des ligamens, les refferremens des quartiers, des ta-
lons, &c.; & fi l'on ajoute à ce cataplafme une
fuffifante quantité d'onguent populéum, on a le
remede le plus anodin ; fi l'état de la partie interdit l'ufage des corps gras, comme par exemple
dans le phlegmon éryfipélateux, on fubftitue à
cet onguent quelques pincées de fafran & quelques goutes de laudanum liquide.

Ces cataplafmes faits fimplement avec les feuilles,
nous ont fervi avec le plus grand fuccès pour
réfoudre des tumeurs dont la dureté ne permet-
toit pas d'efpérer qu'elles euffent encore de la
difpofition à cette terminaifon.

On fait une infufion avec les fleurs ; en y
ajoutant du miel, on a un très-bon béchique,
adouciffant, délayant, utile dans les toux feches,
violentes, quinteufes & convulfives, accompagnées d'un état effentiellement inflammatoire.
Lorfque ces fleurs manquent, on leur fubftitue
les feuilles, mais alors on choifit les plus petites
& les plus tendres, on les fait bouillir légérement, & enfuite on les laiffe infufer.

La vapeur de cette décoction dirigée dans les
nafeaux eft très-propre pour relâcher la membrane pituitaire, lorfqu'elle eft irritée & enflammée ; elle fait ceffer auffi l'ébrouement fréquent
& certaines toux dont la caufe eft l'irritation &
le fpafme du larynx.

La décoction des feuilles ou l'infufion des fleurs
données en breuvage, & les vapeurs dirigées
fous les parties de la génération, ont agi avec
fruit contre l'inflammation & l'irritation de ces

parties, le priapifme, le fatyriafis & les effets fi-
niftres des cantharides.

Au furplus, on fubftitue aux feuilles & aux
fleurs de *mauve*, celles de violette, de *mauve en
arbre*, de *mauve rofe*, de *mauve frifée*, d'alcée,
de branc-urfine, de guimauve, &c.

MÉCHOACAN. C'eft une racine légere, blanchâtre au-dehors & au-dedans, couverte d'une
écorce ridée ; la fubftance en eft un peu mollaffe,
à peine y diftingue-t-on quelques fibres. Elle a
quelques bandes circulaires comme la *bryone*,
mais elles font moins ferrées ; elle en differe d'ailleurs en ce qu'elle eft dure & qu'elle n'eft pas
amere ; elle vient de la nouvelle Efpagne, dans
la Province de Méchoacan.

On doit choifir le *méchoacan* récent ; il conferve peu de tems fa vertu. Il doit être blanchâtre, dur, pefant ; ni noirâtre, ni carié.

Vertus. Le *méchoacan* eft un excellent purgatif ; on ne le donne pas en décoftion, il perd fa
vertu par l'ébullition.

Dofe. La dofe eft en poudre de ʒ j à ʒ iv.

MÉLASSE. On nomme ainfi une efpece de firop,
d'un rouge brun foncé qui fe fépare du fucre,
& qui ne peut pas fe cryftallifer. Elle remplace
le miel, elle en a toutes les qualités fucrées, mais
elle eft moins aromatique, ce qui eft indifférent,
eu égard aux animaux ; on en fait un grand ufage
dans la médecine vétérinaire, fur-tout dans les
colonies à fucre, & le plus fouvent, on la fubftitue au miel lorfqu'on eft à portée de s'en procurer, parce qu'elle eft toujours beaucoup moins
chere que cette derniere fubftance. Les animaux
en font avides, auffi l'emploie-t-on avec fuccès,
pour leur faire manger des fubftances médicamen-

teufes qu'ils refuferoient certainement fans ce fecours.

MÉLISSE. La *méliffe* eft une plante qui fe ré-
colte par toute la France.

Vertus. Elle eft céphalique, vulnéraire, légérement diaphorétique & diurétique. On la prefcrit
dans la ftupeur & l'abattement, qui font fpafmodiques. On l'ordonne avec fuccès contre le friffon
hyftérique, contre ceux dus à la frayeur; on la
prefcrit auffi dans des fievres éphémeres, & elle
détermine la crife par la tranfpiration & par les
urines. On l'allie à des adouciffans lorfqu'il y a
beaucoup d'irritation; avec des béchiques incififs
pour en favorifer l'effet, & avec les carminatifs
pour diffiper des coliques venteufes. L'infufion de
méliffe & de camomille aiguifée avec le nitre eft
très-efficace contre les indigeftions dues au fpafme
de l'eftomac (1).

On en fait une eau diftillée : les artiftes vétérinaires doivent toujours en être pourvus, parce
que dans les occafions preffantes elle donne le
tems d'attendre l'infufion qu'on en prépare lorfqu'on juge néceffaire de continuer l'ufage de ce
remede.

MELON. Cette plante potagere eft bien connue, on en emploie toutes les parties dans la
médecine vétérinaire.

Vertus. Le fruit eft un excellent rafraichiffant
& relâchant pour les animaux herbivores, qui,
d'ailleurs, en font très-avides; on le donne dans
les conftipations occafionnées par des chaleurs

---

(1) Voyez dans les *inftructions & obfervations fur les
maladies des animaux*, déja citées, le traité de *l'indigeftion*,
année 1792, page 158.

d'entrailles ; pour satisfaire à des altérations dans lesquelles la quantité d'eau qu'il faudroit pour appaiser la soif, seroit nuisible. On le donne aussi dans le second tems de la fortraiture, & lorsque les premiers jours de la fievre sont passés.

Cette plante est remplacée par plusieurs autres, mais nous l'indiquons ici parce qu'elle peut se trouver sous la main & être à un très-bas prix dans beaucoup de pays.

MÉNIANTHE, *trefle d'eau, trefle aquatique, trefle de marais.*

Vertus. C'est un très-puissant apéritif; on le donne en poudre dans le farcin, contre les eaux rebelles, après avoir diminué le volume des humeurs; il se donne aussi dans le cas d'engorgement des glandes, & il fait partie des médicamens qu'on administre contre les dispositions dartreuses. C'est un médicament dont on continue long-tems l'usage.

Dose. On le fait prendre vert à la dose d'une poignée, grossierement haché en le mêlant avec du son ou du miel. On en donne aussi le suc; étant seché, on en donne la poudre au cheval, depuis ʒj jusqu'à ʒiij.

MENTHE. On en distingue plusieurs especes; la *menthe commune, baume des jardins, herbe du cœur;* la *menthe frisée* ou *crépue, baume frisé;* la *menthe frisée d'Allemagne;* la *menthe à épi à feuilles étroites, menthe de Notre-Dame, menthe romaine;* la *menthe aquatique;* la *menthe sauvage, menthastre;* le *baume d'eau à feuilles frisées.*

Vertus. Ces plantes ont toutes les mêmes vertus; on en emploie les tiges, les feuilles & les fleurs ensemble, & on les cueille lorsque les fleurs sont encore en boutons. Elles sont toutes toniques, antifpafmodiques & même aftringentes : on les donne e n poudre & en infufion ; on les prefcrit dans les foiblefſes d'entrailles accompagnées de foibleſſe nerveufe & de propenfion au fpafme, pour remédier aux météorifations de l'eftomac ; on les donne auffi dans les jeunes fujets débiles & cachectiques, & on leur en continue l'ufage. Les *menthes* s'allient avec les béchiques fortifians, dans l'afthme humide ; avec les béchiques incififs, lorfqu'on veut évacuer les matieres à expectorer, & donner en même tems du reſſort aux parties.

On les emploie comme réfolutives à l'extérieur : pilées lorfqu'elles font fraîches, c'eft un très-bon défenfif difcuffif.

MERCURE COULANT ou CRUD, *vif - argent.* C'eſt une fubftance métallique qui, quoique fluide, ne mouille point : cette fluidité tient à fa grande fufibilité, & par conféquent, au peu de réfiftance que fes parties conftituantes oppofent aux parties ignées. Un dégré de froid fupérieur & aidé par les fecours de l'art, lui donne la folidité & le rend flexible, ductile & propre à fe prêter à l'impreffion du marteau.

On le choifira blanc, coulant, net, vif & d'une belle eau, fe divifant avec une promptitude extrême en une infinité de molécules fphériques ; on rejettera celui qui étant mis dans quelque vaiffeau de cuivre, comme balances ou autres, paroît plombé, c'eft-à-dire, dont la couleur eft brune, qui fait des queues ou traînées, comme s'il étoit gras, & qui adhere aux doigts quand on le manie ; alors, il eft falfifié avec du plomb ; la diftillation eft la voie la plus fure pour le purifier.

On peut encore l'éprouver en en mettant tant foit peu dans une cuillere d'argent ; on le fait évaporer fur le feu ; s'il reſte une tache jaune dans la cuillere, c'eſt une marque qu'il eſt naturel ; au contraire s'il reſte une tache ou un ſédiment noir, c'eſt une preuve qu'il eſt mélangé de plomb.

Vertus. Il peut être donné intérieurement & appliqué à l'extérieur ; mais dans l'un & l'autre de ces cas, on ne l'emploie jamais crud ou ſans déguiſement & ſans mélange, mais ſous une forme ſaline, ou éteint dans la graiſſe, ou dans le ſouffre.

En général, de quelque maniere qu'il ſoit préparé, il eſt toujours fondant, inciſif, atténuant, réſolutif, antipſorique & antivermineux ; ſon union avec quelques acides minéraux le rend cauſtique & rongeant. On ne le donne jamais en ſubſtance.

Voyez, pour ſes préparations dans les formules officinales, les mots *æthiops minéral ; cinnabre ; mercure doux ; panacée mercurielle ; précipité rouge & blanc ; ſublimé corroſif ; turbith minéral, onguent mercuriel.*

MIEL. Le *miel* eſt un des produits des abeilles, dont on fait beaucoup d'uſage dans la pratique de l'art vétérinaire.

Il en eſt de deux ſortes, en général, le *blanc* & le *jaune ;* le *miel blanc* ſe tire des gâteaux nouvellement pris dans les ruches. On expoſe ces gâteaux ſur des claies ou nattes d'oſier ; on laiſſe découler le *miel* dans des vaſes qu'on met au-deſſous, on l'appelle *miel vierge* ou *miel de goutte ;* on tire encore un autre *miel blanc* en mettant les gâteaux à la preſſe, mais ce *miel* ſent la cire & n'eſt pas ſi bon que le premier.

La Beauce, le Sologne, le Gâtinois fourniſſent beaucoup de *miel ;* le plus beau & le meilleur eſt celui qu'on nous apporte de Narbonne.

On doit le choiſir d'une conſiſtance qui ne ſoit point trop liquide, il doit plutôt être épais & grenu; le plus blanc eſt toujours à préférer, l'odeur & la ſaveur doivent en être douces, agréables, il faut qu'il ſoit légérement aromatique.

On le falſifie quelquefois avec de l'amidon pour le rendre plus blanc. On peut s'appercevoir de cette fraude, le miel ainſi altéré laiſſant la bouche pâteuſe.

Quelques perſonnes, pour lui communiquer une odeur aromatique plus forte, y mettent quelques branches de romarin & les y laiſſent quelques jours; c'eſt ainſi qu'ils donnent ſouvent du *miel blanc commun* pour du *miel de Narbonne*; on reconnoit facilement cette fraude en remuant le *miel*, car il y reſte toujours quelque partie de romarin, ſoit des feuilles, ſoit des fleurs.

Le *miel jaune* ſe fait de toutes ſortes de gâteaux vieux ou nouveaux qu'on tire des ruches.

On doit le choiſir d'une bonne conſiſtance, d'un beau & d'un bon goût, bien net, ſans mélange de farine, ce que l'on connoit en le portant à la bouche.

Il faut rejetter le *miel* coulant, brun, qui a une odeur forte, & qu'on appelle vulgairement *miel à cul*, parce qu'on l'employoit ordinairement dans les lavemens. Ce *miel* n'eſt que le réſidu des lavures des ruches, dans leſquelles on mêle de la farine d'avoine ou de ſeigle, de la mélaſſe, &c. & qui le plus ſouvent a fermenté; il eſt même dangereux en lavemens, parce qu'il donne lieu à des épreintes difficiles à faire paſſer & qui fatiguent beaucoup.

Vertus. Le *miel* eſt en général pectoral, déterſif, laxatif, relâchant, émollient, digeſtif, atténuant, réſolutif, apéritif; car ſa qualité ſavonneuſe le rend capable de diſſoudre pluſieurs matieres immiſcibles avec l'eau ſeule.

Il eſt apéritif dans le cheval, étant donné à forte doſe, & continué long-tems: on en fait ainſi uſage dans les jeunes chevaux qui n'ont pas jetté leur gourme, ou qui l'ont mal jettée; dans ceux en qui la dentition eſt difficile; dans ceux qui ſont débiles, en qui les digeſtions ſe font mal & qui ſont atteints de toux ſeches: ce remede dans l'uſage duquel on perſévere même pluſieurs mois, diſpoſe le corps aux criſes qui doivent opérer la guériſon.

Le *miel* eſt auſſi un très-bon béchique adouciſſant donné ſeul ou allié avec des ſubſtances propres à l'aider dans cet effet.

Il relâche les entrailles, étant cuit avec une égale quantité de ſon, & aiguiſé avec quelques onces de ſel d'Epſum; on le donne alors à la doſe d'une livre chaque jour, juſqu'à ce que la fiente ſoit ramollie. Etendu dans l'eau il forme une boiſſon très-bonne dans les inflammations d'entrailles, c'eſt ce qu'on nomme *hydromel*.

Le *miel* eſt l'excipient de toutes les poudres qu'on veut faire prendre à l'animal, en bols, en pilules, ou qu'on veut le déterminer à manger de lui-même, excité par le goût agréable de cette ſubſtance ſucrée dont il eſt généralement très-friand.

On en fait un uſage fréquent dans les lavemens, dans les injeƈtions, les gargariſmes; on l'emploie en billots, & on s'en ſert pour édulcorer la plupart des breuvages qu'on adminiſtre;

nous tenons fouvent les animaux à un régime miellé , &c.

La mélaffe remplace cette fubftance au befoin. *Voyez* MÉLASSE.

Le *miel* uni au vinaigre forme l'*oximel*. *Voyez* cette préparation dans les formules officinales.

Le *miel* employé en forme d'onguent, eft déterfif : on ne s'en fert dans ce cas que lorfqu'on eft dépourvu à l'extérieur d'autres fubftances qui ont cette vertu.

Dofe. On le donne au cheval & au bœuf, depuis ℥iv jufqu'à ℔j ß, & même ℔ij.

MILLEFEUILLE. On emploie toutes les parties de cette plante.

Vertus. Elle eft vifcérale, tonique, vulnéraire : elle entre comme un des premiers moyens dans les boiffons apéritives. On en adminiftre auffi l'infufion feule dans le cas de digeftion difficile : on la donne encore en poudre, & l'on perfévere dans fon ufage, pour les chevaux affectés d'eaux opiniâtres, & dans ceux qui fuent aifément.

La *millefeuille* eft vulnéraire étant pilée fraîche & appliquée fur les plaies récentes, les meurtriffures : on l'humecte avec de l'eau de boule, lorfqu'on veut affurer fes effets dans les foulures, les efforts, &c.

MORELLE, *douce amere , morelle grimpante , vigne - vierge.*

Vertu. Cette plante eft narcotique, fondante, employée intérieurement : pour produire le premier effet, on en fait un firop avec du miel ou de la mélaffe, & l'on s'en fert dans des douleurs internes très-violentes : lorfqu'on en fait ufage comme fondante, on l'emploie en poudre, & on l'affocie avec d'autres fubftances qui ont cette vertu, comme la gomme ammoniaque, les préparations antimoniales & celles de fer.

La *morelle* eft réfolutive à l'extérieur : elle entre dans les infufions & les cataplafmes qu'on applique contre les engorgemens douloureux des mammelles, & des autres tuméfactions de ce genre.

Dofe. La poudre fe donne dans les grands animaux de Ʒij à Ʒvj, & le firop, de Ʒiv à Ʒiij.

MOURON, *anagallis*. On donne ce nom à trois variétés; l'une défignée fous le nom de *mouron mâle* ou à *fleurs rouges* ; l'autre de *mouron femelle* ou à *fleurs bleues* ; une troifieme, *le mouron d'eau*, eft encore nommé fimplement *mouron, morgeline, alfine*.

On n'emploie que la premiere dans la pratique de la médecine vétérinaire; la troifierne fert à le nourriture des oifeaux de voliere.

On cueille la premiere toute entiere lorfqu'elle eft en fleurs : on en fait de petits paquets : on met chaque paquet dans un cornet de papier lorfque la plante eft prefque feche, pour achever de la fécher, & on la conferve ainfi jufqu'à ce que, parfaitement défféchée, on la tienne dans des bocaux bien clos.

Le *mouron rouge* eft antifpafmodique, aléxitere, fudorifique, mais la vertu la plus remarquable de ce végétal & qui réfulte des propriétés précédentes, eft celle qui le rend fpécifique contre la rage.

Une longue expérience confirme cette vertu foit dans l'homme, foit dans tous les animaux domestiques (1) : on se sert du *mouron rouge* comme curatif & comme préservatif dans cette maladie.

Donné pour préserver, on l'administre, s'il est possible, immédiatement après l'arrivée de l'accident ; on en continue l'usage pendant neuf jours au moins, lorsque la morsure est sur la tête, ou sur les mains ; Est-elle profonde ? On le continue plus longtems ? Alors on se borne à en faire prendre une infusion théiforme légere ; on en bassine aussi en même tems les parties mordues ; on en fait des bains ; on en imbibe des compresses dont on les couvre.

Le *mouron rouge*, donné comme curatif, doit être pris à forte dose : on a plusieurs exemples qu'étant administré au moment de l'invasion de la rage, il en a arrêté les progrès.

On donne cette substance comme anti-hydrophobique, en poudre & en infusion : elle est plus active sous la forme de poudre ; & lorsqu'on ne peut pas la donner ainsi, on en fait une forte décoction.

On fait le plus communément cette décoction dans l'eau simple, mais on peut la faire avec succès dans des liqueurs fermentées, telles que le vin, la biere, le cidre ou le vinaigre, lorsque des raisons particulieres indiquent ce mélange. On

---

(1) Dioscoride, Mathiole & Galien regardent cette plante comme bonne contre la morsure de la vipere, Geoffroi la propose contre la rage, mais la Société économique de Berne l'a surtout fait connoître comme un vrai spécifique dans cette derniere maladie. *Voyez* ce que nous en avons dit tome I, art. XXXI, 5e. page 146.

seconde

seconde l'effet de la décoction de *l'anagallis* à l'eau, par l'alcali - volatil - fluor ou concret (1).

Le *mouron rouge* s'emploie encore seul ou mêlé avec d'autres substances, contre le farcin, la gale, les dartres; on le donne comme béchique incisif, dans les catarrhes occasionnés par l'arrêt de la transpiration. Il tue les oiseaux auxquels on le donne à manger.

Quoique cette plante paroisse innocente au premier coup d'œil, elle est très-active : si on la met en poudre sans se garantir des vapeurs qui s'en élèvent, elle occasionne des toux violentes, des crachemens de sang, des vertiges.

Le *mouron bleu* est regardé comme pouvant suppléer au précédent, lorsqu'on n'a pas de celui-ci. C'est ce que les matieres médicales disent, mais nous observons que nous n'avons fait encore aucune expérience à cet égard.

Dose. On le donne dans l'homme depuis ʒj jusqu'à ʒiv, en poudre; & depuis ʒij jusqu'à ℥j, en décoction. Dans le cheval, on l'administre depuis ʒiv, jusqu'à ℥iij; dans le bœuf, depuis ℥j jusqu'à ℥iv; dans le cochon, de ʒiv à ℥ij; dans le mouton & dans le chien, de ʒiij à ʒj ß.

MOUCHES CANTHARIDES. *Voyez* CANTHA-RIDES.

MOUTARDE, *senevé; moutarde blanche.* La poudre de ces plantes qui est un bon épispastique pour l'homme, ne produit aucun effet sur les animaux, employée ainsi.

---

(1) Voyez sur l'emploi de cette plante contre la rage, ce qui en est dit dans les Réflexions sur cette maladie, insérées dans l'*Almanach vétérinaire*, années 1782 - 1790, page 221.

O

Vertus. Cette poudre fe donne intérieurement, contre la foibleffe d'eftomac, les langueurs, les colliquations qui fuccedent à des maladies longues, les douleurs vagues qui fe manifeftent par la claudication, par la fenfibilité des parties qui en font le fiége. On en donne l'infufion dans les difpofitions fcorbutiques auxquelles les chiens font fujets. On en forme des nouets qu'on met dans la bouche, pour exciter une fécrétion abondante de falive ; ce qui convient, lorfque la dentition eft difficile, & que la tête eft embarraffée par des humeurs glaireufes ; dans le cas de fluxions périodiques, de ftupeur, &c.

MUSCADE, *noix mufcade.* C'eft l'amande du fruit d'un arbre qui croît aux Moluques. Elle eft de la groffeur de nos noix vertes, dure, un peu ridée à l'extérieur, & d'une couleur cendrée ; intérieurement d'un jaune pâle avec des veines ondulantes d'un rouge brun, & d'un jaune blanchâtre ; la figure en eft olivaire ; elle eft graffe au toucher, d'une odeur gracieufe, d'une faveur aromatique très-agréable, mais elle a de l'âcreté & de la chaleur.

Ce fruit a deux enveloppes, la feconde fe nomme *macis ;* on l'a appellée mal-à-propos, *fleur de mufcade.* Elle eft mince, rougeâtre, d'une odeur fuave, & d'un goût aromatique.

On doit choifir le *macis* le plus haut en couleur, d'un goût fort chaud & fort aromatique : on prétend que quand il eft nouveau, il eft rouge comme de l'écarlate, & qu'en vieilliffant il devient blanc.

Ces deux fubftances tiennent le premier rang parmi les aromatiques : elles font effentiellement moftachiques, carminatives & fpermatopées : on les donne pour produire ces effets, dans les animaux dont les parties ont peu de fenfibilité : dans ceux d'une complexion lâche, qu'il faut échauffer & exciter pour opérer la coftion des humeurs.

Leur poudre, infufée dans le vin, eft un excellent cordial, fur-tout édulcorée avec du miel ou de la mélaffe, dans le cas de tremblement, de faififfement dus au froid, à la pluie ; à l'engourdiffement dû au repos dans un lieu humide, après que l'animal a été échauffé, ainfi que dans les coliques qui reconnoiffent les mêmes caufes.

On fait infufer ces médicamens dans le vinaigre pour en faire un alexitère très-efficace dans les maladies aiguës, fimples ou contagieufes, occafionnées par des congeftions froides, & dans lefquelles l'inflammation eft compliquée avec le fpafme, où le pouls eft dur, plein, concentré : c'eft ce qu'on voit dans des péripneumonies par congeftion, dans les angines, &c. On allie à ce mélange l'éther ou les acides dulcifiés, pour en obtenir des effets plus marqués.

On fait avec le *macis* ou la *mufcade* macérés dans le vinaigre, des nouets ou des maftigadours qui conviennent finguliérement dans les maladies contagieufes-putrides ; dans le tétanos on en fait avec ces fubftances & du miel.

Ce font des médicamens très-efficaces lorfqu'on en fait un ufage modéré, mais ils font incendiaires lorfqu'on les emploie comme le font les maréchaux.

Dofe. Pour le cheval, de ʒj à ʒiv ; pour le ʋœuf, de ʒij à ʒj.

MYRRHE. Gomme-réfine, dont les larmes font le différente groffeur, plus ou moins tranfparentes, plus ou moins obfcures, les unes d'une couleur rouffe, les autres d'un jaune pâle, les autres de couleur ferrugineufe; intérieurement on y voit de petites marques blanches femblables à des coups d'ongle, de-là l'épithete d'*onglée* pour défigner la véritable *myrrhe*, *myrrhe onglée*; l'odeur en eft aromatique, mais elle eft fade; fa faveur a de l'amertume & une âcreté qui excite des naufées. On doit la choifir très-nette & s'attacher aux plus belles larmes.

Vertus. Cette fubftance donnée en poudre, eft très-ftomachique & carminative; alliée avec l'oximel, elle forme un excellent béchique incifif, très-avantageux dans l'afthme humide.

La *myrrhe* diffoute dans le vinaigre eft un très-bon alexitère, qu'on emploie dans les pleuréfies; alliée au quinquina, c'eft un excellent antigangréneux, très-utile dans les péripneumonies qui ont ce caractere.

Elle donne, dans l'efprit-de-vin, une teinture très-cordiale, qui, étendue dans une infufion de fleurs de fureau, s'emploie efficacement dans les arrêts de tranfpiration.

Ce remede ne fe donne qu'avec précaution pour le chien, & il faut qu'il y ait des fignes bien marqués d'atonie & de congeftion lymphatique, il vaut mieux lui en donner la teinture que la fubftance.

La *teinture de myrrhe* eft un excellent vulnéraire pour les plaies récentes; on l'emploie auffi dans les plaies fongeufes.

Dofe. Pour le cheval, depuis ℈ j jufqu'à ʒij; pour le bœuf, de ʒ j à ʒiij; pour le chien, la teinture de Gout. x à Gout. xxx.

N**AVET**, *rave*. Nous confidérerons ces deux plantes en même tems; la tige, les feuilles & la racine fervent à la nourriture des beftiaux; on ne fe fert que de cette derniere dans la médecine vétérinaire.

Vertus. On donne les *raves* & les *navets* cruds, hachés, aux bœufs, aux moutons, aux chevaux qui font très-échauffés, conftipés, qui rendent une fiente dure, noire, luifante, dont les alimens font durcis dans l'eftomac. On les leur adminiftre d'abord en petite quantité, peu à peu on leur en fait manger davantage, jufqu'à ce qu'on leur en donne le quart de la nourriture.

On a arrêté par ce moyen bien fimple, des épizooties inflammatoires fur les faifans & fur les poules : ces oifeaux pouffés par leur inftinct, recherchoient alors les *navets* avec avidité, & de préférence à toute autre nourriture.

Lorfque l'état maladif eft au plus haut dégré, on leur fait manger les *navets* cuits, & l'on en feconde l'effet par les autres moyens indiqués en pareil cas.

On emploie auffi la décoction du *navet* dans ces circonftances; on l'adminiftre fouvent, étant édulcorée avec du miel, comme béchique adouciffant, dans les toux accompagnées d'une grande irritation, & de beaucoup d'inflammation, & c'eft alors un remede vraiment efficace. On a vu ce remede feul mettre fin à des catarrhes qui annonçoient être du plus mauvais caractere.

La décoction des *navets* cuits au four, convient très-bien dans des catarrhes dus à des arrêts de tranfpiration, car elle eft légérement diaphorétique.

On emploie l'une & l'autre de ces préparations dans d'autres maladies ; la premiere, par exemple, dans l'inflammation des inteftins, ou dans l'inflammation générale ; dans les cas d'épaiffiffement du fang, accompagné de roideur des parties & d'une grande fenfibilité : c'eft un diurétique très-doux à oppofer à la fuppreffion d'urine, à l'inflammation des voies urinaires. La feconde, fait un excipient des moyens diaphorétiques & antifpafmodiques, à oppofer à des courbatures légeres.

Les *navets* cuits, réduits en pâte & mêlés avec la farine d'orge, forment un reftaurant dont on fait ufage à la fin des maladies aiguës, longues, lorfque l'eftomac eft débilité.

Ces mêmes *navets* cuits, forment un cataplafme émollient & réfolutif, qu'on emploie avec fuccès pour les engorgemens glanduleux indolens ; on peut y ajouter les poudres des plantes aromatiques, lorfqu'on veut en augmenter l'action.

NÉNUPHAR BLANC, *nymphea, lis d'étang ; nénuphar jaune.* On fe fert indifféremment de la racine de l'une ou de l'autre de ces plantes, & c'eft la feule de leurs parties dont nous faifons ufage.

Vertus. On en donne la décoction pour calmer les fureurs utérines dans les jumens & dans les vaches, & elle produit de forr-bons effets dans ce cas. On en fait ufage dans les maladies inflammatoires, dans les flux de fang, dans toutes les circonftances où la chaleur domine avec l'irritation ; alors, on lui allie le camphre. Elle eft propre à calmer les ardeurs, les fuppreffions d'urine, les priapifmes, & les defirs immodérés de l'accouplement dans le mâle : elle appaife les toux dues à l'éréthisme, & elle agit dans ces diverses circonstances comme sédative. Pilée & mêlée avec la mauve, elle forme un cataplasme émollient & anodin, très-bon sur des tumeurs enflammées & douloureuses. Les bains de la décoction de cette racine ne réussissent pas moins dans ces diverses circonstances.

NERPRUN, *noirprun*, *granette*, *graine d'Avignon*. C'est un arbrisseau très-commun dans les départemens méridionaux.

Vertus. On fait avec les baies de *nerprun* & le miel ou la mélasse, un sirop qui est un très-bon purgatif pour les chiens; on les y prépare avec du bouillon de tête de mouton, quelques jours d'avance, & le purgatif évacue très-bien les matieres bilieuses.

Dose. On donne ce sirop depuis ℥iv jusqu'à ℥iv.

NICOTIANE. *Voyez* TABAC.

NITRE. *Voyez* SEL DE NITRE.

NOIX-DE-GALLE. Excroissances contre nature, qui se trouvent sur les chênes dans différens pays chauds, & qui doivent leur origine à la piqûre de quelque insecte. Les unes viennent d'Alep & de Tripoli; les autres de la Provence, de la Gascogne. Les premieres ont un certain poids, elles sont compactes, épineuses & anguleuses à leur surface, d'un brun verdâtre plus ou moins foncé; elles sont préférables aux secondes.

Vertus. Ces *noix* sont très-astringentes : on les donne en poudre & en décoction pour arrêter des hémorrhagies & des flux de ventre purement dus au relâchement de l'estomac & des intestins.

On donne la décoction, en lavemens, dans les chûtes de l'anus, de la matrice, du vagin; on l'injecte auffi dans ces parties, on en fait des fomentations, des lotions.

Dofe. Pour le cheval, le bœuf, depuis ʒij jufqu'à ʒj; pour le chien, de gr. vj à ʒij.

Noix-muscade. *Voyez* Muscade.

Noix-vomique. C'eft une petite amande plate, de la forme d'un bouton, d'une fubftance cornée, de couleur grife, un peu lanugineufe & reconnoiffable à une efpece de nombril qui eft au centre. Cette amande fait partie du fruit d'un arbre qui croit au Malabar & à la côte de Coromandel.

Vertus. Cette fubftance eft un poifon; les maréchaux font un fecret de fon ufage dans le farcin; ils donnent d'abord une de ces *noix* rapées; ils en donnent enfuite trois & ainfi fucceffivement, par nombre impair, jufqu'à celui de fept ou de neuf. Ce remede donné à une certaine dofe, fatigue prodigieufement les animaux, & même les tue affez fréquemment: cependant quelques-uns en réchappent & guériffent du farcin, mais alors ils reftent foibles, valétudinaires, ce qui prouve que ce remede a porté atteinte aux fources de la vie. Il nous a paru, au furplus, que le poifon avoit moins d'activité fur les chevaux d'un tempérament humide, d'une tiffure lâche, que fur ceux d'une conftitution oppofée. Nous avons obfervé encore que plus la *noix vomique* eft réduite en poudre fine, & plus elle agit à une moindre dofe & d'une maniere plus fâcheufe.

Noyer. Les feuilles, les fruits, l'écorce, l'intérieur, les racines de cet arbre font employés dans la médecine humaine, mais on n'en a pas encore obtenu d'effets bien remarquables dans la médecine vétérinaire.

Vertus. On a feulement reconnu qu'une forte

décoction des feuilles eſt un très-bon moyen pour écarter les mouches : on en baſſine, à cet effet, la ſurface du corps de l'animal ; elle déterge auſſi les ulcères, & détruit les démangeaiſons des extrémités, celles du cou, des jarrêts, du toupet, de la queue, qui faiſant des progrès, donneroient naiſſance au roux-vieux & à la gale.

Le ſel commun, mis dans cette décoction, lorſqu'elle ſe fait, aide à extraire les parties actives des feuilles, & à donner plus de force à cette liqueur.

O E U F. On fait uſage de toutes les parties de l'œuf, n'importe de quelle eſpece d'oiſeau il vienne.

Vertus. Les *coquilles d'œufs* ſont une ſubſtance calcaire, très-pure, & on en fait uſage, comme abſorbantes, réduites en poudre, au défaut d'autre abſorbant plus facile à être attaqué par les acides.

Le *jaune d'œuf* ſert à diſſoudre le camphre & les ſubſtances réſineuſes ; il eſt le meilleur de tous les agens qui ont cette propriété. On le donne auſſi aux chiens, comme adouciſſant & anodin, dans des eaux diſtilées, calmantes, comme l'eau de tilleul & de méliſſe, dans la maladie des chiens, lorſqu'elle s'annonce avec la toux, le ſpaſme, le flux par les naſeaux ; & avec la décoction de concombre, de laitue, s'il y a fiévre & inflammation. Les *jaunes d'œufs* font quelquefois partie des béchiques adouciſſans qu'on donne à des chevaux irritables, atteints de toux très-fréquentes, & d'irritations violentes.

Ils ſervent à l'extérieur : alliés à la térébenthine, ils forment ce qu'on appelle improprement l'onguent digeſtif ; unis aux huiles adouciffantes, ils forment l'adouciffant le plus convenable pour les plaies très-enflammées qui ont une très-grande fenfibilité, & qui font en même tems très-douloureufes, telles font les plaies des pieds, du tour des lévres, des jarrêts, des parties naturelles, des yeux.

Le *blanc d'œuf* eft émollient, rafraîchiffant & aftringent; délayé dans une grande quantité d'eau, c'eft un bon collyre pour appaifer l'inflammation des yeux; allié à l'alun il forme une pâte qu'on emploie avec fuccès, comme défenfif, contre les contufions, les entorfes légeres : c'eft ce mélange qu'on applique après les opérations graves des yeux, qui ont néceffité l'ouverture de la cornée lucide.

Le *blanc d'œuf* fouetté & réduit en neige légere, à l'aide d'un peu d'eau, & placé entre deux linges pour être appliqué fur les yeux, y appaife l'inflammation ainfi que celle de fes parties environnantes.

OIGNON. On fe fert dans la médecine vétérinaire de *l'oignon ordinaire*, de *l'oignon de lis*, de *l'oignon de fcille* ; nous ne parlerons ici que des deux premiers ; quant au troifieme, *voyez* SCILLE.

L'oignon s'emploie crud & cuit, à l'intérieur & à l'extérieur.

Vertus. L'*oignon* crud, écrafé, affocié avec du fel & du vinaigre, s'emploie en nouets dans les inappétences légeres ; dans le dégoût occafionné par le défaut d'activité des fucs de l'eftomac; lorfque l'animal a la tête péfante, qu'il y a ftafe dans cette partie, & que cette ftafe eft compliquée de l'épaiffiffement des liqueurs.

On emploie auffi ces nouets comme préfervatifs dans les épizooties inflammatoires, & ils fuppléent ceux faits avec l'ail.

La décoction d'*oignon* est diurétique ; elle est même apéritive, continuée quelque temps ; on la prescrit dans les engorgemens légers des visceres.

L'*oignon* cuit d'abord à l'eau, & donné avec le lait, est un diurétique très-doux dont on peut faire usage dans les suppreſſions d'urine, chez des sujets où les humeurs sont épaiſſes & visqueuses : préparé ainsi, c'est encore un très-bon béchique incisif ; il suffit alors d'y ajouter du miel.

Cuit, pilé & appliqué sur les parties, il est émollient & résolutif : on l'applique sur des tuméfactions qui circonscrivent des plaies, comme autour de la taupe, des javarts. Si on ajoute de la graiſſe ou de l'huile à ce cataplasme, on a un émollient suppuratif ; on en fait auſſi des cataplasmes pour calmer les douleurs d'oreille, les inflammations de la gorge, & pour résoudre les engorgemens des glandes de deſſous la ganache.

La décoction d'*oignon* & l'huile donnés en lavemens, favorisent le dégagement du délivre, lorsque le défaut de ce dégagement est dû à un état légérement inflammatoire, & que cependant le sujet a peu de reſſort.

L'*oignon de lis* ne s'emploie qu'à l'extérieur, dans tous les cas où convient l'*oignon ordinaire*.

OLIBAN, *encens*. Nous tirons du Levant cette espece de gomme-résine. Il est de deux sortes d'*oliban*, le *mâle* & le *commun*. Celui-ci est mêlé d'impuretés, il est mollaſſe, graiſſeux, inflammable. L'autre est sec, d'une couleur jaune légerement blanchâtre à l'extérieur ; l'odeur en est forte & vive quand il est mis dans le feu, la saveur en est âcre & mêlée d'amertume. On le choiſit en belles larmes tranſparentes & très-caſſantes.

Vertus. Donné à l'intérieur, l'*oliban* eſt inciſif & diaphorétique : on l'adminiſtre pour faciliter l'expeƈoration dans les maladies chroniques de la poitrine ; on le réduit en poudre, on le diſſout dans le jaune d'œuf, & on étend le tout dans une boiſſon appropriée. On l'emploie comme diaphorétique dans les catarrhes légers, alors, on le donne avec l'oximel dans une infuſion de méliſſe & de ſureau.

On en fait des fumigations dans la ſtupeur, dans l'engorgement indolent de la membrane pituitaire.

L'*oliban* entre dans la compoſition d'onguens, de linimens & de charges réſolutives, diſcuſſives, vulnéraires & fortifiantes.

Doſe. On le donne au cheval & au bœuf, depuis ℨ ß juſqu'à ℥ iij.

OPIUM. L'*opium* eſt une ſubſtance en qui la gomme & la réſine ſont fortement unies l'une à l'autre.

Les levantins le tirent des têtes, des feuilles, & des tiges du pavot blanc ; ils nous l'envoyent en gâteaux ; il s'amollit ſous les doigts ; ſa couleur eſt d'un rouge brun tirant ſur noir ; il faut qu'il s'enflamme à la chandelle ; il eſt d'une odeur forte, déſagréable, vireuſe, & d'une ſaveur amère.

Les marchands le falſifient & en augmentent le poids avec des gommes, des réſines, du ſuif, &c. mais en le rompant ou en le coupant, les yeux, le goût, l'odorat & le taƈ découvrent bientôt la fourberie.

L'*opium* appaiſe les douleurs, & modere le mouvement du ſang qu'elles occaſionnent : on le fait prendre étendu dans une décoƈion mucilagineuſe ; mais ſi ce dérangement reconnoît pour

caufe la marche impétueufe du fang , fa rarefcence, fa phlogofe &c., on le donne dans une
décoction acide ou acidulée.

On eft trés-réfervé fur les dofes de ce remede ;
il eft des chevaux dans lefquels il produit, quand
la dofe eft trop forte , une forte de vertige , &
il les précipite dans une véritable manie.

On l'adminiftre en lavement lorfqu'il eft queftion de calmer des douleurs d'entrailles.

Il eft le remede qu'on employe avec le plus
de fuccès dans les fuperpurgations ; on en fait
des affociations qui font fuggérées par les circonftances. L'animal eft-il extrêmement débile? On
le donne diffous dans le vin , ou incorporé dars
le diafcordium : Y a-t-il des tranchées & des
épreintes? On l'affocie avec la décoction de racine d'althéa, &c.

Il convient principalement dans les fuperpurgations qui font produites par des purgatifs réfineux,
âcres & cauftiques , tels que les ellébores , les
aloès, la gomme-gùte, le méchoacan, la fcammo-
née , &c. ; car dans celles qui feroient une fuite de
l'atonie & de la foibleffe des organes digeftifs , ce
qui arrive par l'abus de l'ufage des fubftances relâchantes , telles que le miel, la mâne , les tamarins , les lavages, les indigeftions, &c. L'*opium*
augmenteroit l'évacuation & il précipiteroit l'animal dans l'inanition , la foibleffe & la mort.

C'eft un béchique très-efficace & très-fûr pour
appaifer les toux quinteufes & convulfives : en
pareil cas , on le fait prendre dans un véhicule
pectoral approprié à l'état de la tiffure pulmonaire
& de l'eftomac. Son effet n'eft pas moins marqué
dans l'afthme convulfif.

Affocié aux purgatifs , aux béchiques , aux fu-

dorifiques & aux diurétiques , il en facilite fouvent l'action par la ceffation qu'il procure de la
douleur, de la tenfion, & du fpafme dans les tuyaux
fecrétoires & excrétoires que ces évacuans fufcitent ordinairement dans des fujets irritables.

On emploie l'*opium*, très-utilement , dans la
phrénéfie , le vertige, le tetanos , &c.; mais quand
ces maladies font produites par l'ufage immodéré
de ce remede, ce qui arrive quelquefois , ainfi que
nous l'avons dit , nous avons recours à la faignée , aux acides végétaux étendus dans des tifanes
délayantes , & , en général , à tous les antiphlogiftiques , foit en breuvages , foit en lavemens.

Quand il caufe le coma , la ftupeur , la ceffation
des actions vitales & animales , il faut avoir recours aux alkalis volatils : alors on les préfente
aux nafeaux de l'animal , & on les fait prendre en
breuvages , étendus dans une décoction aromatique ; lorfque ces dernieres maladies font produites, au contraire, ainfi qu'il arrive affez fouvent , par le fpafme des membranes du cerveau ,
par la tenfion des tuyaux nerveux, on a recours à
ce même *opium* , & on le donne alors à une affez
forte dofe.

Enfin , toutes les fois qu'on a à réprimer des
mouvemens trop impétueux , foit dans le tems
des crifes , foit autrement , on donne ce remede
comme le calmant le plus affuré & le plus prompt:
mais on a la plus fcrupuleufe attention de l'adminiftrer d'abord à très-petites dofes ; & dès qu'on
s'apperçoit que les fymptômes augmentent, loin
de diminuer, on le fupprime entierement, & on
lui fubftitue le camphre & le fel de nitre , ou
la poudre tempérante de Staahl. Au refte, toutes
les fois que l'indication de faire ufage de ce re-

mede exifte, on a la précaution de ne l'adminiftrer que lorfque l'eftomac eft débarraffé des
alimens, & que la digeftion eft faite. Si on ne
peut en retarder l'emploi, on fait enforte de débarraffer ce vifcere par des lavemens.

Cette fubftance appliquée au dehors, eft un répercuffif qui a caufé la mort dans beaucoup de cas.

Dofe. Pour le cheval & le bœuf, depuis Gr. x,
jufqu'à ʒj.

Opopanax. C'eft une fuc gommo-réfineux
qui découle par incifion de la tige & de la racine de la *grande berce*; il eft d'abord blanchâtre,
il s'épaiffit & fe deffèche, & prend à fa fuperficie une couleur jaunâtre, quelquefois rouffâtre.

L'*opopanax* eft grumuleux, gras, cependant
friable, fort amer, àcre, d'une odeur de fenu-
grec, & d'un goût nauféabond; on nous l'apporte
d'Orient; il eft en partie inflammable.

Il en eft de trois fortes, celui qui eft en *larmes*, celui qui eft en *maffe*, & l'*opopanax con-
trefait* ou *applati*.

Le premier doit être choifi en belles larmes,
blanches en dedans & d'un blanc doré au dehors, d'une odeur forte, d'un goût amer & défagréable; le plus fec & le plus net qu'on puiffe
trouver.

Le fecond qui eft en maffe eft le plus chargé
de larmes & le plus approchant de la couleur &
de l'odeur du premier.

A l'égard du troifieme ou de l'*applati*, on le
rejettera entiérement, & on le connoìtra facilement en ce que le véritable eft en petites larmes
rondes, & que celui-ci eft plat, de la largeur &
de la groffeur du pouce.

Vertus. L'*opopanax* eft fondant, incifif: on le

donne contre les engorgemens farcineux, dans les sujets froids, dont les humeurs font très-épaisses. C'est un très-bon béchique incisif dans les maladies catarrheufes lorfque l'expectoration est difficile, par l'inertie du poumon.

Il entre dans la compofition de plufieurs emplâtres, onguens & linimens réfolutifs qui font appliqués avec fuccès fur les engorgemens tendineux & ligamenteux.

Dofe. Pour le cheval & le bœuf, depuis ʒij jufqu'à ʒj

ORANGER. L'*oranger* eſt un arbre à fleurs rofacées; les feuilles & les fleurs font ameres & aromatiques.

Vertus. On en fait ufage en poudre pour rétablir les fonctions ae l'eſtomac, lorfqu'elles font viciées par la foiblesse des fibres du ventricule & par l'inactivité du fuc gaftrique.

Données dans une décoction martiale, elles font bonnes contre l'atonie & la foiblesse de la maffe cérébrale, contre les affections fpafmodiques nerveufes.

Elles font excellentes dans les cataplafmes aromatiques; brûlées fur des charbons ardens, elles forment un parfum antipeftilentiel; fi on les fait macérer dans le vinaigre avant que de les brûler, leur effet eſt encore plus marqué.

Les fleurs fourniffent une eau diftillée qui eſt cordiale, céphalique & ftomachique: on la donne avec fuccès mêlée avec l'éther, pour remédier aux coliques venteufes & fpafmodiques.

Nous faifons ufage de la chair & de l'écorce d'*orange*.

La chair fraîche & pourvue de fon eau, peut être mélangée avec l'eau commune & un peu de
miel

miel commun, il en réfulte une boiffon très-ra-
fraîchiffante qui pare à la trop grande exaltation
& à la raréfaction du fang. On comprend que dans
les pays où ce fruit eft rare & cher, il vaut mieux
recourir à un acide végétal ou minéral.

L'écorce réduite en poudre & donnée dans une
décoction de bourrache, eft très-bonne pour la
fuppreffion d'urine, quand elle a pour caufe l'é-
paiffiffement & la vifcofité du fang.

Infufée avec les fleurs de fureau, elle eft cordiale,
fudorifique, & très-bonne, par conféquent, pour
accélérer la circulation, pour pouffer & déterminer du centre à la circonférence : on s'en fert
ainfi pour préferver les animaux des maladies
épizootiques, pour faciliter les éruptions cutanées,
pour augmenter au befoin l'intenfité de la fievre,
& pour foutenir les forces de la nature. Quand
on fe propofe d'en augmenter l'effet, on fubftitue à l'infufion de fureau, le vin rouge & vieux
dans lequel on la laiffe infufer un certain tems.

Si l'on ajoute à la décoction de cette écorce
un peu de camphre diffous dans une très-légere
quantité d'efprit-de-vin, on a un collyre très-efficace pour arrêter les progrès des puftules fup-
purantes du claveau fur les yeux.

OREILLE-D'HOMME, *Voyez* CABARET.

ORGE. *L'orge* s'emploie de deux manieres, dans
la médecine & dans l'hygiene vétérinaire; on le
fait manger en verd, comme remede, & l'on fait
ufage de fa graine.

Vertus. L'*orge* fe donne en verd, aux chevaux
fains d'ailleurs, qui font fans fievre, lorfqu'ils
font maigres, débiles, & que leurs parties pè-
chent par féchereffe & rigidité; cette nourriture
ouvre alors les fécrétions ; le mucilage doux

qu'elle fournit , relâche toutes les parties & renouvelle les fucs & la fubftance même du corps : auffi convient-elle aux jeunes chevaux, lors des dernieres époques de leur accroiffement ; aux chevaux qui ont éprouvé des maladies graves & longues , qui ont appauvri les humeurs ; à ceux qu'on a foumis à de grandes fatigues , & qu'on a nourri avec des alimens échauffans , pour leur donner la force de les foutenir.

Cet aliment étant très-fucculent & très-relâchant, produit bientôt une pléthore fanguine qui oblige de faigner l'animal cinq à fix jours après qu'on a commencé à en faire ufage ; mais nous n'offrons ici que des données générales fur ce fujet , & nous renvoyons au traité des nourritures en verd, confidérées comme remede, pour de plus amples détails à cet egard.

Le grain de l'*orge* fert de deux manieres , en grain & en farine ; employé en grain, on le fait cuire jufqu'à ce qu'il foit crevé , & fa décoction édulcorée avec du miel , eft une boiffon délayante & rafraîchiffante dont on fait ufage communément & avec fuccès dans les maladies purement inflammatoires : on donne auffi cette décoction édulcorée avec de l'oximel dans le cas d'épaiffiffement fanguin , fon ufage étant précédé de la faignée.

L'*orge* en farine fe donne délayé avec de l'eau bouillante, feul ou édulcoré avec du miel, comme un aliment de facile digeftion , dans les maladies accompagnées de féchereffe & d'épuifement , où l'on eft obligé de nourrir, quoique cependant il y ait de la fievre ; lorfque cette fievre eft légere & qu'elle a pour objet une coction qui ne peut être interrompue par cet aliment, mais qu'il peut foutenir, au contraire.

Il fupplée, de cette maniere, à la nourriture verte la plus délicate : on le donne cuit, aux volailles & aux cochons, avec le plus grand fuccès, dans les cas où nous l'indiquons pour les autres animaux.

ORIGAN SAUVAGE ; *petit origan*. Ces deux plantes fe trouvent communément.

Vertus. Elles font très-aromatiques, céphaliques, ftomachiques & légérement diaphorétiques : on les donne avec fuccès en poudre pour produire le fecond de ces effets, & l'on en continue l'ufage ; on les affocie alors avec des amers, comme l'abfynthe, la gentiane, le fel commun. Leur infufion dans l'eau eft céphalique, on la donne dans les affoupiffemens légers dus à des humeurs féreufes ; cette infufion faite dans des liqueurs fermentées, dans le vinaigre, ou la décoction dans l'eau, affociée à cet acide, pouffe à la fueur ou à l'infenfible tranfpiration.

Appliqués au dehors, les *origans* font un des bons réfolutifs aromatiques qu'il y ait ; on les mêle avec des fubftances douées de cette vertu, ou de telle autre propre à produire l'effet qu'on fe propofe, afin de les lier en forme de cataplafme.

ORIGAN-DE-CRÈTE. *Voyez* DICTAME-DE-CRÈTE.

ORPIMENT. Suc arfénical formé en mottes, compofé d'écailles ou de feuilles minces, comme le talc, qui fe féparent aifément les unes des autres.

Il y en a de trois efpeces : l'une brille comme l'or dont elle a la couleur ; l'autre a une couleur rouge & de cinabre, c'eft l'*orpiment rouge* ou *réalgar* ; la troifieme eft un peu verte, jaune, en maffe

& mêlée de terre ; c'est la moins estimable. Ces especes se trouvent dans les mines d'or , d'argent, & de cuivre.

L'*orpiment* est un poison , donné intérieurement, comme l'arsenic ; il peut remplacer cette substance dans l'usage extérieur : on le préfere pour déterger les ulceres farcineux des paupieres, de la conjonctive, de la cornée lucide , & de la membrane pituitaire ; on l'incorpore pour cela dans du beurre, l'ayant mis préalablement en poudre impalpable.

ORPIN. *Voyez* JOUBARBE.

ORTIE. Il en est de plusieurs especes : la *grande ortie* ; l'*ortie grièche* ; la *petite ortie* ; l'*ortie romaine* ; l'*ortie blanche*.

Vertus. Ces plantes ont les mêmes vertus : le suc ou la décoction, font astringens , fortifians ; on donne le suc de préférence dans le cas de dissolution des humeurs, d'hémorrhagie : la seconde préparation se donne dans le pissement de sang. Les vaches mangent ces *orties* , & l'on doit les donner à celles d'une constitution débile ; leur lait se charge de la vertu de ces plantes. On peut profiter de cet avantage pour nourrir des poulains d'une complexion délicate : ce lait, d'ailleurs, devient un aliment médicamenteux très-salutaire pour l'homme.

L'*ortie* fraîche, pilée & mêlée avec l'huile est un très-bon résolutif contre les contusions aux mammelles , & sur d'autres parties délicates.

OS-DE-SÈCHE. Ecaille assez solide ou os blanc, opaque, léger, uni , dur en dessus, friable en dessous, d'un goût âcre, légérement salé, & sans odeur, qui garnit le dos d'un poisson que l'on nomme *sèche* ou *bouffron*. On le pêche sur les bords de l'Océan & de la Méditerranée.

On doit choisir l'*os de sèche* épais, blanc, léger, friable.

Vertus. Il est apéritif, déterfif & deffîcatif. On
le pulvérife, on le donne extérieurement dans
quelque infufion, ou mêlé avec quelques autres
médicamens appropriés.

Dofe. La dofe eft depuis ʒ ij jufqu'à ℥ j pour
l'animal. Il entre dans quelques compofitions.

OSEILLE. L'*ofeille* eft une herbe très-connue;
on emploie fes feuilles intérieurement & extérieurement, attendu leur acidité.

Vertus. On en fait une décoction qu'on donne
dans la vue de calmer le mouvement défordonné
du fang, fon bouillonnement, fa raréfaction, &c.
& l'on rend cette décoction encore plus efficace,
par l'addition du fel de nitre.

Son fuc, adminiftré en breuvage, donne au fang
plus de corps & de confiftance, & dès-lors, fa
tiffure eft telle, que ne cédant pas trop aifément
à l'action des folides, il en prévient la diffolution ; on a l'attention, néanmoins, de concilier
cet acide avec l'état de la poitrine.

Ses feuilles, cuites dans l'eau commune jufques
à confiftance de marmelade, & appliquées à l'extérieur fous la forme de cataplafme, font un
puiffant réfolutif : par elles, nous avons diffipé
une multitude de glandes tuméfiées fous la ganache, dures, renitentes, indolentes, ou avec
douleur. On a la précaution de renouveller le
cataplafme matin & foir ; fouvent on fe contente
de faire réchauffer le même, en l'humectant de
fa propre décoction. Moins on ajoute d'eau pour
la cuiffon de ces feuilles, plus le remede eft efficace. Lorfque les tumeurs dont il s'agit font dif-

pofées à la fuppuration, on fait cuire l'*ofeille* dans le vieux-oing.

Pᴀɪɴ. Cette préparation alimentaire eft du goût de tous les animaux domeftiques. Nous l'employons comme aliment & comme médicament.

Vertus. Le *pain* fe donne aux herbivores, & fur-tout au cheval, comme reftaurant : on en fait alors une panade avec de l'eau feule, ou de l'eau miellée, ou du lait ; on ajoute quelquefois à cette panade, pour la rendre plus nourriffante, & pour en faciliter la digeftion, quelques amers fimples, ou des amers aromatiques, tels que la poudre de gentiane, d'aunée, les baies de genièvre ; la panade fe fait auffi avec de l'eau ou du vin, de la bierre ou du cidre pour fortifier les vaches après le part. Lorfqu'on fait ufage du *pain*, dans ce cas, on le coupe quelquefois par tranches, & on en fait des rôties que l'on foupoudre de fel après les avoir trempées dans ces liqueurs.

Le *pain* s'emploie à l'extérieur en forme de cataplafme ; il agit, cuit avec l'eau, comme émollient ; préparé au lait, il eft émollient & adouciffant ; on y ajoute le fafran, pour le rendre anodin.

Pᴀɪɴ ᴀ Cᴏᴜᴄᴏᴜ *voyez* Aʟʟᴇʟᴜɪᴀ

Pᴀʀᴇɪʀᴀ-ʙʀᴀᴠᴀ, *butua*. Racine qui fignifie en françois vigne fauvage ou bâtarde ; elle a de la reffemblance avec celle du thymelæa. Elle eft ligneufe, tortueufe, brune au-dehors, rude & fillonnée dans fa longueur & dans fa circonférence, d'un jaune obfcur intérieurement, &c. Elle nous vient du Bréfil par les Portugais.

Vertus. Elle eft très-apéritive & propre pour le gravier. On la donne en poudre dans du vin blanc ou en infufion dans l'eau.

Dose. La poudre fe donne depuis ℨ iv jufqu'à
ℨ j ß ; & en infufion de ℥ j à ℥ iv.

PARIÉTAIRE. La *pariétaire* eft une plante dont
le fel effentiel eft nitreux ; elle prend feu & pétille comme le nitre fur les charbons allumés.

Vertus. Elle eft émolliente, tempérante, anodine; on en donne le fuc ou la décoction ; on
fait plus communément ufage de cette derniere,
qui, étant fort chargée des propriétés de cette
plante, eft diurétique ; on la donne lorfque les
urines font épaiffes, & qu'elles charient des matieres fabloneufes.

On emploie auffi la décoction de *pariétaire*
en lavemens, lors de l'inflammation des inteftins;
elle agit alors comme émollient.

Cette plante, au furplus, étant dépourvue de
mucilage fin, on ne la prefcrit point pour en
faire des cataplafmes.

PAS-D'ANE. *Voyez* TUSSILLAGE.

PASSE-RAGE. Il eft deux plantes de ce nom,
la *grande paffe-rage, chaffe-rage*; & la *paffe-
rage fauvage, petite paffe-rage, creffon des prés.*
L'une & l'autre ont les mêmes vertus: on en
emploie les feuilles & les racines.

Vertus. On en fait ufage dans le cas de décompofition des liqueurs, telle que celle qui fur-
vient aux chevaux atteints des eaux, du farcin;
dans les douleurs vagues des parties, qui font
accompagnées de foibleffe générale, de perte de
reffort. On donne ces plantes infufées dans le vin
ou dans une autre liqueur fermentée; elles font
alors diurétiques.

La racine pilée & réduite en une pâte mêlée
avec quelqu'huile animale ou du beurre, s'applique avec fuccès fur les parties douloureufes,

lorsqu'il n'y a pas de chaleur ni d'inflammation, & que l'état est dû à la tuméfaction & à la tension des parties blanches & ligamenteuses.

On fait des nouets avec les feuilles ou les racines, les ayant fait macérer préalablement dans le vinaigre ; ils conviennent lorsque les gencives sont détachées des dents par l'effet d'ulceres qui les rongent, & pour exciter l'appétit.

PATIENCE. On connoît plusieurs plantes sous ce nom, mais nous n'entendons parler ici que de la *patience sauvage*, la *patience sauvage frisée*, & la *patience sauvage ordinaire*.

Vertus. On fait usage de la racine de l'une & de l'autre comme apéritive, propre contre les maladies cutanées, les douleurs rhumatismales & les obstructions des visceres. On la donne en poudre, où l'on en fait prendre la décoction ; c'est un apéritif stomachique qu'on donne avec succès dans les sujets débiles, dont la digestion est difficile, & lorsque ce vice est accompagné de fievre lente.

PAVOT. Nous entendons parler ici du *pavot blanc*, du *pavot cornu*, du *pavot noir*, du *pavot rouge des champs* ou *sauvage* & du *coquelicot*. Ces plantes sont très-connues.

Vertus. On se sert des fleurs & des têtes, surtout du *pavot rouge* : on en forme des infusions ou un sirop. Les têtes sont anodines, calmantes ; elles ont les vertus de l'opium à un léger dégré, & on les préfere, par cette raison, lorsqu'on ne veut combattre que des spasmes légers ou de foibles irritations. Les fleurs ont les mêmes propriétés, mais elles sont encore plus foibles ; elles ont une qualité légèrement aromatique, qui les rend très-propres à exciter la transpiration, & généralement les sécrétions, sur-tout celle des bronches; elles produifent, par cette raifon, les meilleurs éffets dans les catarrhes inflammatoires, étant affociées avec des adouciffans; on les donne avec fuccès dans les toux fèches, convulfives, lorfqu'elles ne font pas produites par la quantité du fang, & qu'elles n'ont pas lieu dans les fujets pléthoriques.

PERSICAIRE. C'eft une plante qui eft commune dans les terreins humides.

Vertus. Elle eft vulnéraire, aftringente, & apéritive; on en emploie la tige & les feuilles fèches; on en fait une décoction; fraîches, on les pile avec un peu d'eau, & l'on en tire le fuc par expreffion: ce fuc ou cette décoction s'emploient dans les diarrhées, les dyfenteries compliquées de défaut de reffort dans le canal inteftinal, & produites par une fécrétion extrêmement abondante de matieres glaireufes; lorfque la foibleffe eft extrême, on donne avec fuccès la poudre de *perficaire:* on donne encore cette plante dans le cas de maladies cutanées, accompagnées de la décompofition fcorbutique des humeurs.

PERSIL. Il eft plufieurs plantes qui portent ce nom; nous ne parlons ici que du *perfil des jardins:* on fe fert de toute la plante, mais on préfere fa racine.

Vertus. Elle eft apéritive, ftomachique & diaphorétique; comme apéritive, elle fait partie des breuvages doués de cette premiere qualité; on s'en fert comme ftomachique dans le cas d'inappétence & de foibleffe dans les organes digeftifs, & dans les tempéramens froids: le *perfil* agit fpécialement comme diaphorétique dans le claveau, pour en favorifer la fortie, & l'on en donne la décoction feule & tiéde, à plufieurs reprifes, pendant que l'éruption s'en fait; on y ajoute le vinaigre, lorfqu'on craint la malignité.

Les femences de *perfil* font diurétiques ; toute la plante coupée & récoltée comme le foin, donnée à manger en forme de fourrage aux lapins, les guérit de l'adafe ; lorfque la maladie eft commençante, cette nourriture la prévient.

Les feuilles de *perfil* fraîches, pilées & mêlées avec de l'eau-de-vie, forment un excellent vulnéraire, dont on fait ufage avec beaucoup de fuccès, contre les foulures, les plaies récentes, & même les entorfes.

PERVENCHE. On diftingue la *grande* & la *petite :* l'une & l'autre ont les mêmes vertus, mais on préfere la premiere.

Vertus. Ces plantes font vulnéraires & aftringentes : on en fait des gargarifmes dans les efquinancies, les maux de gorge ; alors on édulcore la décoction qu'on en prépare, avec du miel. Lorfqu'on les emploie comme vulnéraires, on en continue la décoction plufieurs jours, & on l'édulcore avec le vinaigre.

La *grande pervenche* donnée en poudre, alliée avec l'éthiops antimonial, a été propofée par M. Malouin comme un fpécifique contre la morve : mais fon ufage dans cette circonftance n'a été fuivi d'aucun fuccès dans les expériences réitérées que nous en avons faites.

PÉTASITE, *herbe aux teigneux.* On ne fait ufage que de la racine.

Vertus. Elle eft apéritive, antifpafmodique & effentiellement alexitère ; pour opérer ce dernier effet, on la fait infufer dans le vin ou dans le vinaigre, fuivant les circonftances : on l'ordonne en poudre dans l'afthme humide, contre des toux produites par des matieres ténaces.

Dose. Pour le cheval & le bœuf, depuis ʒj jufqu'à ʒiij, étant fèche.

PETIT CHÊNE. *Voyez* GERMANDRÉE.

PETIT ORIGAN. *Voyez* ORIGAN SAUVAGE.

PÉTROLE. *Voyez* HUILE DE PÉTROLE.

PEUPLIER. Il en eft de deux efpeces, le *blanc* & le *noir.* Les yeux ou boutons de l'un & de l'autre de ces arbres, & fur-tout du dernier, font très-connus, comme étant la bafe de l'onguent *populeum;* mais cet ufage n'eft pas le feul qu'ils ayent dans la pratique de la médecine vétérinaire.

Vertus. Infufés dans l'efprit-de-vin ou l'eau-de-vie, ils donnent une teinture très-bonne pour le traitement des plaies; on donne auffi cette teinture comme béchique incifif & fortifiant; pour arrêter le flux de ventre occafionné par des humeurs glaireufes, & pour fortifier les organes digeftifs : on l'étend alors dans le vin, le cidre ou telle autre liqueur fermentée, commune dans le pays.

Les boutons de *peuplier,* infufés dans une leffive alcaline, ou dans une diffolution de fel ammoniac, forment un favonneux très-apéritif, diurétique, béchique incifif, bon pour détacher les matieres épaiffes & ténaces fixees dans les bronches; pour diffoudre les matieres bilieufes, épaiffes; diffiper l'empâtement des vifceres & les glaires qui s'amaffent dans les voies urinaires. On fait auffi infufer ces boutons dans une huile douce, émolliente, & l'on obtient un baume vulnéraire, aftringent & antifpafmodique, qu'on donne intérieurement dans les toux convulfives occafionnées par des matieres à expectorer, & qu'on applique au dehors fur les engorgemens douloureux des parties tendineufes, ligamenteufes, dans les douleurs d'oreille, de gorge : on en met dans les

cataplafmes qu'on applique autour des pieds douloureux ou enflammés.

PIED-DE-CHAT. On ne fe fert que des fleurs.

Vertus. Elles font émollientes, adouciffantes ;
on les met au nombre des fleurs pectorales ; elles
en ont véritablement les propriétés, & fourniffent comme elles, un mucilage doux, qui convient même dans l'éréthifme & l'inflammation
des inteftins.

PIED-DE-LION. Cette plante vient de préférence
dans les contrées montagneufes, comme les Alpes,
les Pyrénées, les montagnes de la Suiffe.

Vertus. Elle eft vulnéraire & aftringente ; on
l'ordonne pour la cicatrifation des ulceres du
poumon, & le lierre terreftre la fupplée ; en
général, on l'emploie rarement feule : elle fait
partie des *faltranks* qu'on recueille en Suiffe & en
Auvergne, & qu'on débite fous le nom de *vul-
néraires-fuiffes.*

PIED-DE-VEAU. Toute cette plante eft fort âcre :
cette âcreté eft moindre dans la racine, lorfqu'elle
eft fèche.

Vertus. On donne cette racine en poudre, dans
les inappétences dues à la crudité des fucs de
l'eftomac, à l'inertie de ce vifcere, occafionnée
par des matieres glaireufes qui y font amaffées.
On l'allie auffi avec l'affa-fétida & l'oximel ou
le vinaigre, pour en faire un fialogogue, lors
de l'engorgement des parties de la bouche, qui
n'eft pas accompagné d'inflammation.

Les feuilles de *pied-de-veau,* pilées & appliquées fur les ulceres, les détergent fenfiblement.

Dofe. La racine fe donne, au cheval, de ℥ ij
à ℥ j ; au bœuf de ℥ iv à ℥ ij ; au mouton, de
℥ j à ℥ vi.

PIERRE-A-CAUTERE. Comme il eſt plus économique de prendre cette ſubſtance chez les marchands que de la préparer ſoi-même , nous avons cru devoir la placer ici.

C'eſt un ſel alcali fixe, aiguiſé par la chaux, & privé de toute humidité par la deſſication & par la fuſion. Cette préparation doit être garantie de toute humidité ; on la conſerve , à cet effet , dans un flacon fermé par un bouchon de criſtal.

Vertus. C'eſt un cauſtique qu'on emploie pour détruire promptement des chairs fongueuſes ; pour évacuer promptement des ſéroſités , & former en même temps des cauteres , en le plaçant dans une poche faite entre la peau & les parties qui ſont immédiatement au deſſous.

PIERRE-A-CHAUX. *Voyez* CHAUX.

PIERRE-HÉMATITE. Cette pierre dure , compacte, peſante, participant de la nature du fer, préſente des aiguilles pointues ; ſa couleur eſt d'un brun rougeâtre ; elle paroît rouge comme du ſang, à meſure qu'on la tire des mines de fer.

On doit la choiſir nette, peſante, compacte, en belles aiguilles , de couleur rouge brun, ayant des lignes noirâtres au dehors ; elle doit reſſembler au cinabre intérieurement.

Vertus. Cette ſubſtance, qui n'eſt qu'une mine de fer, en a les propriétés ; mais elle eſt , de plus, aſtringente , auſſi l'emploie-t-on pour arrêter des diarrhées, dans les maladies cachectiques, contre les eaux aux jambes, le ſuintement immodéré des fourchettes, &c.

PIMPRENELLE. Cette plante eſt au nombre de celles qui entrent dans la compoſition des fourrages ; on a même tenté de la cultiver ſeule pour les moutons : on ne fe fert que de fa racine dans la médecine vétérinaire.

Vertus. Elle eft béchique incifive, apéritive, diurétique & légèrement diaphorétique. Pour en obtenir cette derniere vertu, on la fait bouillir avec deux parties d'eau & une de vinaigre : employée comme apéritive, ou béchique incifive, on la donne en poudre, tous les matins, & elle convient fur-tout, comme telle dans l'empâtement des vifceres : enfin, on en donne la décoction, lorfqu'on veut qu'elle foit diurétique.

PIN. Cet arbre croît dans les montagnes des départemens méridionaux : il eft très-fenfible au froid. On n'en emploie que les bourgeons & les fommités tendres.

Vertus. Infufés dans le vin, la bierre, le cidre, ils rendent ces liqueurs très-diurétiques & diaphorétiques. On en fait ufage dans les maladies chroniques, comme les eaux & le farcin, compliquées d'une difpofition cachectique.

PLOMB, *faturne.* C'eft un métal très-commun, mou & très-facile à manier ; il eft fouple & très-pliant. On s'en fert dans la chirurgie vétérinaire pour faire des fondes fléxibles, qu'on emploie dans la fiftule lacrymale ; on en fait des plaques minces avec lefquelles on enveloppe l'artere dans l'opération de l'anévrifme, &c.

Vertus. Le *plomb* ne s'emploie point fous fa forme métallique comme médicament, & on ne le donne jamais intérieurement ; c'eft un poifon ; mais toutes fes préparations font extérieurement adouciffantes, defficatives, répercuffives, fondantes ; elles facilitent la cicatrifation des plaies & des ulceres.

Celles dont nous faifons le plus fréquent ufage

font le *minium*, la *céruse*, la *litharge*, l'*extrait* & le *sel de saturne*, le *plomb brûlé*, &c. Cette derniere eſt la ſeule qu'on donne à l'intérieur.

Les beſtiaux qui pâturent dans le voiſinage des mines de *plomb* ou des atteliers dans leſquels on fabrique ſes préparations en grand ; ceux qui reſpirent les vapeurs qui s'en élevent, ou qui boivent les eaux qui en ſont imprégnées, reçoivent les empreintes d'un poiſon lent, qui les rend délicats, maigres, qui les empêche de ſe développer & qui les tue inſenſiblement.

POIVRE. On diſtingue le *poivre noir* & le *poivre blanc* : l'un & l'autre ont les mêmes vertus.

C'eſt le fruit d'une plante rampante & ſarmenteuſe comme le lierre : elle vient dans l'iſle de Java, &c. Ce fruit eſt une ſemence ronde, ridée ; l'écorce en eſt noirâtre ; l'intérieur eſt compaĉt & d'une couleur blanche, extérieurement il eſt d'un jaune verd ; l'odeur en eſt légérement aromatique & aſſez agréable ; la ſaveur en eſt très-âcre & brûlante.

On doit le choiſir bien nourri, net, compaĉt, aſſez peſant, fort âcre au goût.

Vertus. Il eſt inciſif, ſtimulant, ſtomachique. Le *poivre* eſt un puiſſant fortifiant contre les foibleſſes d'eſtomac dans leſquelles l'animal ſe vide aiſément. Il eſt auſſi très-cordial, donné à forte doſe : ſi on le joint avec la muſcade dans le vinaigre, c'eſt un puiſſant alexitère ; mais il faut l'employer avec précaution, & ſeulement lorſqu'on veut exciter les forces dans les ſujets qui ſont dans la plus grande inertie ; infuſé dans le vin blanc, c'eſt un excellent fortifiant dans la pouſſe humide, dans les diſpoſitions nerveuſes dues à une foibleſſe générale.

Le *poivre* en poudre, pétri avec la térébenthine,

est un bon résolutif dans les engorgemens froids; cette poudre arrête les hémorrhagies, dans les plaies légeres faites à l'ongle; on l'applique aussi sur les excroissances des feuillets dans les plaies de ces parties pour en retenir l'accroissement & faciliter la consolidation.

Dose. Pour le cheval & le bœuf, de ʒj à ℥j; pour le mouton, de ʒß à ʒji.

POIX. Substance résineuse qu'on tire du pin & du sapin. Les différences des *poix* sont dues à celles de la préparation qu'on en fait.

Poix de Bourgogne, poix grasse, poix blanche. On doit choisir la *poix grasse* la plus blanche, la moins remplie d'eau & d'ordures, & la moins coulante que faire se pourra.

Poix résine. Quand elle est d'une belle qualité, elle est exempte d'eau & de sable; elle est sèche & d'une couleur jaunâtre. La meilleure vient de Bayonne & de Bordeaux.

Poix noire. Elle doit être d'un beau noir luisant, sèche, & former des especes de soleils quand on la casse.

Vertus. Toutes les especes de *poix* sont digestives, fortifiantes, attractives, maturatives, résolutives; on les emploie dans les onguens, dans les emplâtres, les charges, &c.

POLYGALA. Il est deux plantes qui portent ce nom; l'une exotique, le *polygala* ou *poligale de Virginie, racine de serpent à sonnettes, sénéka;* l'autre indigène, le *polygalon, herbe à lait, laitier.* L'une & l'autre ont les mêmes vertus, & peut-être le *polygala de Virginie* n'a-t-il été autant vanté que parce qu'il venoit de loin; on emploie toute la plante indigène, & on ne se sert que de la racine de l'autre.

Vertus.

Vertus. Cette plante donne beaucoup de lait aux femelles nourrices qui la paiffent ; fa racine eft un alexitère qui convient dans les catarrhes ou refroidiffemens accompagnés d'amas d'humeurs pituiteufes ; dans les pleuréfies, les péripneumo-nies, elle incife puiffamment les humeurs, & dé-termine des mouvemens critiques : on peut l'em-ployer dans ces maladies , lorfqu'elles font épi-zootiques. Donnée en poudre dans une liqueur compofée de moitié eau & moitié vinaigre, ou dans l'eau , animée par l'alcali volatil, elle eft très-efficace contre la morfure de la vipere.

Dofe. Pour le cheval & le bœuf, depuis ℥ iv jufqu'à ℥ ij.

POLYPODE. C'eft une plante de la claffe des capillaires : le *polypode* eft affez femblable à la fougere par fes feuilles ; il croît fur les vieux murs, fur le frène, le hêtre, le chêne, &c. Celui qui eft pris fur le dernier de ces arbres eft le plus eftimé. C'eft de fa racine qu'on fait le plus d'u-fage ; elle eft rampante, d'une médiocre groffeur, garnie de plufieurs tubercules : la couleur en eft extérieurement rouffâtre, intérieurement verdâtre ; l'odeur en eft foible ; fa faveur, d'abord fade , laiffe une légere âcreté mêlée d'un peu d'aftriction.

Vertus. On la regarde comme laxative , apéri-tive, diurétique ; mais les expériences multipliées que nous avons faites fur ce remede, & qui n'ont été fuivies d'aucun effet fenfible, nous ont affuré qu'il eft à peu près fans vertus.

POLYTRIC. *Voyez* CAPILLAIRE.

POULIOT. C'eft une plante de la claffe des aro-matiques, & qui eft affez commune.

Vertus. Elle eft apéritive, antihyftérique , fto-machique, pectorale, vulnéraire ; on la fubftitue au

dictame de Crète qu'elle remplace , au besoin.
Voyez DICTAME.

POURPIER. On se sert également du sauvage
& du cultivé.

Vertus. Ils sont très rafraîchissans , tempérans :
on en donne le suc ou la décoction acidulés avec
le vinaigre , ou simplement aiguisés avec le nitre ,
selon le besoin , dans les raréfactions du sang ,
contre son épaississement , dans la maladie rouge.
On fait manger le *pourpier* au cochon , dans cette
derniere circonstance , avec beaucoup de succès.

PULMONAIRE. On en distingue de trois especes :
la *grande pulmonaire* , *pulmonaire à feuilles larges* ;
la *petite pulmonaire* ; & la *pulmonaire des François* ;
ces trois especes s'emploient indifféremment.

Vertus. Elles sont adoucissantes , légèrement
vulnéraires, consolidantes & diaphorétiques : on
les emploie plus communément comme béchiques ,
dans des toux , & des picottemens accompagnés du
besoin d'expectorer , & qui sont la suite de refroi-
dissemens. Ces plantes sont employées seules , &
on en fait prendre la décoction édulcorée avec
du miel , ou on les ordonne comme faisant partie
des breuvages pectoraux.

PYRÈTHRE. Racine qu'on tire du Levant , de
Tunis , de la Saxe , de la Bohéme. Son nom lui
vient de ce qu'elle imprime sur la langue une
sensation brûlante , comme le feu : elle est de
moyenne longueur , de la grosseur du petit doigt ,
grêle , ridée , extérieurement d'un noir roussâtre ;
blanchâtre en dedans , sans odeur , d'un goût âcre.

Elle doit être bien nourrie , sèche , mal-aisée à
rompre ; il faut qu'elle ne soit pas trop ancienne
ni cariée , & que son action brûlante soit prompte.

Vertus. Cette racine a les mêmes vertus que

celle d'arum ou cabaret ; mais à un plus haut dégré ; elle eft, en même temps, un peu aromatique :
on la fait prendre en poudre intérieurement dans
le cas de cachéxie & même d'hydropifie ; elle
excite puiffamment le jeu des parties, & les porte
à fe débarraffer des férofités furabondantes. On
l'emploie, avec fuccès, comme mafticatoire &
fialogogue, dans l'engorgement de la bouche ;
lors de la protrufion des dents, ou dans les maladies épizootiques ; on l'emploie alors mêlée avec
du miel ou de l'oximel.

On la fait infufer dans du vin, dans d'autres
liqueurs fermentées, dans de l'eau-de-vie, du vinaigre. On la donne intérieurement, afin d'exciter puiffamment les forces digeftives & l'expectoration des matieres épaiffes, retenues par l'effet
de la foibleffe des organes, lorfqu'elle eft préparée
avec la premiere de ces liqueurs ; on l'adminiftre
comme un très-grand ftimulant dans l'atonie générale, étant infufée dans l'eau-de-vie ; enfin, on
s'en fert comme d'un très-grand incifif dans des
maladies aigües où les humeurs font dans un état
de congeftion, lorfqu'elle eft préparée dans le
vinaigre. Ces préparations appliquées au dehors
font auffi réfolutives & ftimulantes.

Dofe. Pour le cheval & le bœuf, la *pyrèthre*
fe donne de ℥ j à ℥ vj ; pour le mouton, de ℥ ß,
à ℥ ij.

Q̃UEUE DE POURCEAU, *fenouil de porc*. On
n'emploie que la racine de cette plante, qui contient un fuc réfineux-gommeux. On la fait fécher,
on la pulvérife, & on la donne ainfi avec du miel.

Vertus. Elle eft antifpafmodique & légèrement
incifive ; on la prefcrit pour appaifer des douleurs

invétérées, dans les maladies nerveuses, chroniques, & même pour exciter les chaleurs dans les femelles. On délaie cette poudre dans une huile douce, & l'on en fait un liniment pour appaiſer les douleurs locales.

Doſe. Pour le cheval & le bœuf, de ʒiij à ℥j; pour le mouton, de ℥j à ℥iv.

QUINQUINA, *écorce du Pérou*, *Kina*. Écorce d'un arbre qui croît dans le Pérou, & qui porte le même nom.

On la choiſit d'une bonne conſiſtance, compacte, ſéche, d'une épaiſſeur médiocre; il faut prendre garde qu'elle ne tombe point en pouſſiere lorſqu'on la rompt, & qu'elle ne ſoit pas remplie d'ordures comme on le voit ſouvent; on doit préférer auſſi les petites écorces noirâtres & chagrinées à l'extérieur, parſemées de quelques mouſſes blanches ou de quelques petites feuilles de fougere, rougeâtre en dedans & d'un goût amer & fort déſagréable; on rejettera celles qui ſont filandreuſes quand on les caſſe, d'une couleur rouſſe, & celles qui ſont couleur de canelle extérieurement, quoiqu'elles ſoient les plus eſtimées par ceux qui n'ont qu'une légere connoiſſance de cette écorce.

On falſifie quelquefois le *quinquina* en y mêlant d'autres écorces, telles que celle de l'aliſier, dont la couleur eſt plus blanche en dehors, plus rouge intérieurement & dont la ſaveur eſt plus ſtiptique. On y mêle auſſi ſouvent de l'écorce de caſcarille.

Le *quinquina* eſt un remede puiſſant & des plus recommandables. Il ſeroit à ſouhaiter que nous puiſſions, ſur-tout eu égard aux animaux d'une certaine maſſe, le remplacer & y ſuppléer par des ſubſtances moins cheres, indigènes ou priſes dans nos climats.

Vertus. Il eſt antiſeptique, tonique, aſtringent, chaud, diſcuſſif, fondant, fébrifuge, déterſif, ſtiptique, cicatriſant, &c.

Non-ſeulement il prévient la pourriture ou la décompoſition des humeurs, mais il la corrige & la ſurmonte ſouvent, lorſqu'elle exiſte à un certain point. Son effet eſt de fortifier les parties ſolides, de parer à leur foibleſſe, d'en exciter le ton & le jeu ; c'eſt ainſi qu'il diſſipe les fluides ſuperflus, qu'il rapproche les globules de ceux qui reſtent, qu'il en augmente la denſité & la cohérence : appliqué à l'extérieur, il fronce, il criſpe, il reſſerre, il deſſéche & il fortifie.

On l'emploie en poudre, en infuſion, en décoction, en extrait, &c. L'état du malade & les circonſtances déterminent à cet égard.

On préfere de donner le *quinquina* en poudre, lorſque l'eſtomac eſt en état de le digérer : l'on en fait prendre la décoction, quand on n'a pas le temps d'en préparer l'infuſion ; l'on ne fait uſage de l'extrait qu'autant que ce ſont de très-petits animaux, comme le chien.

On l'adminiſtre quatre fois par jour aux animaux atteints, ou du claveau, ou d'une péripneumonie, ou d'une fièvre maligne, ou d'une maladie inflammatoire quelconque, épizootique ou non, parvenue à ce dégré où le jeu des ſolides eſt, en quelque maniere, épuiſé, & qui eſt bientôt ſuivie de la décompoſition des humeurs : ſi cette derniere ſe manifeſte, on aſſocie au *quinquina* la racine de dompte-venin & l'eau de Rabel. On ſoutient l'action de ce remede avec le vin aromatique & l'extrait de genièvre. Le *quinquina*, aſſocié avec les acides édulcorés, eſt très-efficace dans le claveau malin, dans les ſuppurations de mauvaise nature, & généralement dans toutes les maladies pestilentielles.

Il est des cas où l'on est obligé de combattre à la fois la gangrene & l'inflammation. Alors on étend le *quinquina* dans une décoction émolliente, nitrée & camphrée.

On ne l'administre pas avec moins de succès en breuvages & en lavemens pour combattre les diarrhées colliquatives & gangréneuses.

Il est très-bon dans les fièvres périodiques, ainsi que dans les fièvres lentes & chroniques, qui font une suite de la débilité des canaux, & que des matieres crues & indigestes entretiennent nécessairement, en repassant sans cesse dans le sang, dont elles alterent de plus en plus la substance : mais il importe, avant d'en faire usage, que la plus grande partie de ces matieres soit évacuée ; il n'est pas moins essentiel aussi de prévenir la stipticité de ce remede, en l'associant aux fondans & aux purgatifs, & en humectant, de temps à autre, les solides. L'inspection des sécrétions & des excrétions à cet égard est la boussole de l'artiste, & lui indique ce qui convient selon les cas.

Cette écorce éloigne & fait quelquefois disparoître pour toujours les paroxismes des fluxions périodiques qui affectent les yeux de certains chevaux. Son usage doit être précédé par celui des évacuans. Pour cet effet, on devance de quelques jours l'époque de l'invasion de la fluxion par la saignée & les purgatifs. Leur effet passé, on administre l'*écorce du Pérou* en poudre, associée avec partie égale d'éthiops minéral fait sans feu, & d'une pareille dose de gomme ammoniaque, ou d'antimoine diaphorétique non-lavé ; on en continue l'usage trois semaines de suite. On purge

& l'on faigne de nouveau, en prévenant toujours le moment de la fluxion. On réadminiftre l'altérant, conftamment affocié aux fondans, trois femaines encore; on purge & l'on faigne une autre fois.

On a dit que le *quinquina* étoit d'une efficacité finguliere dans les cas de diffolution qui ont pour caufe la défunion des principes des fluides & des folides, & qui entraînent la cachéxie, la cacochimie, la leucophlegmatie, la pourriture des bœufs & des moutons, &c. dans toutes ces circonftances. on l'affocie aux martiaux, & on l'étend dans une infufion de petite centaurée ou d'abfynthe.

Donné régulièrement tous les matins, à jeun, le *quinquina* corrige la qualité du pus fluide, ichoreux, fétide, fanguinolent de certains ulceres : l'on voit, au bout de quelque temps de l'ufage de ce remede, une fuppuration louable, & des chairs grenues qui végetent dans le fond, & fur les côtés de la cavité ulcérée.

L'onguent nervin dans lequel on a incorporé du *quinquina* & une très-petite quantité d'éther vitriolique a été un remede qui, placé dans de profondes incifions pratiquées fous une queue coupée à la maniere des Anglois, dans laquelle le fentiment & la chaleur étoient éteints, y a rappelé d'un panfement à l'autre la chaleur & la vie ; la fuppuration, au bout de trois jours, en a été louable & bien conditionnée : cependant tous les fymptomes de mortification & de fphacèle étoient manifeftes par l'engorgement emphyfémateux de la croupe, l'édême de deffous le ventre, &c.

Dofe. Le *quinquina* fe donne au cheval & au bœuf, de ℥ ij à ℥ vj ; au mouton, de ℨ ij à ℥ ij.

QUINTE-FEUILLE. Cette plante est très-commune dans les champs.

Vertus. Les feuilles & les racines sont vulnéraires & astringentes : on les prescrit contre la foiblesse des visceres, les dysenteries ; on les donne dans ce dernier cas, après avoir évacué les humeurs visqueuses, & après avoir détruit toute disposition pléthorique ; on les donne aussi pour mettre fin aux accès fébriles, irréguliers, auxquels sont sujettes les jeunes femelles.

On fait des gargarismes avec la décoction de *quinte-feuille* & le miel, pour fortifier la bouche.

RAIFORT. Il en est de plusieurs especes ; nous n'entendons parler ici que des deux principales, le *raifort* ou *radix* ; le *grand raifort sauvage*, *cochlearia de Bretagne*, *moutardelle*. On en emploie les racines.

Vertus. Elles sont apéritives, incisives, diurétiques : on les pile, on en donne le suc aux animaux, dans le cas de dissolution du sang, pour déterminer la sortie des calculs auxquels les bœufs sont très sujets, & pour dissiper la pituite âcre qui engorge les poumons. On donne aussi le *raifort* râpé & incorporé avec le miel & l'oximel. Le *raifort sauvage*, associé au vitriol martial & au sel commun, forme un très-bon remede contre l'hydropisie & les cachéxies aqueuses.

Dose. Pour le cheval, le suc se donne depuis ℥ iv jusqu'à ℥ xij ; pour le mouton, de ℥ j à ℥ iv.

RAISIN. Toutes les especes de *raisins* bien mûrs ont les mêmes propriétés.

Vertus. Donné en quantité, il convient dans la pousse, dans la fortraiture, dans les sécheresses & ardeurs d'entrailles qui font la suite d'un travail exceffif. Il calme les irritations, affouplit les parties & les fortifie ; il lâche le ventre, pouffe par les urines, & produit bientôt de l'embonpoint.

Dofe. On le donne en plufieurs fois dans le jour, depuis ℔ j jufqu'à ℔ viij.

RAPONTIC. La racine de cette plante, qui a beaucoup de reffemblance avec la rhubarbe , eft oblongue, groffe d'environ deux pouces, jaune en dehors & en dedans ; coupée tranfverfalement, on y diftingue des cannelures difpofées en rayons tirés de la circonférence au centre : elle eft molaffe, fpongieufe, d'une odeur moins odorante & moins amere que la rhubarbe, mais un peu âcre & aftringente, vifqueufe & gluante lorfqu'on la tient dans la bouche. Nous la tirons de la Ruffie.

Vertus. Le *rapontic* a les mêmes vertus que la rhubarbe & fur-tout la qualité tonique & aftringente, qu'il poffede à un plus haut dégré. Nous ne l'employons que fous ce point de vue dans la pratique vétérinaire, & on le donne en poudre avec le fer, lorfqu'il s'agit de fortifier, on l'infufe dans une liqueur fermentée : dans ce dernier cas, il eft très-utile dans la colliquation des humeurs, à la fin des dyfenteries, dans le diabétès.

On le donne auffi aux cochons mêlé avec leurs alimens, pour les dyfenteries auxquelles ils font très-fujets.

Dofe. Depuis ʒ ij, jufqu'a ℥ ij.

RAVE. *Voyez* NAVET.

RÉALGAR. Quelques-autres difent *réalgal.* Suc arfenical de même que l'orpiment. Il en eft de deux fortes, le *naturel* & le *factice.* Le premier fe tire des mines métalliques avec l'orpiment. Sa couleur eft la même que celle du cinabre : Il répand, quand on le brûle, une odeur de foufre &

d'ail: Il eft friable : Il vient de la Chine, fous diverfes formes, tantôt en coupes & tantôt fous celle de petites pagodes.

Le fecond eft fait de l'orpiment fondu pendant quelque tems dans des vaifleaux fublimatoires. Il s'éleve au haut de ces vaifleaux des fleurs jaunes ; il refte au fond une maffe, qui, figée par le froid, eft rouge comme du cinabre.

Vertus. Le *réalgal* a les mêmes vertus que l'orpiment. *Voyez* ORPIMENT.

RÉGLISSE. La racine de cette plante eft d'un très-grand ufage dans la pratique vétérinaire.

Vertus. On la fubftitue au miel pour édulcorer les breuvages quelconques, fur-tout ceux adouciffans, délayans, diurétiques & peftoraux. La poudre de *régliffe* eft elle - même un béchique adouciffant, & même légèrement incifif, qu'on donne feul ou allié avec des médicamens doués de ces vertus, dans la gourme ou la fauffe gourme, dans des catarrhes fixés fur le poumon : dans ce dernier cas, on préfere quelquefois l'extrait de *réglifle*, connu fous le nom de *jus de réglifle*, parceque fes effets font plus prompts & plus confidérables.

Une forte décoéion de racine de *réglifle* avec le nitre eft un diurétique doux, dont on fait ufage dans les fuppreffions d'urine dues à l'épaiffiffement ainfi qu'à la vifcofité du fang.

Dofe. Pour le cheval, la poudre fe donne de ℥ ß à ℥ iij ; le jus, de ℨ ij à ℥ j ß.

REINE DES PRÉS, *ormiere*, *vignette*. Cette plante vient affez abondamment dans les prairies humides.

Vertus. La racine de *reine des prés* eft diaphorétique, vulnéraire & cordiale. Employée comme diaphorétique, on en donne la décoction aiguifée avec le fel ammoniac & avec l'alcali volatil , felon la circonftance ; on s'en fert pour favorifer l'éruption du claveau , pour déterminer la fortie & la réfolution d'éruptions éphémeres ou autres éruptions légeres qui font dépuratoires : fi l'on s'en fert comme vulnéraire , on l'affocie, avec le pied de lion ou tel autre vuinéraire aftringent , le vitriol de mars, par exemple , & elle agit comme un incifif léger , tandis que les autres operent comme toniques : enfin elle eft cordiale , donnée dans les liqueurs fermentées.

Dofe. Pour le cheval & le bœuf, depuis ℥ j jufqu'à ℥ iv ; pour le mouton, de ℈ iv à ℥ j ß.

RENOUÉE , *trainaffe , centinode.*

Vertus. Plante très - commune , & qui eft un très-bon aftringent : on la donne à manger aux lapins pour les guérir ou les préferver de l'adafe ; aux cochons atteints de cachéxie aqueufe ; ces derniers animaux la mangent très-bien , & ils en recherchent les racines. On en donne le fuc dans le cas de commotion, de coup , dans le crachement de fang , accompagné de la diffolution de ce fluide , ainfi qu'aux animaux qui fuent aifément par l'effet de la foibleffe. Pilée & appliquée à l'extérieur, elle eft tonique & réfolutive.

RÉSINE DE JALAP. *Voyez* JALAP.

RHUBARBE. Racine qu'on nous apporte , en morceaux de différentes groffeurs & de différentes longueurs, de la Chine , de la Perfe & de la Mofcovie ; ces morceaux font affez légers ; leur fubftance paroît fongueufe , leur couleur eft d'un jaune foncé & un peu brun à l'extérieur ; l'intérieur eft jaune auffi , mais marqué de taches rougeâtres par intervalle qui font paroître cette racine marbrée; l'odeur en eft aromatique, mais défagréable; le goût en eft amer & légérement âcre & aftringent; on doit toujours préférer celle qui eft bien feche, la plus pefante & la plus marbrée.

Vertus. La racine de cette plante, d'un très-grand ufage pour l'homme, n'eft employée comme purgative en médecine vétérinaire que pour le chien. On s'en ferviroit comme tonique pour les autres animaux, fi le rapontic ne la remplaçoit pas avec avantage & économie. *Voyez* RAPONTIC.

Dofe. On la donne en poudre, depuis ℈ **xv** jufqu'à ʒ ij.

ROMARIN. On emploie les feuilles, les tiges & les fleurs de cette plante.

Vertus. Elles font échauffantes, cephaliques; on les ordonne dans les affect ons nerveufes qui viennent de caufe froide. On en donne l'infufion dans l'eau ou dans le vin, felon les effets qu'on veut produire.

On fait infufer les feuilles & les fleurs de *romarin* dans l'eau-de-vie, & cette liqueur excite puiffamment l'action du fang; on la fait entrer dans des boiffons alexitères, diaphorétiques, comme un véhicule très actif. Les feuilles de *romarin*, leur décoction, leur infufion, font réfolutives, vulnéraires. Cette plante entre dans la compofition du vin aromatique.

RONCE. Cet arbriffeau eft commun dans les bois & dans les lieux champêtres.

Vertus. La décoction de feuilles de *ronce* eft déterfive : on en fait des gargarifmes pour déterger les ulceres de la gorge, des gencives; on baffine, avec cette décoction, les ulceres des yeux, qui font la fuite du claveau ou de puftules farcineufes.

ROQUETTE. La *roquette* est une plante qui exhale une odeur assez forte & dont le goût est très piquant.

Vertus. Son suc est diurétique, remédie aussi aux dispositions scorbutiques. La semence favorise la digestion : on l'ordonne dans la stupeur & l'engourdissement des parties.

ROSE. Cette famille de plantes est nombreuse; nous ne faisons usage que des fleurs, & nous ne les employons qu'extérieurement. On donne la préférence à la *rose rouge* ou *rose de Provins*.

Vertus. On s'en sert comme d'un résolutif; on en fait des cataplasmes, des fomentations sur les parties délicates, comme les yeux, les mammelles; son eau distillée & la couperose forment un collyre résolutif & détersif, dont les bons effets sont reconnus pour fortifier l'œil après les fluxions qu'il a éprouvées.

RUE. On en distingue de deux especes, la *rue des jardins*, la *rue sauvage*; on connoît encore la *rue des prés*, la *rue des chevres* & la *rue de muraille*; mais nous ne parlons ici que des deux premieres.

Vertus. L'une & l'autre ont les mêmes vertus; mais elles sont plus marquées dans la premiere, qu'on préfere toujours. La *rue* est un puissant alexipharmaque, étant bouillie dans l'eau, le vinaigre ou le vin, selon les indications à remplir; elle convient ainsi pour assurer des mouvemens critiques, pour déterminer l'humeur du côté des vésicatoires, contre la morsure de la vipere, lorsqu'on est dénué de l'alcali volatil.

La *rue* se donne en poudre comme stomachique pour provoquer les chaleurs dans les femelles. On ordonne sa décoction, afin d'opérer la sortie du délivre dans des sujets débiles & peu sensibles;

on en donne même , dans ce cas , des lavemens avec fuccès.

Donnée dans les femelles pleines elle provoque l'avortement. Les feuilles de *rue* fraîches , pilées , s'appliquent fur les tuméfactions des parties ligamenteufes qu'on appelle ganglion , & autres ; elles en operent la réfolution : on les allie avec des huiles douces , pour cette fin , lorfque le cas le requiert.

Dofe. Pour le cheval & le bœuf , étant feche , de ℨ iv à ℥ iij ; pour le mouton , de ℨ ij à ℥ j.

SABINE. La *fabine* a les propriétés de la rue : il paroît que fon action eft plus durable que celle de cette derniere plante ; on en fait auffi un plus grand ufage à l'extérieur.

Vertus. Mife en poudre , alliée avec les corps gras , on en fait des onctions fur les engorgemens des parties délicates ; elle entre , ainfi préparée , dans les cataplafmes ; étant répandue peu à peu fur des charbons ardens , on en fait des fumigations aux mammelles , au fourreau , pour diffiper des tuméfactions qui ont réfifté aux cataplafmes , aux onctions & aux fomentations.

Dofe. Elle eft la même que celle de la rue.

SAFRAN. On donne ce nom à des filamens applatis qui font la continuation du piftil d'une plante bulbeufe du même nom.

On doit le choifir bien fec , doux au toucher , en beaux filets longs , bien veloutés & d'un beau rouge foncé , le moins chargés de filets jaunes que faire fe pourra , d'une odeur forte , agréable : celui qui eft moifi & échauffé eft à rejetter. Le *fafran gatinois* eft préféré à celui qu'on cultive dans les autres endroits de la France , & ne le cede point à celui du Levant.

Les propriétés de cette subſtance ſont volatiles, & elles ſe perdent ſucceſſivement, quoiqu'on tienne le *ſafran* dans des vaſes bien bouchés : pour parer à cet inconvénient, en Eſpagne, où l'on en fait un trés-grand uſage, on l'humecte avec de l'huile. On peut adopter cette pratique parmi nous. On tire auſſi bien la teinture du *ſafran* par l'eau que par les ſpiritueux.

Vertus. Le *ſafran* eſt antiſpaſmodique, & cependant il excite puiſſamment l'action du cœur : on l'emploie, par cette raiſon, dans les pleuréſies, dans les maladies éruptives, où il eſt néceſſaire d'augmenter l'action, & de détruire cependant ou de prévenir le ſpaſme & l'irritation. On le donne dans le tétanos, dans la ſtupeur, l'engour-diſſement ; on en fait uſage à l'extérieur : le *ſafran* s'emploie dans les cataplaſmes faits avec de la mie de pain & du lait, qu'on applique ſur les parties enflammées & douloureuſes. Infuſé dans l'huile, on en fait encore, dans ce cas, des lini-mens ſur ces parties.

L'infuſion de *ſafran* dans l'eau eſt un collyre dont on fait uſage dans les inflammations des yeux.

Doſe. Pour le cheval, en ſubſtance, de ℥ ß, à ʒj ß ; & en infuſion, de ℥ j à ℥ ij.

Sapagenum, *gomme ſéraphique.* Gomme-réſine qui découle d'une plante que l'on croit être du genre des féraculées. Il nous eſt apporté de Perſe & d'Orient.

On doit le choiſir en belles larmes, claires, tranſparentes, d'une odeur forte & approchante de celle du pin. Jetté ſur le feu, ſon odeur doit approcher de celle de l'ail. La ſaveur en doit être âcre & amere. Il faut qu'il plie ſous les doigts quand on le manie.

Vertus. Le *sapagenum* est tonique, incisif, fondant ; & extérieurement atténuant, maturatif.

Dose. La dose, à l'intérieur, est depuis ℥ ij jusqu'à ℥ j.

SAIN-BOIS. *Voyez* GAROU.

SALPÊTRE. *Voyez* SEL DE NITRE.

SALSE-PAREILLE. Racine qui vient du Pérou, de la nouvelle Espagne & du Brésil. Elle est ordinairement de la grosseur d'une plume, longue, flexible ; extérieurement, elle est d'un roux cendré, blanche au dedans, farineuse, molasse ; elle n'a nulle odeur ; la saveur en est légèrement amere ; elle laisse une impression visqueuse dans la bouche.

On doit choisir celle qui est facile à fendre, qui est grise à l'extérieur. On rejettera celle qui est cariée, & qui répand une espece de farine lorsqu'on la fend.

Vertus. Elle est sudorifique, diaphorétique ; quelques-uns ne lui reconnoissent qu'une vertu détersive. On la donne en décoction & en poudre.

Dose. De ℥ ij à ℥ vj & plus, pour les grands animaux.

SANDARAQUE, *vernix.* Résine qui découle par incision des branches du grand genévrier : nous la tirons d'Afrique. On doit la choisir en belles larmes, & la moins remplie de parties hétérogènes qu'il est possible. La couleur en est d'un jaune pâle ; l'odeur pénétrante, suave & balsamique ; sa saveur est âcre.

Vertus. Cette résine est tonique, résolutive & antiputride à l'extérieur : on s'en sert quelquefois en fumigation.

SANG-DRAGON. Résine tirée par incision d'un arbre qu'on appelle *Draco-arbor.* Elle vient des
isles

isles Canaries & de la Jamaïque. Elle est sèche, inflammable, extérieurement de couleur d'un rouge foncé & presque brun ; d'un rouge de sang à l'intérieur. Elle répand, quand on la brûle, une odeur légèrement balsamique, & c'est la meilleure.

La Hollande nous fournit une autre espece de *sang - dragon*, qui est en pain plat, d'un rouge extrêmement foncé, & luisant tant au dehors qu'au dedans, assez friable. Ecrasé, il est d'un assez beau rouge ; brûlé, il répand une odeur de cire d'Espagne. On falsifie souvent le *sang-dragon* avec de la brique ou du bol d'Arménie ; la fraude se découvre aisément, parce que le *sang - dragon* se dissout entièrement dans l'esprit-de-vin, & que le bol & la brique se précipitent au fond du vase.

Vertus. Il est astringent, dessicatif. On l'emploie extérieurement & intérieurement.

Dose. On le donne à la dose de ℥j à ℥iv pour les grands animaux.

SANTAL, *sandal.* Il est de trois sortes de *santaux* ; le *citrin*, le *blanc* & le *rouge*.

Le *santal citrin* est le plus propre aux vues que la médecine se propose. Il est résineux : l'odeur en est forte, le goût aromatique. On en peut extraire la résine, en faisant infuser des morceaux de ce bois dans suffisante quantité d'esprit - de - vin rectifié. Il donne par la digestion une teinture jaune, qui, étant épaissie à petit feu, constitue, après l'évaporation, un baume liquide, noirâtre, d'une saveur agréable, & semblable, par sa consistance & par sa couleur, au baume du Pérou. Il faut le choisir récent, dur, compact, pesant, de couleur tirant sur le jaune.

Le *santal blanc* est pareillement un bois dur,

folide; pefant, mais dont la couleur eft blanchâtre & pâle, & dont le goût & l'odeur font infiniment plus foibles. Il doit être choifi récent, & le plus odorant qu'il eft poffible.

Enfin le *fantal rouge* eft prefque fans goût & fans odeur, de couleur rouge foncée intérieurement, noirâtre au dehors. On le choifira récent, compaƈt & pefant comme les autres.

Les uns & les autres viennent de Siam & des ifles de Timor & de Salor.

Vertus. Le *fantal rouge* eft légèrement aftringent. Ils font fortifians, dépuratoires, ftomachiques, cardiaques, &c.

SANTOLINE. Cette plante a les mêmes propriétés que l'aurone. *Voyez* AURONE.

SAPONAIRE, *faponiere*, *favoniere*. Il en eft de deux efpeces ; elles ont les mêmes propriétés.

Vertus. Cette plante, qui eft très-favoneufe, eft un excellent apéritif, fort doux, & cependant fort efficace : on en donne le fuc ou la décoƈtion dans le cas d'engorgemens des vifceres, & même dans une difpofition inflammatoire ; on en continue long-temps l'ufage. Employée en lavemens avec le tartre ftibié, elle a réfout des tuméfactions confidérables, répandues dans le bas-ventre.

SARCOCOLLE, *colle-chair*. Gomme mêlée de quelques parties réfineufes. Elle découle d'un petit arbre épineux dans la Perfe & dans l'Arabie déferte.

On choifira la *farcocolle* en larmes, ou égrénée, d'un blanc tirant fur le jaune ou fur le rouge ; d'un goût fade, mais fuivi d'une amertume affez défagréable.

On rejettera celle qui eft en maffe brune, ainfi que celle dont les petits grains font bruns.

Vertus. La *farcocolle* eſt ophtalmique, farco-
tique, confolidante & propre pour les plaies ; elle
entre dans les collyres & les onguens.

SARRIETTE. On en diſtingue de trois eſpeces ;
la *farriette des jardins ;* la *farriette de Crete ;* la
farriette vraie. Toutes les trois ont les mêmes vertus, mais on emploie plus communément celle
des jardins.

Vertus. Ces plantes font aromatiques, ſtomachiques, & eſſentiellement vermifuges : leur eau
diſtillée eſt de toutes les eaux qu'on obtient des
diverſes plantes réputées vermifuges celle qui agit
le plus véritablement pour détruire les vers : cet
avantage, fondé ſur l'expérience, détermine à
employer l'eau de *farriette* comme l'excipient de
l'huile empyreumatique (1).

SASSAFRAS. Eſpece de laurier dont le bois eſt
aſſez léger, ſpongieux, revêtu d'une écorce de
couleur cendrée à l'extérieur, rougeâtre & ferrugineuſe à l'intérieur & qui nous vient des Provinces de l'Amérique. Sa ſubſtance ligneuſe eſt d'un
blanc jaunâtre tirant ſur le roux. L'odeur en eſt
aromatique & légérement âcre ; l'odeur de l'é-
corce eſt plus pénétrante que celle du bois ; elle
approche de celle du fenouil & de l'anis.

Vertus. Ce bois eſt diaphorétique, fondant ; il faut
en continuer l'uſage pendant long-temps. On l'emploie dans les maladies chroniques, telles que les
eaux aux jambes, le farcin, les maladies dartreuſes ;
on le donne auſſi dans le cas d'engorgemens froids
des glandes, & dans diverſes affections cachec-

---

(1) *Voyez* le *Traité des maladies vermineuſes dans les animaux. Par M. Chabert. Paris, Impr. royale.* 1787. pages
107, 169.

tiques, dans lesquelles il faut atténuer les humeurs, & pousser à la peau.

On donne la décoction de *saffafras* le plus chaud possible, dans le cas d'arrêt de transpiration : on lui associe alors le sel ammoniac.

On administre ce bois en poudre, on en donne la décoction ; on l'emploie seul, ou avec l'antimoine & ses préparations ; avec le savon, les gommes-résines, le fer, &c.

On fait manger quelquefois la poudre de *saffafras* avec le son, ou l'avoine, & le sel commun.

Dose. Pour le cheval & le bœuf, de ℥ j à ℥ iij, en poudre ; pour le mouton de ʒ iv à ℥ j.

SAUGE. Il en est de trois especes ; la *grande sauge* ; la *petite sauge* ; la *sauge de Catalogne*.

Vertus. Ces plantes ont les mêmes vertus : elles font toniques, résolutives & bonnes contre des atonies locales, comme celles qui produisent l'incontinence d'urine, la chûte du vagin ; celles qui portent l'animal à se vider continuellement : on les ordonne aussi contre la foiblesse & la débilité générale dues au manque de ressort des parties. On les prescrit en poudre, en infusion : on les donne aussi dans le vin dans lequel on les a fait infuser, & les unes & les autres font la base du vin aromatique.

Ce vin s'applique à l'extérieur comme résolutif, fortifiant, vulneraire : les feuilles de *sauge* s'employent aussi en cataplasme pour opérer ces derniers effets.

Les fleurs de ces plantes, associées au miel & à l'oximel, font un très-bon masticatoire apophlegmatisant.

SAVON. Nous ne considérons comme *savon* que la substance qu'on nomme communément ainsi,

& qui réfulte de la combinaifon de l'huile d'olive avec l'alcali minéral, rendu cauftique par la chaux : on préfere celui qui eft blanc, & qu'on diftingue fous le nom de *favon médécinal*.

Vertus. Le *favon* eft un médicament fondant, qu'on emploie feul, ou comme véhicule des gommes-réfines & des autres fubftances apéritives & incifives : il fe mêle parfaitement avec les humeurs, & convient pour les mêler entre elles, lorfqu'elles font féparées, comme on le voit dans les cachexies accompagnées de l'épaiffiffement de la lymphe, ou lorfqu'elles ont beaucoup de ténacité : non-feulement le *favon* agit fur les liqueurs qui circulent, mais il agit très-bien fur celles qui font dans la fubftance intime des folides, qui y font épaiffies, amaffées, coagulées; fur celles qui en enduifent les cavités. C'eft ainfi qu'il détache des parois des inteftins les glaires qui les recouvrent, & qui en émouffent la fenfibilité : c'eft ainfi qu'il diffout la matiere parenchymateufe entaffée dans les vifceres fanguins, comme le foie, la rate, & qui les engorge. Cette action du *favon* le rend d'un ufage très-étendu dans une foule de maladies chroniques, fur-tout dans les engorgemens avec induration.

Le *favon* s'emploie à l'extérieur : on fait des bains favoneux pour les engorgemens des jambes avec induration, à l'effet de diffoudre les humeurs qui les occafionnent. On en fait des emplâtres, étant employé, ou feul, ou combiné avec d'autres médicamens qui ajoutent à fon effet, en réfolvant les matieres qu'il a diffoutes.

Dofe. Pour le cheval & le bœuf, de ℥ j à ℥ iij; pour le mouton, de ʒ j à ʒ vj; pour le chien, de Gr vj, à ʒ j ß.

SCABIEUSE. On en diſtingue de deux eſpeces; la *ſcabieuſe des prés*; la *ſcabieuſe des bois, mors du Diable*. On cueille ces plantes au moment où elles ſont en fleurs : on en emploie toutes les parties.

Vertus. La *ſcabieuſe* eſt diſcuſſive, réſolutive, & diaphorétique : on la donne avec l'oximel dans la ſuppuration légere du poumon, dans l'empiéme, dans les inflammations légeres des viſceres : ſon infuſion eſt bonne pour favoriſer l'éruption du claveau : elle eſt au nombre des plantes dont on fait des breuvages alexitères indiqués dans les maladies gangréneuſes, comme le charbon, l'eſquinancie.

SCAMMONÉE. Suc réſineux un peu gommeux, tiré par inciſion & quelquefois par l'expreſſion, non - ſeulement de la racine , mais des tiges & des feuilles d'une eſpece de convolvulus ou liſeron qui croît à Alep & à Smirne, ce qui conſtitue deux eſpeces de *ſcammonée*. Celle d'*Alep* eſt la meilleure; elle eſt légere, griſe, tendre, friable, réſineuſe; le goût en eſt amer, l'odeur fade, nauſéeuſe & aſſez déſagréable : quant on la roule dans la bouche, elle fait le lait. On doit rejeter celle qui eſt peſante, dure & noirâtre.

On falſifie la *ſcammonée* en y mêlant le ſuc de quelques autres plantes laiteuſes & âcres, tel que celui du thytimale; pour augmenter ſon poids, on y met encore des charbons & d'autres matieres étrangeres. Pour s'aſſurer de cette fraude, on doit rompre les morceaux de ce ſuc, les choiſir brillans à l'intérieur, & proſcrire ceux qui paroiſſent noirs, brûlés, ou dans leſquels on trouve du ſable & du gravier, ainſi que ceux dont le goût eſt extrêmement âcre, ce qui décele le mélange du ſuc de thytimale.

Vertus. La *scammonée* est purgative, fondante, hydragogue.

Dose. On la donne en substance à l'animal, depuis ʒ ij, jusqu'à ℥ j.

SCILLE, *squille.* On distingue la *scille rouge, grande scille, oignon marin,* & la *scille blanche* ; on se sert de l'oignon de l'une & de l'autre de ces plantes : nous y reconnoissons, pour la pratique vétérinaire, les mêmes usages qu'aux oignons communs, & nous les leur substituons à l'extérieur. *Voyez* OIGNON.

On fait avec la *scille rouge,* le vinaigre & le miel, deux préparations connues sous les noms de *vinaigre* & *oximel scillitique ;* ce sont de puissans apéritifs, incisifs, qui poussent fortement par les urines. *Voyez* les préparations officinales.

SCORDIUM, *chamarras, germandrée d'eau* On se sert de toutes les parties de la plante.

Vertus. Le *scordium* est échauffant, résolutif, & même alexitère. On l'emploie dans les maladies cachectiques ; dans les toux invétérées, dues à des matieres froides fixées dans le poumon. Sa poudre dans du vin s'ordonne aussi avec le laudanum pour arrêter les superpurgations.

SEL. Ce mot sert à désigner un très - grand nombre de substances qu'on divise en *sels primitifs,* & en *sels secondaires* ou *neutres.* On se sert de beaucoup des uns & des autres dans la médecine des animaux ; parmi les premiers, on emploie les *acides* & les *alcalis* dont nous avons déja parlé (*Voyez* ACIDES, ALCALIS) ; parmi les seconds, on fait usage du *sel marin,* du *sel ammoniac,* du *nitre,* du *sel d'Epsom,* du *cristal mineral,* des *vitriols,* &c. comme on les trouve tout préparés dans le commerce, nous avons cru devoir les placer dans cette partie de notre ouvrage. Nous parlerons de chacun de ces *fels* à leurs articles.

SEL AMMONIAC, *fels ammoniacaux*. Les *fels ammoniacaux* font le produit d'un acide quelconque, combiné avec un alcali volatil. Le nombre de ces fels neutres eft auffi étendu que celui des acides. Il en eft de vitrioliques, de nitreux, de marins & de végétaux.

Vertus. On comprend que la volatilité de l'alcali qui leur fert de bafe doit rendre ces fels plus actifs, plus pénétrans, plus ftimulans. Ils font, en effet, fudorifiques : ils excitent le jeu des canaux ; ils hâtent le mouvement des liqueurs, ils pouffent & déterminent fortement du centre à la circonférence : appliqués fur la langue, leur faveur eft âcre, piquante & très-vive.

Ils augmentent l'intenfité de la fraîcheur de l'air ; ils fe chargent de l'humidité de l'atmofphere ; ils atteignent les réfines, auffi les ajoute-t-on à l'eau dans laquelle on veut faire diffoudre les gommes-réfines, telles que l'aloès, la gomme-ammoniaque, l'affa fœtida, &c.

Ils font fufceptibles d'être décompofés par la chaux, & généralement par toutes les fubftances avides des acides : auffi ne les unit-on point à l'eau de chaux ni à des compofés abforbans.

Le *fel ammoniac* dont nous nous fervons ordinairement eft un compofé d'acide marin & d'alcali volatil : il nous vient d'Egypte, par la voie du commerce ; il eft en pains ronds & applatis, dont le deffous & les côtés font noirâtres : ces pains ouverts préfentent une fubftance blanchâtre, faline & plus ou moins tranfparente ; la faveur en eft amere, défagréable, urineufe. Les Egyptiens le tirent des excrémens des animaux. On en fabrique, depuis quelque temps, en France, & nous lui donnons la préférence. On le choisit le plus tranfparent & le moins fouillé d'ordures que faire fe peut.

On adminiftre rarement le *fel ammoniac* feul ; mais on le fait entrer dans prefque tous les breuvages, bols & opiats fudorifiques, dépuratoires, incififs, fondans, atténuans, hépatiques, fpléniques, céphaliques, &c. ; il en aide & il en augmente l'action en raifon de la quantité qu'on en donne.

Il entre dans les injections, lotions & fomentations déterfives, réfolutives & fortifiantes.

Diffous à la dofe de ℥ iv dans un feau d'eau fraîche, il fournit une liqueur très-répercuffive, employée très - utilement dans la fourbure ; pour fortifier les ligamens, les tendons diftendus par des entorfes, des efforts, des tours de reins, &c., lorfque ces accidens font récens.

Cette liqueur, verfée en douches fur les tempes & le crâne, calme & diffipe les maux de tête & les inflammations du cerveau. Le liniment qu'on fait en l'uniffant au favon & à l'eau-de-vie n'eft pas moins énergique pour réfoudre les tumeurs récentes, dont la caufe eft externe, fur les nerfs-ferrures, les veffigons, &c.

L'eau-de-vie faturée de *fel ammoniac*, eft un très - bon vulnéraire : on la donne, avec fuccès, dans le cas de chûte, de commotion : elle eft auffi très-bonne pour les mollettes, & pour fortifier les jambes fatiguées & travaillées.

Le *fel ammoniac* réfultant de l'union de l'acide végétal & de l'alcali volatil eft fluide, il porte le nom d'*efprit de Mindererus*.

Ce fel eft fondant, céphalique, diurétique, alexitère ; il eft calmant, antifpafmodique & hypnotique, si l'on y ajoute un huitieme de laudanum liquide.

Dose. Tous les *sels ammoniacaux* peuvent se donner aux grands animaux, depuis ʒ ij jusqu'à ʒ ij; on proportionne cette dose pour les petits, relativement à leur taille.

SEL COMMUN. *Voyez* SEL MARIN.

SEL DE DUOBUS, *tartre vitriolé ; sel poly-chreste, arcanum duplicatum.* Ce sel est une com-binaison de l'alcali fixe du tartre avec l'acide vitriolique, jusqu'au point de saturation. Pour l'obtenir, il ne s'agit que de verser l'acide sur l'alcali jusqu'à la parfaite neutralité du mélange.

Vertus. Ce sel a les mêmes propriétés que les sels d'Espom & de Glauber, & on remplace l'un par l'autre.

SEL DE GLAUBER. C'est un sel d'Epsom pu-rifié.

Vertus. Il est laxatif, & on l'associe aux pur-gatifs minoratifs. Il fond, il atténue les humeurs visqueuses ; il les dispose à être évacuées : étant donné à petites doses, il est rafraîchissant ; on l'étend, à cet effet, dans l'eau commune, & on l'administre dissous dans les breuvages antiphlo-gistiques. On le fait entrer aussi dans les breu-vages fébrifuges, dont il augmente la vertu par son amertume. En général, on le préfere au sel d'Epsom, pour les animaux d'une petite espece, & pour ceux d'un tempérament délicat, qu'il est dangereux d'irriter & d'agacer.

Dose. On le donne aux grands animaux depuis ʒ ij jusqu'à ℔ ß ; & aux petits, depuis ʒ ij jus-qu'à ʒ j.

SEL DE NITRE, *nitre, salpêtre.* Ce sel est un

composé d'acide nitreux & d'alcali végétal ; c'est
à proprement parler un *salpêtre purifié ;* nous nous
servons de celui de la troisieme cuite. Il se cristal-
lise en aiguilles prismatiques, exagones ; sa saveur est désagréable ; il procure sur la langue
une fraîcheur très-marquée, suivie d'amertume ;
il se fond à la chaleur du feu, comme presque tout
les sels neutres, mais si on lui joint, lorsqu'il est
rouge, des substances inflammables, telles que la
poudre de charbon, le soufre, &c. il s'enflamme
avec bruit & jette plusieurs étincelles vives &
brillantes, semblables à des éclairs. Il sert à faire
la poudre à canon.

Vertus. Il est de tous les sels neutres celui dont
nous faisons le plus d'usage comme médicament ;
on le fait dissoudre dans l'eau commune ; il la
rend rafraîchissante, tempérante & calmante.

Il augmente la fluidité du sang, & modére,
par ce moyen, le jeu des canaux ; il procure la
cessation des spasmes, des étranglemens, des
irritations, d'où naissent des anthrax, des angines,
& autres effervescences gangréneuses, dépendant
de la congestion du sang & des humeurs ; il agit
alors comme antispasmodique, antiputride & anti-
pestilentiel.

Il facilite les excrétions & les sécrétions ; aussi
le donnons - nous avec succès dans les maladies
épizootiques, soit uni aux remedes préservatifs,
soit associé aux remedes curatifs.

Il est de la plus grande utilité dans les fievres
qui ont un caractere de putridité & de malignité :
alors on l'allie au camphre, & si la dépravation
est encore plus grande, on associe à ce composé
le quinquina.

Il calme la toux ; il est le seul des sels que

l'on affocie avec fuccès aux béchiques : uni aux purgatifs, il en modére l'action. On le fait entrer dans prefque tous les breuvages fondans, incififs, céphaliques & vulnéraires.

Donné à grandes dofes, il échauffe, il irrite, il agace, il procure quelquefois l'excrétion des humeurs inteftinales. On le donne auffi dans l'hydropifie, l'anafarque, l'hydrocéphale & la pourriture, lorfque ces maux font une fuite de la débilité des folides & de la condenfation ou de l'épaiffiffement des fluides foumis encore au mouvement.

Dofe. On le donne depuis ʒ ij jufqu'à ℥ ij au cheval ; & jufqu'à ℥ iv au bœuf.

SEL DE PRUNELLE, *criftal minéral.* Le *criftal minéral* n'eft autre chofe que le nitre fondu & criftalifé confufément en tablettes ; il a les mêmes propriétés que le nitre purifié, & nous n'en faifons, dans la pratique, aucune différence. *Voyez* SEL DE NITRE.

SEL D'EPSOM. Ce fel eft un compofé d'acide vitriolique & d'alcali marin : nous le tirons de la Franche-Comté, du Piémont, de la Loraine, & de l'Angleterre.

Il eft délié, très-blanc, brillant, d'un goût approchant de celui du falpêtre, mais amer, laiffant une fraîcheur dans la bouche, fe fondant facilement au feu fans pétiller ni s'enflammer. On l'appelle *fel d'Epfom, fel cathartique d'Angleterre,* parce qu'on en tire par évaporation des eaux minérales d'Epfom, qui font à quatre lieues de Londres. Il doit être choifi pur, fe diffolvant aifément dans l'eau. Du refte celui qu'on trouve dans les boutiques eft le plus fouvent un fel factice.

Vertus. Ce fel eft âcre, amer ; il irrite, il agace les folides, il incife & il atténue les fluides : il détruit les engorgemens, les ftafes & les ftagnations des humeurs. On le fait entrer dans les purgatifs ; on le donne auffi étendu dans le miel commun ; mais l'adminiftration en feroit dangereufe, fi la poitrine étoit viciée. On en continue l'ufage pendant quelque tems.

Dofe. On le donne au cheval depuis ℥ iij juſqu'à ℥ vij. On fait une eau minérale artificielle & apéritive en faifant fondre ℥ iij de *fel d'Epfom* dans ℔ xij d'eau commune.

SEL DE SAIGNETTE. Ce fel eft une combinaifon d'acide tartareux avec l'alcali marin. Il a les mêmes vertus que le fel végétal.

SEL GEMME, *fiffile*, *natif.* Sel de même nature que le fel marin. On le trouve dans la Pologne en maffes cubiques, plus ou moins grandes, prefque auffi tranfparentes que le criftal, d'une couleur ordinairement blanche, quelquefois grife, rouge ou jaune. L'Angleterre & la Franche-Comté en fourniffent auffi beaucoup. Sa faveur paroît plus vive & plus âcre que le fel marin, il a plus d'activité; fes vertus font les mêmes.

SEL MARIN, *fel commun, fel de cuifine.* Il eft affez connu ; on le retire par évaporation des eaux de la mer; on le nomme *fel commun* ou *de cuifine,* parce qu'il fert à tous les befoins domeftiques.

Le *fel* que fourniffent, par l'évaporation, les eaux falées de certains puits, lacs, étangs, fontaines, &c. & le fel gemme, dont nous avons parlé dans l'article précédent, font abfolument de la même nature que le *fel marin;* les uns & les autres font le produit de l'union de l'acide & de l'alcali marin.

Le *fel marin* bien pur eft blanc, fes criftaux

font cubiques & piramidaux ; il a une faveur agréable ; tous les animaux en font friands.

Vertus. Il eſt excellent dans les débilités d'eſto-mac ; il fortifie & ranime l'action organique de ce viſcere & réveille l'appétit. On le preſcrit comme apophlegmatiſant : il irrite, il agace les glandes ſalivaires, & il les oblige à une plus grande ſé-crétion & excretion de ſalive : il inciſe & atténue auſſi cette liqueur, qui eſt, dès-lors, plus propre à diſſoudre & à pénétrer les alimens, &c.

Dans les moutons, où la débilité des ſolides eſt pour ainſi dire naturelle, on le donne comme tonique, cordial & nervin. En effet, ceux qui en font uſage ſont plus gais, plus vigoureux, moins ſujets aux maladies, & ſur-tout aux ſang-ſues-limaces, appelés communément *douves* ; ils s'en-graiſſent plus facilement, & leur toiſon en eſt meilleure & plus abondante.

La maniere de donner le *ſel* aux moutons, ou de les ſaler, eſt très-ſimple : ils le mangent mêlé aux alimens, tels que le ſon ; ils le dévorent ſeul : pour le faire prendre ainſi, on en met de gros blocs en différentes places de la bergerie, à la portée de ces animaux. Le berger doit avoir attention à ce que chacun d'eux en prenne la quantité convenable ; ceux des animaux qui pa-roiſſent en avoir le plus de beſoin doivent y être plus long-temps, & plus fréquemment admis que les autres (1).

Deux fortes poignées de *ſel* diſſous dans une

---

(1) *Voyez* dans un ouvrage intitulé : *De la pratique de l'éducation des moutons, & des moyens d'en perfectionner les laines, par* P. Flandrin ; un mémoire ſur l'uſage économique du ſel marin dans les animaux domeſtiques. Page 429.

infusion de fleurs de sureau , forment un breuvage qu'on administre très - avantageusement dans les fourbures récentes, soit qu'elles soient produites par l'arrêt de la transpiration , soit qu'elles soient occasionnées par une indigestion.

Dissous dans une décoction de tabac , il forme une lotion antipsorique très-assurée : on doit employer cette liqueur chaude : il est inutile de dire que les remedes vraiment capables de détruire le virus psorique dans sa source doivent avoir précédé l'application de ces lotions.

On le fait entrer dans les lavemens qu'on a dessein de rendre purgatifs & irritants.

Dissous dans l'eau-de-vie, ou seulement dans l'eau froide, on en fait des douches, des étuves, ou des fomentations résolutives & répercussives : elles font d'usage dans tous les cas de chûte, de coups ; elles résolvent le sang extravasé, & fortifient les vaisseaux distendus.

On le réduit en poudre, on le fait sécher, & on en fait des sachets qu'on applique sur les tumeurs indolentes, dures & rénitentes qu'on a dessein de résoudre. On a la précaution de couper les poils ou la laine qui couvrent la partie : on fait sécher aussi plusieurs fois le sachet dans lequel le *sel* est contenu.

Il entre dans la plus grande partie des remedes composés pour la rage : peut-être que lui seul, donné à forte dose, pourroit en être un très-bon, sur-tout si on l'étend dans une infusion sudorifique.

SEL POLYCHRESTE. *Voyez* SEL DE DUOBUS.

SEL VÉGÉTAL. L'acide marin & l'alcali végétal forment ce sel.

Vertus. Il est purgatif minoratif : on l'emploie

comme tel avec beaucoup de fuccès pour purger les chiens, les chats & les agneaux, en le combinant avec le miel, la manne, &c.

SELS VITRIOLIQUES. *Voyez* VITRIOLS.

SÉNÉ. Les feuilles de *féné* nous viennent de l'Egypte, ou de l'Arabie & de la Syrie. Celles qu'on nous apporte d'Arabie font préférées & préférables, elles forment le *féné d'Alexandrie*. Elles font étroites, fermes, douces au toucher, d'un verd un peu jaunâtre, d'une odeur qui n'a rien d'agréable, d'une faveur âcre & amere, & elles fe terminent en pointe à la maniere du fer d'une lance, tandis que les autres font obtufes, beaucoup plus vertes, rudes au toucher & plus grandes.

Les filiques de l'arbriffeau qui les fournit font ce que nous nommons *follicules de féné*. Ce font des gouffes affez larges, recourbées à leur extrémité, compofées de deux membranes liffes, dont la couleur eft d'un verd pâle, rouffâtre, noirâtre en quelques endroits; elles renferment des femences plates, affez femblables aux pepins des raifins.

On doit choifir le *féné* récent, odorant, les feuilles n'en doivent être ni brifées, ni tachées, ni remplies de bûchettes ou d'autres impuretés. Quand on l'a féparé de celles qu'il pouvoit contenir, on le nomme *féné mondé*.

Vertus. Le *féné* eft purgatif, mais cet effet ne fe manifefte que fur le cochon, le chien & le chat.

Dans le cheval & dans le bœuf, il n'opere comme tel qu'autant qu'on ajoute, dans l'infufion qu'on en a fait à chaud, une fuffifante quantité d'aloès.

Donné feul, il pouffe fortement par les urines;
on

on peut l'adminiſtrer, en conſéquence, comme
un vrai dépuratoire, un fondant & un atténuant
très fort. Si la doſe eſt trop conſidérable, il ſuſ-
cite des tranchées que les mucilagineux & les
adouciſſans appaiſent.

Donné en poudre, il tourmente plus fortement,
& il donne lieu à des gonflemens & à des bor-
borygmes.

Sa décoction a moins de vertu que l'infuſion,
mais il faut au moins trois heures pour que celle-
ci ſoit bien faite; on ne fait uſage de la premiere de ces préparations qu'autant qu'on n'a
pas le temps convenable pour préparer la ſeconde.
Au reſte, l'une & l'autre ſervent très-ſouvent pour
être adminiſtrées comme lavemens purgatifs,
auxquels on ajoute du miel.

Doſe. Depuis ʒ iv juſqu'à ʒ ij, pour les petits
animaux; & juſqu'à ʒ vj, pour ceux de la grande
eſpece.

SENEÇON. Cette plante eſt commune dans tous
les lieux incultes, arides, dans les champs & dans
les jardins.

Vertus. Elle eſt émolliente; on l'emploie en
cataplaſmes, & on baſſine les parties malades avec
ſa décoction.

On l'a indiquée comme réſolutive, pilée, dé-
laiée avec de l'eau-de-vie & appliquée ainſi ſur
les coups & les tumeurs recentes; mais c'eſt l'eau-
de-vie qui produit principalement cet effet.

Le ſuc de *Séneçon* paſſe pour être vermifuge;
Ray rapporte que l'uſage en eſt très-familier parmi
les maréchaux Anglois contre les vers des chevaux;
nous ne lui avons pas reconnu cette vertu, même
donné à très-grande doſe.

Le *ſéneçon* ſert de nourriture à pluſieurs oiſeaux

de voliere. On le leur donne lorfque la fleur eft prête à s'épanouir.

SÉNÉKA. *Voyez* POLYGALA.

SERPENTAIRE. On en diftingue de deux efpeces ; une indigene, & une exotique.

Serpentaire de Virginie, vipérine, fenagruel, contrayerva de Virginie. C'eft la racine d'une efpece d'ariftoloche ; elle eft fibreufe, légere, difpofée en faifceau bien garni, longue de trois à quatre pouces, menue, d'une couleur rouffâtre & brune au dehors, blanchâtre au dedans : l'odeur en eft aromatique, pénétrante, & tient un peu de celle de la lavande ; la faveur en eft auffi aromatique, mais âcre, amere & camphrée.

Vertus. Elle eft diaphorétique, antifeptique ; on la donne dans les maladies malignes, gangréneufes : elle s'oppofe à la pourriture vermineufe : on la donne auffi dans les maladies convulfives, lorfqu'on voit la poffibilité d'établir quelques mouvemens critiques.

Dofe. En poudre, pour le cheval & le bœuf, de ʒ vj à ℥ ij ; pour le mouton, de ʒ j à ʒ vj.

Serpentaire arum. La racine de cette plante eft âcre comme celle du pied de veau, dont elle eft une efpece ; elle en a les propriétés. *Voyez* PIED DE VEAU.

SERPOLET. Cette plante aromatique, dont il y a plufieurs efpeces, eft très-commune ; elle a les mêmes vertus que le thym, & le remplace. *Voyez* THYM.

SERSIFI, *falfifix.* Cette plante potagere eft de deux efpeces, la fauvage & la cultivée.

Vertus. L'une & l'autre peuvent être employées à la nourriture des beftiaux ; ils mangent les feuilles & les racines. La feconde eft très-commune dans

les pâturages. Les racines font apéritives & pectorales, les feuilles font vulnéraires; on donne
l'infufion ou la décoftion des unes & des autres,
adoucies avec le miel, dans le fecond cas, &
aiguifées avec le fel commun, dans le dernier.

SESELI. On en connoît de deux efpeces, le
fefeli de Marfeille ou *fenouil tortu*, & le *fefeli de
montagne.*

Vertus. Ces plantes font diurétiques, carminatives : elles aident la digeftion, & la femence
provoque les chaleurs dans les femelles.

Dofe. Les femences fe donnent, pour le cheval
& le bœuf, de ʒ iv à ʒ ij, en poudre

SIMAROUBA. C'eft l'écorce d'un arbre qui porte
le même nom; elle eft d'un jaune blanchâtre, d'une
faveur un peu amere, difficile à rompre, pliante,
inodore; elle rend l'eau dans laquelle on la fait
bouillir blanche, muqueufe & prefque laiteufe;
mais lorfqu'elle eft refroidie, cette eau eft rouge
comme de la petite biere. Cette écorce nous vient
de la Jamaïque, de la Caroline, de la Guyane.

Vertus. La décoftion de *fimarouba* eft préférable à la poudre : elle eft excellente pour mettre
fin aux dyfenteries les plus invétérées, accompagnées d'évacuations fanguines qui réfiftent à
d'autres fpécifiques, & au traitement rationel le
mieux approprié. On la prefcrit avec fuccès dans
la maladie rouge, à l'époque où la diarrhée eft
établie.

Dofe. Pour le cheval & le bœuf, de ʒ iv à ʒ ij;
pour le mouton, de ʒ ij à ʒ iv.

SOLANUM. *Voyez* MORELLE.

SON. On nomme ainfi l'écorce du froment, du
feigle, de l'orge, qu'on fépare de la farine de ces
grains avec le bluteau : on le diftingue par le

nom des grains dont on l'a extrait. On s'en
fert comme aliment & comme remede. Nous le
confidérerons ici fous ce dernier point de vue feulement.

Le *fon de froment* eft celui qu'on préfére pour
l'ufage médicinal : on l'emploie effentiellement,
ou par rapport à la farine qu'il contient. Cette
écorce eft legéremem ftyptique, & très-légérement
diaphorétique ; quant à la farine, elle eft adouciffante. L'eau dans laquelle on a fait infufer du
fon de froment, & qu'on édulcore avec du miel,
eft une boiffon excellente, pour les jeunes chevaux qui ont la ganache embarraffée, qui veulent
jetter leur gourme , & qui ont les premiers mouvemens de fievre qui accompagne cette maladie.

Cette préparation eft encore un remede qu'on
a aifément fous fa main, dans les cas de légers
refroidiffemens ; alors on fait bouillir le *fon* dans
l'eau, afin de la charger davantage de fes vertus:
ce remede léger fuffit quelque fois ; il permet,
du moins, d'en attendre de plus efficaces.

La décoftion de *fon* convient auffi pour toute
nourriture, pendant un ou deux jours, aux chevaux qui ont eu des coliques par l'effet de l'amas
des alimens, des chaleurs, des ardeurs d'urine.
Ce remede devient diurétique par la continuation
de fon ufage, & pour affurer cet effet, qu'il eft
néceffaire de favorifer dans le cas que nous indiquons, on y joint un peu de fel de nitre.

Le *fon* qui a fervi aux préparations précédentes,
mis chaud dans un fac dont on enveloppe la tête
de l'animal, fert auffi pour des fumigations émollientes.

Infufé dans une petite quantité d'eau chaude,
& donné avec cette eau tiede, le matin, à jeun,

c'eſt un aliment excellent pour les chevaux maigres, fortraits, qui ont des toux ſeches, opiniâtres, qui ont été échauffés par le travail, par de mauvaiſes nourritures, par l'effet des ſueurs exceſſives.

On donne auſſi le *ſon* de cette maniere aux volailles, lorſqu'elles ſont échauffées pour avoir vécu ſur les fumiers, pour avoir trop mangé, enfin, pendant les chaleurs de l'été, pour y remédier ou pour en prévenir les mauvais effets.

Le *ſon* cuit avec du miel, donné pluſieurs fois le jour, eſt un béchique excellent, que les chevaux mangent d'eux-mêmes, & qu'on donne de préférence à ceux qui prennent difficilement des breuvages.

Ce mélange donné à une forte doſe, comme une livre de miel & un quart de *ſon* à la fois, devient laxatif; on y ajoute quelquefois du ſel d'Epſom pour favoriſer cet effet.

On fait des lavemens émolliens & très anodins avec l'infuſion de *ſon de froment*.

Le *ſon de ſeigle* s'emploie comme ce dernier, mais il eſt plus rafraîchiſſant; ſa décoɛtion eſt un peu aſtringente; il convient donc ſur-tout dans les diſpoſitions eſſentiellement inflammatoires, & il faut le proſcrire toutes les fois qu'il s'agit d'une ſituation maladive critique.

Le *ſon d'orge* eſt ſpécialement relâchant; ſon infuſion, ſa décoɛtion, conviennent de préférence dans les états fébriles & inflammatoires des volailles & des porcs.

Les *ſons* s'emploient à l'extérieur : on en fait des billots, & on les charge de miel, d'oximel & d'autres ſubſtances qu'on veut faire mâcher à l'animal.

Infuſés dans l'eau, on en fait des cataplaſmes

émolliens ; on les emploie ainsi seuls ou chargés de graisse, d'onguent, ainsi que d'autres médicamens analogues à l'effet qu'on veut produire.

Préparés de l'une des manieres que nous venons d'indiquer, on les met dans des sacs pour en faire des charges sur les reins, sur le dos, dans la fourbure, dans les efforts de reins, dans la fortraiture, &c.

SORBIER, *cormier*, *cochéne* On en distingue de deux especes, le cultivé & le sauvage.

Vertus. On emploie les fruits de l'un & de l'autre comme un très-bon astringent, dans les diarrhées, les dysenteries, les hémorrhagies du nez, de la poitrine, des voies urinaires ; on écrase ces fruits, & l'on en donne le suc pur, ou délayé dans l'eau.

On fait avec les fruits du *forbier* macerés dans l'eau une liqueur fermentée qui est rafraîchissante, délayante & diurétique : on la donne dans les maladies inflammatoires, & dans les épaississemens du sang.

Les fruits servent à la nourriture des bêtes fauves & à celle de plusieurs especes d'oiseaux ; aussi, l'arbre est-il appelé *cormier des oiseleurs*.

SOUDE. La *foude* est une plante qui produit une substance saline qui porte le même nom ; nous considérerons l'une & l'autre, qui sont d'usage en vétérinaire.

Soude, falicor, kali, boucar. Cette plante est très-abondante fur les bords de la mer, dans les parties méridionales de la France, & en Espagne ; il y en a plusieurs especes qui ont les mêmes propriétés. La *foude* a un goùt falé, & contient beaucoup de sel marin.

Vertus. Elle est apéritive, diurétique, antiputride ; on doit la rejetter dans les cas d'inflammation & d'âcreté. On emploie toute la plante en décoction. Les beftiaux la mangent avec plaifir ; mais fon ufage trop long-temps continué peut donner lieu à la pourriture & à la maladie rouge.

Soude en pierre, falicotte, alun-catin, pierre de foude. C'eft la cendre de la plante dont nous venons de parler, qui a été calcinée & mife en fufion dans des fourneaux pratiqués exprès.

On doit choifir la *foude* feche, fonnante, d'un gris bleuâtre, poreufe, fans croûte, verdâtre, fans odeur, fe diffolvant en plus grande partie dans l'eau, d'une faveur falée, âcre & cauftique ; celle d'Alicante eft la meilleure.

Vertus. La *foude* étant prefqu'entièrement compofée d'alcali minéral, a toutes les vertus des fels alcalis ; on l'emploie plus fréquemment à l'extérieur, diffoute dans l'eau ou dans quelque liqueur appropriée. (Voyez *Vertus & Dofe des alcalis fixes,* ci-devant pages 27 & 30).

SOUFRE. Subftance minérale, folide & volatile ; la couleur en eft jaunâtre, plus ou moins foncée ; elle eft inflammable ; quand on la brûle, l'odeur en eft très-pénétrante, la vapeur qui s'en détache tue les animaux qui la refpirent, elle fe fond aifément à un feu modéré, eft immifcible avec l'eau, s'unit aux huiles & s'y diffout.

Nous faifons très peu d'ufage de tout autre *foufre* que de celui qui a paffé par le feu, qu'on nomme *foufre purifié.*

On doit le choifir d'un beau jaune doré, facile à caffer, & rejetter celui qui eft grifâtre, verdâtre ou rougeâtre ; car alors il contient de l'arfenic. Intérieurement nous ne donnons que les *fleurs de foufre,* qui font un *foufre* plus pur & dégagé par la fublimation des matieres étrangeres que

cette fubftance renferme. *Voyez* FLEURS DE
SOUFRE.

Vertus. Le *foufre* entre dans beaucoup de compofitions internes & externes qu'on emploie dans
les maladies de poitrine & dans les maladies cutanées ; on l'emploie à l'extérieur en en faifant
brûler, avec un fer rouge, dans les tumeurs
fquirreufes d'un caractere farcineux, ou autres
extrêmement indolentes.

Plufieurs perfonnes prétendent préferver leurs
animaux de la gale, & fur-tout les moutons,
en laiffant tremper des bâtons de *foufre* dans l'eau
dont on les abreuve ; mais l'expérience ne nous
a pas encore démontré l'efficacité de ce moyen.

D'autres croient empêcher les chiens & les
chats de devenir enragés, en fuivant cette pratique ; nous ne croyons nullement à l'efficacité
de ce remede.

SPIC. *Voyez* LAVANDE.

SQUILLE. *Voyez* SCILLE.

SQUINE, *efquine.* Racine affez groffe, inégale,
ligneufe, pefante, rougeâtre intérieurement &
extérieurement, fans odeur, d'un goût un peu
âcre, terreux & légérement aftringent ; elle nous
vient de la Chine & de l'Amérique.

Elle fera choifie récente, compacte, entiere,
non fouillée de terre, & point cariée.

On en fait ufage en poudre & en décoction :
elle ne rend fes principes qu'après une longue
ébullition, comme tous les bois compacts.

La décoction opere plus efficacement & plus
fûrement que la poudre, que les fucs de l'eftomac
attaquent difficilement.

Vertus. La décoction de *fquine* facilite les éruptions, détermine la fortie des humeurs critiques,

hâte la fuppuration des boutons & des cordes farcineufes, procure l'évacuation de la gourme, des eaux aux jambes, par l'univerfalité du tégument, &c.; & lorfqu'on a indication de fondre & d'édulcorer en même temps, on coupe cette décoction avec partie égale de lait, ou de décoction de graine de lin, de fleurs de mauve, ou de violette.

Au défaut de cette racine, on fait ufage de l'écorce & du bois de faffafras.

Dofe. Pour le cheval & le bœuf, de ℥ j à ℥ iv, en poudre ; & jufqu'à ℔ ß en décoction.

STAPHISAIGRE, *herbe aux poux, herbe à la pituite.* On emploie toute la plante réduite en poudre impalpable.

Vertus. Elle eft vomitive pour les chiens, & elle a été donnée comme un fpécifique dans cet état catarrheux appelé *la maladie des chiens* ; quoique le fuccès n'ait pas répondu à fa réputation, elle a néanmoins été fort répandue. Elle fait feulement vomir ces animaux fans beaucoup d'efforts, & elle les purge.

La poudre de *ftaphifaigre* tue les poux : on la préfere, dans ce cas, à la poudre de tabac, pour les jeunes animaux.

On l'emploie, pour ce dernier ufage, ou en poudre, ou en décoction, ou incorporée avec des matieres graffes, afin d'en faire un liniment, & cette derniere méthode eft à préférer, lorfque la peau eft dure.

Dofe. Pour faire vomir le chien de forte taille, de Gr. xij à ʒ ij.

STORAX, *ftyrax.* Il en eft de plufieurs fortes. 1°. Le *ftyrax calamite* formé proprement des premieres larmes qui découlent enfuite de l'incifion faite à l'arbre qui fournit ce fuc réfineux, & que l'on fait fécher promptement. 2°. Le *ſtyrax commun* ou *en maſſe*, qui eſt le ſuc de ce même arbre, mais qui en a été tiré par des inciſions plus grandes, & qui ne s'eſt épaiſſi qu'après beaucoup de temps. 3°. Le *ſtyrax liquide* qu'on nous apporte du Levant, dont on ne connoît pas exactement la nature, qui, ſuivant quelques auteurs eſt un compoſé de *ſtorax calamite*, de galipot, d'huile & de vin.

Les larmes qui conſtituent le *ſtyrax calamite* ſont aſſez ſolides ; elles s'amolliſſent dans les mains, la couleur en eſt rouſſâtre & parſemée de taches blanchâtres, l'odeur en eſt pénétrante, elle approche de celle du baume du Pérou ; la ſaveur en eſt balſamique & légérement âcre.

Les maſſes du *ſtorax commun* ſont moins ſolides que les larmes ; la couleur en eſt rougeâtre & foncée, l'odeur & la ſaveur ſont les mêmes ; elles ſont gluantes & mielleuſes, & ce *ſtorax* eſt moins pur que le premier.

La conſiſtance du *ſtorax liquide* eſt celle d'un baume épais, viſqueux, tenace. Il eſt d'un brun rougeâtre, fort pénétrant & déſagréable par ſon odeur forte ; il eſt âcre, aromatique & huileux dans ſa ſaveur ; lorſqu'il eſt plus épais, d'une couleur opaque, d'un brun griſâtre, il a beſoin d'être purifié.

Nous ne nous ſervons que du *ſtorax liquide*, & on ne l'emploie qu'à l'extérieur.

Vertus. C'eſt un excellent tonique, antiputride, très-bon contre la gangréne ; il eſt réſolutif & fortifiant ; on l'applique ſur les nerf-ferrures, ſur les engorgemens des articulations : on l'applique en charge à la ſuite des efforts, des diſtenſions des parties ; on en fait une céroene dans les entorſes récentes, ſur les fractures : il agit alors, comme vulnéraire, & comme moyen contentif.

Le *storax* entre dans la composition de plusieurs emplâtres, & il fait la bâse d'un onguent qui porte son nom.

SUCCIN, *ambre jaune, karabé.* Substance bitumineuse particuliere, dont la formation n'est pas encore bien connue, & qui paroîtroit tenir du regne végétal & du regne minéral. Il est solide, cassant, plus ou moins transparent, d'un jaune doré tirant quelquefois sur le rouge, inflammable & fusible au feu, d'une odeur alors vive & pénétrante, & d'une odeur balsamique & agréable, lorsqu'on l'échauffe par le frottement; enfin, d'une saveur âcre & bitumineuse.

Il est encore du *succin blanc*, moins transparent que le jaune, & dont le blanc est plus ou moins mat; il est, de plus, une autre substance noire & nommée, mal-à-propos, *succin noir*, qui est une sorte d'asphalte trouvé dans les mines de charbon.

Les lieux les plus abondans en *succin* sont les environs de la mer Baltique & la Prusse ducale.

Quelques personnes préferent le *succin blanc* au *succin jaune*, d'autres les employent indifféremment.

Vertus. Le *succin* est antispasmodique, nervin, astringent, expectorant. Il entre dans plusieurs préparations.

Dose. Ceux qui ne doutent pas de son action, quand il est donné en substance, l'administrent au cheval à la dose de ℥ ij à ℥vj.

SUCRE. Cette substance exotique généralement connue, est peu employée dans la médecine vétérinaire, & elle peut être avantageusement & économiquement remplacée par le miel, dont elle a toutes les vertus, & par la mélasse. *Voyez* MIEL, MÉLASSE.

Les maréchaux faisoient & font encore usage

du *sucre* en poudre , allié à l'effence de térében-thine, à l'huile de pétrole ou à celle d'olive, pour ronger les chairs baveufes, & aviver les ulceres de mauvaife qualité, fur-tout ceux des pieds ; il n'agit, dans ce cas, que méchaniquement & on peut lui fubftituer la poudre de fabine, de tabac, l'alun calciné, &c.

SUIE. Subftance volatile, inflammable, comme charboneufe, un peu faline, d'un roux noirâtre, d'un goût très-amer & d'une mauvaife odeur, qui eft le produit de la combuftion du bois & des autres fubftances, & qui fe condenfe & fe raffemble dans l'intérieur des cheminées, des tuyaux de poëles ; c'eft, à proprement parler, une véritable huile empyreumatique.

Vertus. Donnée intérieurement dans le lait ou dans une décoction appropriée, c'eft un bon ver-mifuge ; mais l'ufage n'en eft pas auffi certain que celui de l'huile empyreumatique animale. (*Voyez les préparations officinales.*)

On s'en fert extérieurement en cataplafmes, comme d'un bon aftringent répercuffif ; on la délaie dans le vinaigre, & on l'applique autour des couronnes pour prévenir les effets de la four-bure dans les fabots ; mais il faut l'employer avant que l'humeur s'y foit portée ; car alors elle s'oppoferoit à fon retour dans la maffe, & aggra-veroit les accidens ; elle peut être employée avec fuccès, de même maniere fur les contufions, les tumeurs récentes, pourvu qu'elles ne foient pas critiques.

On l'unit aux graiffes, & on s'en fert pour la gale, après avoir préalablement amolli & dé-tendu les parties malades.

Dofe. En poudre très fine, pour le cheval, depuis ℥ j jufqu'à vj, à l'intérieur.

SUIF. C'eft le nom qu'on donne particuliérement à la graiffe du bœuf, du mouton & des autres ruminans. *Voyez* GRAISSE.

SUMAC. On fe fert des fleurs de cet arbre, qui eft commun dans nos départemens méridionaux.

Vertus. Elles font aftringentes & aufteres : on les prefcrit aux chevaux qui fe vident, dans les diarrhées accompagnées de relâchement, dans le diabéte : on les unit auffi au fer pour fortifier. Appliquées à l'extérieur, elles refferent & fortifient ; on les unit au vin & au vinaigre.

SUREAU, *fuzeau.* On fe fert principalement des fleurs de cet arbriffeau.

Vertus. On en fait ufage à l'intérieur, comme fudorifique, & légérement antifpafmodique ; on les prefcrit dans les péripneumonies, dans les refroidiffemens, dans la fourbure, pour exciter la fortie du claveau, l'effet des véficatoires : on en mêle l'infufion avec le vinaigre, l'eau-de-vie camphrée, le fel ammoniac, felon les cas. D'autres fois, on la modére, & l'on en fait un béchique calmant, en y alliant le miel & les fleurs de coquelicot.

Les *fleurs de fureau* s'emploient beaucoup à l'extérieur, comme réfolutif & parégorique, dans les engorgemens éryfipélateux, dans les inflammations quelconques ; elles font utiles contre l'état douloureux des parties : on en fait des bains, des fomentations : la poudre ou les fleurs entieres entrent dans les cataplafmes émolliens & réfolutifs.

TABAC, *nicotiane, petun.* Nous en diftinguons trois efpeces, le *grand tabac,* le *moyen* & le *petit.* On fe fert de l'une & de l'autre, mais on n'en fait ufage qu'a l'extérieur, &, on n'en emploie que les feuilles.

Vertus. On en introduit la poudre dans les naſeaux pour exciter l'éternuement, & provoquer la ſécrétion de la ſéroſité qui ſe filtre ſur la membrane pituitaire : on s'en ſert ainſi dans la ſtupeur, dans l'aſſoupiſſement occaſionnés par des ſéroſités amaſſées dans la tête, dans l'apoplexie ſéreuſe.

On l'ordonne en lavemens, dans des conſtipations opiniâtres, & pour exciter le part.

La décoſtion de *tabac* ſeule ou alliée avec du ſel ammoniac eſt un médicament très-efficace pour détruire la gale ; elle réſout les puſtules pſoriques, & excite préalablement la ſortie des humeurs fixées dans les parties qui en ſont le ſiege, & qui y produiſent la tuméfaſtion.

Les bergers ſe ſervent de leur ſalive imprégnée des propriétés de ces feuilles, par la maſtication, pour guérir la gale de leurs moutons, lorſqu'elle eſt en petite quantité, ſur quelque partie du corps qu'elle exiſte.

On ſe ſert de la décoſtion ou de la poudre de *tabac* pour tuer les poux qui affeſtent les animaux.

Son uſage n'eſt pas néanmoins ſans danger ; nous avons vu le *tabac* appliqué ſur des plaies extérieures, purger avec violence & coliques ; & ſa décoſtion, employée contre la gale, à forte doſe, occaſionner la répercuſſion de l'humeur, & donner lieu à des dépôts mortels ſur les viſceres.

TAMARIN. C'eſt une ſubſtance pulpeuſe ou médullaire, mucilagineuſe, en maſſe molle, de couleur noirâtre & rouſſâtre, d'un goût acide agréable ; elle eſt mêlée d'écorces & de membranes, de ſiliques, de graines dures, de couleur rouge brun, luiſantes, quadrangulaires & applaties. L'arbre qui porte les fruits d'où on tire cette ſubſtance s'appelle *tamarinier*; on nous l'apporte d'Egypte, des Indes & de l'Afrique.

Vertus. Le *tamarin* est purgatif dans l'homme; mais étendu & délayé dans l'eau, il forme seulement une boisson rafraîchissante, délayante & savoneuse, dans les animaux, par rapport à son acidité & à la partie mucilagineuse qu'il contient. On prescrit cette boisson dans les maladies bilieuses, dans celles qui sont purement inflammatoires, comme la fourbure, les inflammations, les ardeurs d'entrailles : le *tamarin*, à raison de sa cherté, ne se prescrit que pour le cheval & pour le chien, & on ne s'en sert même que lorsqu'il est à un bas prix : on le supplée aisément par l'oximel, la décoction d'orge, & quelque sel neutre, tel que le sel d'Epsom, la terre foliée de tartre, ou le tartre mêlé avec le miel ou la mélasse.

Dose. Pour le cheval, de ℥ iij à viij; pour le chien, de ℨ iij à ℥ ij.

TANAISIE. On se sert des feuilles & des fleurs de cette plante.

Vertus. On lui reconnoît les propriétés de l'armoise & de la rue; mais elle les possede à un moindre dégré. On l'emploie comme stomachique, comme nervine & propre à combattre les fièvres nerveuses & hystériques; on s'en sert aussi dans les éruptions légeres, produites par des sérosités à évacuer, & elle agit comme les dépuratoires.

La *tanaisie* est résolutive à l'extérieur.

TARC. *Voyez* GOUDRON.

TARTRE. Sel essentiel du vin, combiné avec des parties terreuses qui se déposent à la surface interne des tonneaux. Dans cet état, on le nomme *tartre brut.* Le *tartre purifié* eſt celui qu'on a lavé & dépouillé de la lie qui lui eſt mêlée ; on emploie, de préference, ce dernier, appellé auſſi *crême de tartre.*

Vertus. Le *tartre* eſt une ſubſtance rafraîchiſſante, ſavoneuſe, qui ſe mêle avec les matieres bilieuſes, qui en diminue l'âcreté, & qui en débarraſſe les inteſtins grêles : l'uſage en eſt donc indiqué toutes les fois que cette matiere eſt abondante, cauſtique ou irritante. On donne auſſi la *crême de tartre* dans le cas de ſuppreſſions d'urine, dues à l'épaiſſiſſement du ſang & à ſon état inflammatoire, pour arrêter les hémorrhagies occaſionnées par la colliquation des humeurs.

La *crême de tartre* s'adminiſtre en poudre, incorporée dans du miel, ou diſſoute dans l'eau.

Doſe. Pour le cheval, depuis ℨ j juſqu'à ℥ iv. Le *tartre brut* ſe donne à une plus forte doſe, & de ℨ ij à ℥ vj. Il faut ℔ ij d'eau bouillante pour diſſoudre ℥ j de ce ſel.

TARTRE VITRIOLÉ. *Voyez* SEL.

TÉRÉBENTHINE. Suc réſineux qui découle de pluſieurs eſpeces d'arbres, comme du méleze, du pin, du ſapin, &c. Il y en a trois eſpeces ; l'uſage en eſt le même ; la *térébenthine de Chio,* celle *de Straſbourg* & celle *de Veniſe,* appelée autrement *térébenthine ordinaire.*

La *térébenthine de Veniſe* eſt fluide, limpide, gluante & tenace, de la conſiſtance à-peu-près du miel, mais un peu plus coulante ; ſa couleur eſt d'un blanc un peu jaunâtre ; ſon odeur eſt forte, réſineuſe, tenant un peu de celle du citron ; la ſaveur en eſt balſamique, âcre & amere. On doit la choiſir récente, fluide, la plus tranſparente, la plus blanche, & ſans ordures.

Vertus.

Vertus. La *térébenthine* eſt échauffante , vulnéraire, diſcuſſive, diurétique : on l'ordonne avec beaucoup de ſuccès dans les chûtes, les contuſions ; dans les ſujets phlegmatiques, cacheﬆiques ; elle réſout promptement les humeurs épanchées : on la preſcrit alors avec des vulnéraires aﬆringens.

On ordonne cette ſubﬆance comme béchique inciſif, dans les cas d'ulcérations du poumon, qui ne ſont pas accompagnées d'inflammation, dont les parois ſont calleux, & qui ne fourniſſent que des matieres viſqueuſes & tenaces.

On s'en ſert auſſi en lavemens, pour les rendre diurétiques, & dans les ulcérations des inteﬆins ; on la délaye avec des jaunes d'œufs, & on l'étend dans une décoﬆion émolliente ou vulnéraire.

La *térébenthine* s'ordonne extérieurement, & s'applique ſur des efforts accompagnés de la diﬆenſion des ligamens : on en fait un grand uſage dans les plaies de l'ongle, pour en accélérer ou en aſſurer la cicatrice. Sur l'ongle même, dans les cas de meurtriſſure de la ſole, de bleime, d'étonnement de ſabot, de foibleſſe de l'ongle. On l'emploie ſeule ou alliée avec d'autres ſubﬆances : la *térébenthine* entre dans pluſieurs compoſitions ; elle fait la bâſe du digeﬆif ſimple.

Doſe. Pour le cheval & le bœuf, de ℨ vj à ℥ iv.

TERRE-CRÊPE. *Voyez* LAITRON.

TERRE SIGILLÉE. C'eﬆ une terre bolaire détrempée, enſuite formée en paﬆilles, & marquée d'un cachet. Elle a les mêmes vertus que les bols. *Voyez* BOL.

THYM. On en connoit de trois eſpeces ; le *thym de Crête*, ou *de Candie* ; le *thym commun*, ou *à larges feuilles* ; le *thym à feuilles étroites, thym des jardins, petit thym.*

T

Vertus. On se sert de toutes les parties de cette plante ; elle est céphalique, atténuante, béchique incisive & résolutive : on en donne l'infusion à la suite d'indigestions violentes, soit dans le cheval, soit dans les ruminans ; on la combine le plus souvent pour produire les autres effets, & elle entre dans les poudres ou boissons qu'on en compose, comme moyen auxiliaire.

Le *thym* entre dans les décoctions résolutives, & dans le vin aromatique.

THYMELÉE. *Voyez* GAROU.

TILLEUL, *tillau.* Arbre commun dans les jardins ; on se sert des fleurs.

Vertus. Les fleurs de *tilleul* sont un très-bon antispasmodique ; on en donne l'infusion seule, dans les affections nerveuses, les états de spasme qui affectent la tête ; elle entre dans les boissons délayantes & adoucissantes, qu'on donne au commencement des maladies inflammatoires.

TURBITH. C'est la racine d'une plante qui croît dans les Indes orientales. Elle contient un suc laiteux, âcre & résineux. On la fait sécher, après en avoir séparé l'intérieur ou la moëlle. Les morceaux de cette racine qu'on trouve dans les boutiques sont un peu repliés sur eux-mêmes, ligneux, desséchés, coupés en morceaux oblongs, compacts, de la grosseur du doigt ; l'intérieur en est vide, d'une couleur blanche, l'extérieur d'une couleur grise. Elle n'a point d'odeur ; la saveur en est désagréable, & laisse dans la bouche, pendant quelque temps, une impression âcre & nauséeuse.

On choisit le *turbith* pesant, bien mondé, résineux, non carié, difficile à rompre.

Vertus. C'est un purgatif violent. On le fait entrer dans plusieurs compositions pharmaceutiques.

Dose. En poudre, on le donne au cheval, depuis 3 iv jusqu'à ℥ ij.

TUSSILAGE, *pas-d'âne.* On emploie les feuilles & les fleurs, même les racines de cette plante.

Vertus. On les donne comme béchique adoucissant & légérement tonique, dans l'asthme sec, dans les premiers temps des maladies inflammatoires de la poitrine, accompagnées de toux, & dans lesquelles des sucs glaireux engouent les bronches.

TUTIE. Substance formée en écailles roulées, ou en gouttieres. Les morceaux en sont de différente grandeur & de différente épaisseur; extérieurement durs, gris, chagrinés; intérieurement unis, d'une couleur blanchâtre tirant sur le jaune. Elle se trouve attachée à des rouleaux de terre qu'on a suspendus exprès au haut des fourneaux dans lesquels on fond des minéraux qui contiennent du zinc.

La *tutie* vient de l'Allemagne. On doit la choisir nette, en belles écailles, larges, épaisses, grenues, difficiles à casser & un peu sonores.

On la prépare en la porphyrisant. On l'arrose d'une légère quantité d'eau rose; on la porphyrise de nouveau, & on en fait des trochisques.

Vertus. Elle est détersive, desiccative, cicatrisante; on l'emploie dans les collyres, dans les onguens.

VALÉRIANE. On en connoît quatre especes; la *grande valériane, valériane franche :* la *petite valériane, valériane aquatique, des prés* ou *des marais:* la *valériane sauvage, des bois* ou *commune;* la *valériane grecque,* ou *valériane bleue.* Cette derniere n'est qu'une plante d'ornement; les trois autres ont les mêmes propriétés ; mais elles font beaucoup plus prononcées dans la *grande valériane* que dans les deux autres, dont on ne fe fert, par conféquent, qu'au défaut de celle-ci.

Vertus. On emploie principalement la racine, qui a une odeur forte, aromatique, & une faveur âcre & amere. Elle eft apéritive, diurétique, diaphorétique & tonique. On s'en fert de préférence dans les maladies chroniques, telles que les douleurs vagues & rhumatifmales, les mouvemens hyftériques, fébriles, ou feulement fpafmodiques des jeunes femelles ; infufée dans le vin, la biere, ou donnée en poudre avec le fer, elle eft d'un puiffant fecours dans les maladies cachectiques, accompagnées même de quelques mouvemens fébriles, tels font les états œdémateux de deffous le ventre, la pourriture.

La *valériane* eft réfolutive à l'extérieur ; fon infufion filtrée eft un collyre déterfif & fortifiant ; on s'en fert auffi pour déterger les plaies.

Dofe. Pour le cheval & le bœuf, de ℥ iv à ℥ ij ; pour le mouton, de ℥ ij à ℥ j.

VAREC. *Voyez* SOUDE.

VERDET. *Voyez* VERT-DE-GRIS.

VERGE D'OR, *herbe dorée.* Il y en a de plufieurs efpeces qui ont les mêmes vertus.

Vertus. La *verge d'or* eft vulnéraire, tonique & diurétique ; on la preferit fur-tout, fous ce dernier rapport, pour évacuer les matieres fabloneufes, & les graviers dans les bœufs qui ont été nourris l'hiver au fec. On en donne la décoction, à laquelle on joint quelque fois le fel de nitre, fuivant les circonftances, ou l'huile effentielle de térébenthine, ou d'anis ; elle fait partie du falranck, ou vulnéraire fuiffe.

VERJUS. C'eſt le ſuc exprimé du raiſin, ou d'une eſpece particuliere de raiſin qui porte le même nom.

Vertus. C'eſt un acide doux, végétal, qui a les mêmes propriétés que le vinaigre, & qu'on emploie dans les mêmes circonſtances. *Voyez* VINAIGRE.

VERMICULAIRE BRULANTE. *Voyez* JOU-BARBE.

VERT-DE-GRIS, *verdet.* C'eſt une préparation ſaline du cuivre diſſous par l'acide du vin; on le fait en grand dans le ci-dvant Languedoc, du côté de Montpellier. On doit le choiſir d'un beau vert, & point ſouillé d'ordures.

Vertus. C'eſt un poiſon pris intérieurement; on ne l'emploie qu'à l'extérieur comme cathéré-tique & deſſicatif. Il entre dans pluſieurs com-poſitions, & fait la bâſe de l'onguent égyptiac.

VERVEINE. Plante qui croît dans les lieux incultes, & le long des hayes.

Vertus. Cette plante vantée & très-recommandée dans la médecine humaine, comme vulnéraire, déterſive, fébrifuge, & ſur-tout céphalique, n'eſt employée en vétérinaire qu'eu égard à la premiere de ces propriétés, ſoit extérieurement, ſoit in-térieurement; on s'en ſert ſur-tout dans les chûtes, dans les commotions. On l'emploie encore avec ſuccès dans les fluxions de poitrine, ſur-tout lorſ-que l'inflammation commence à ſe réſoudre.

VIGNE-BLANCHE. *Voyez* BRIOINE.

VIGNE-VIERGE. *Voyez* MORELLE.

VIN. Cette liqueur, dont il y a tant d'eſpeces qui ont toutes les mêmes vertus, eſt connue de tout le monde.

Vertus. Le vin ſe donne intérieurement comme

cordial & fortifiant dans les maladies aiguës , pour réveiller les forces abattues, rétablir les mouvemens critiques affoiblis, & même quelquefois fufpen-dus ; on le donne auffi dans les purgations co-pieufes , pour foutenir les forces ; dans les fuper-purgations , pour arrêter les évacuations immo-dérées. Le *vin* fe donne pendant & après des courfes violentes ; dans le premier cas, à petites dofes; dans le fecond, la dofe eft plus forte ; on le donne auffi pour rétablir la tranfpiration arrêtée & alors on l'adminiftre feul ou affocié avec des fubftances chaudes & aromatiques , telles que les baies de genievre, la canelle, la mufcade , &c. , felon les cas.

Le *vin* eft fouvent l'excipient des médicamens cordiaux , diaphorétiques , dont on fait ufage dans les maladies malignes, peftilentielles : il en feconde les effets.

On fait infufer dans le *vin* des fubftances ameres, aromatiques , céphaliques & autres. Ainfi pré-paré , il prend le nom des fubftances qu'on y a fait infufer ; tel eft le *vin d'abfynthe , d'aunée , de quinquina, aromatique , &c.* Il agit par les vertus de ces fubftances, & par fes propriétés particulieres.

Le *vin* fe donne avec le pain en forme de bouil-lie, dans les convalefcences pénibles , & à la fuite d'épuifemens quelconques, fur-tout de ceux qui font la fuite de fuppurations très - abondantes : on y joint quelquefois alors des poudres ameres, toniques, antifeptiques.

Il s'emploie à l'extérieur pour baffiner des plaies récentes, meurtries, & même pour les panfer ; pour lotionner des plaies anciennes, mais flafques, ainfi que leur circonférence. On l'emploie auffi pour les contufions, les foulures; l'on en imbibe des compresses qu'on applique sur le mal, & que l'on a soin de tenir toujours humectées.

Dose. Pour le cheval & le bœuf, depuis ℔ ß jusqu'à ℔ ij ; pour le mouton, depuis ℨ iv jusqu'à ℔ j.

VINAIGRE. Le *vinaigre* est le vin qu'on a laissé passer de la fermentation vineuse à la fermentation acide ; on en fait un grand usage dans la médecine vétérinaire.

Vertus. Il est tempérant, rafraîchissant, étant donné seul & à petite dose. Cette dose répétée souvent, il devient un spécifique assuré dans l'orgasme & la rarefcence des liqueurs ; donné en plus grande quantité dans les maladies inflammatoires, il s'oppose singuliérement aux progrès de l'inflammation, détruit l'acrimonie des matieres des premieres voies, il empêche qu'elles ne s'échauffent, il pousse par la transpiration & par les urines.

C'est un spécifique dans la maladie rouge commençante, seul ou précédé de la saignée, suivant le cas : dans ces circonstances, on l'administre pur, ou étendu dans l'eau.

Une petite quantité de *vinaigre* dans la boisson des animaux est d'un usage salutaire dans les grandes chaleurs pour ceux qui y sont exposés, & qui sont soumis à des travaux pénibles.

On donne le plus souvent le *vinaigre* dans des boissons délayantes, & l'on préfere d'en faire usage de cette maniere dans les maladies aiguës, inflammatoires, où le sang est épaissi, où la coction est difficile & longue à se faire.

Allié avec le miel, le *vinaigre* est un très - bon béchique incisif, il forme ce qu'on nomme *oximel*. Cette préparation s'associe avec des médicamens incisifs, fondans, selon les cas, & elle en est un excipient très-actif.

T 4

Le *vinaigre* seconde puissamment l'effet des remedes alexitères; il en est aussi le véhicule, ou pur, ou coupé avec de l'eau : c'est ainsi qu'on en agit dans le charbon, les angines, les péripneumonies gangréneuses, & autres maladies pestilentielles. On le donne avec l'aloès pour en modérer l'action, & prévenir qu'il n'enflamme les parties; en général, il modere l'action des médicamens âcres, & diminue la qualité vénéneuse de l'opium & de tous les *solanum*.

Le *vinaigre* est astringent, défensif, résolutif & répercussif : pour l'usage extérieur, on en met dans les bains destinés aux pieds des chevaux fourbus; il est le véhicule des cataplasmes de suie de cheminée qu'on applique ensuite autour de ces parties.

On emploie encore le *vinaigre* dans les bains émolliens destinés à des tuméfactions inflammatoires très-vives. Le *vinaigre* & le sel font un très-bon défensif dans les entorses, les contusions récentes : étendu dans l'eau, on l'injecte dans les naseaux pour arrêter des hémorrhagies, & dans la bouche, lorsqu'elle est enflammée par des causes locales, pour appaiser les irritations qu'occasionnent les blessures dues à des fourrages piquans.

On fait avec le *vinaigre*, la poudre des plantes, & les farines résolutives, des cataplasmes résolutifs, très-propres pour dissiper les tuméfactions des parties musculeuses.

Enfin, on fait cuire l'avoine dans cette liqueur pour en faire des sachets qu'on applique sur les lombes, & qui sont très-fortifians & très-résolutifs.

Dose. Pour le cheval & le bœuf, depuis ℥ j jusqu'à xij; pour le mouton, depuis ʒ iv jusqu'à ℥ iv.

Violette. On se sert de la feuille & des fleurs de cette plante.

Vertus. Les feuilles, qui s'emploient fraîches de préférence, font un émollient par excellence, étant réduites en forme de pulpe. Elles contiennent un mucilage extrêmement fin, & très-adoucissant : on ne peut trop en recommander l'usage & de préférence à celles de la mauve même ; mais comme on ne peut pas les trouver assez abondamment, on les conserve pour les inflammations des parties délicates, comme les paupieres, les mammelles ; pour des plaies extrêmement sensibles accompagnées de tuméfactions ; telles sont les plaies du gârot, du dos, des reins. La décoction sert de bains, de lotions, de fomentations.

Les fleurs de *violette* font un béchique adoucissant & anodin ; on s'en sert dans les pleurésies, les toux catarrhales, & les inflammations simples de la gorge ou du poumon ; elles font partie des fleurs pectorales, & sont recommandées, dans ce cas, eu égard à leur propriété anodine. On en édulcore l'infusion avec du miel.

Vipere. Reptile du genre des serpens. On en trouve dans plusieurs endroits de la France, principalement dans le ci-devant Dauphiné & le Poitou. La morsure de cet animal est vénimeuse, & même mortelle pour les petits animaux, mais elle ne l'est pas pour les grands ; les accidens qui en sont la suite peuvent être guéris par l'usage des alcalis volatils ; l'eau de luce est, en quelque façon, un spécifique dans ce cas.

Nous employons le plus communément la *vipere* en poudre : on fait sécher ce reptile, après lui avoir coupé la tête, & on le pulvérise. Nous sommes presque certains, d'après les expériences réitérées, qu'on n'en obtient point d'effet bien sensible dans les animaux, & nous n'en faisons, pour cette raison, que peu d'usage.

Vertus. La *vipere* est regardée, dans la médecine humaine, comme cordiale, dépuratoire, sudorifique, alexitère, très-propre dans les maladies malignes, pestilentielles, cutanées, &c.

Dose. Au cheval, depuis ℥ ij jusqu'à ℥ iv.

VIPÉRINE, *herbe aux viperes*. Plante dont la semence imite la tête d'une vipere, ce qui lui a fait donner son nom, & a fait croire aussi, quoique bien gratuitement, qu'elle étoit spécifique contre la morsure de cet animal.

Vertus. La *vipérine* est un béchique adoucissant, légérement diaphorétique, dont on fait usage de préférence, par cette raison, dans les fluxions catarrheuses, dans les toux dues au refroidissement; on édulcore la boisson qu'on en prépare avec le miel ou la mélasse. Elle remplace très-bien la buglose.

VIPÉRINE DE VIRGINIE. *Voyez serpentaire de Virginie.*

VITRIOLS, *couperose*. Les *vitriols* sont des sels neutres, composés d'acide vitriolique & d'une terre métallique.

Ces sels différent des autres sels neutres, en ce qu'ils sont plus ou moins caustiques & rongeans. Cette causticité est due au métal qui leur sert de base. Chaque métal fournit une espece particuliere de *vitriol*, mais nous ne faisons usage en vétérinaire, que de ceux que le fer, le zinc & le cuivre nous fournissent.

Ils sont naturels ou factices. Les premiers se trouvent dans les mines de fer & de cuivre; nous ne nous servons que des seconds, que l'on retire

par lotion, filtration, évaporation & cryftallifation
des pyrites, ou des eaux vitrioliques.

Vitriol blanc, couperofe blanche, vitriol de zinc.
Il réfulte de la combinaifon du zinc & de l'acide
vitriolique. Il nous eft apporté de la Saxe ; il eft
en maffes blanches, affez femblables à du fucre,
& d'une confiftance ferme.

Vertus. On le purifie par la calcination ; alors
on obtient le *gilla vitrioli*, qu'on donne aux cochons & aux chiens qu'on veut faire vomir : on
le fait entrer dans les cataplafmes défenfifs faits
avec la fuie de cheminée, le blanc d'œuf & le
vinaigre ; il en augmente la vertu.

Diffous à très-petite dofe dans l'eau commune,
où l'on fait entrer une fuffifante quantité d'iris
de Florence, il donne un collyre très-rafraîchif-
fant & très-propre à combattre le[illegible] [o]phtalmies.

Egalement diffous avec partie ég[ale] [illegible] crud,
jufqu'à ce que l'eau foit parfaitem[ent] [illegible], il
forme une liqueur ftyptique très-prop[re] [illegible] [il]fer
les vieux ulcères ; elle fert auffi à deffé[cher] [illegible] [fur les bo]eaux
aux jambes, les malandres, les fo[lies] [illegible], &c. ;
mais ces lotions doivent être précédé[es] [illegible] l'ufage
raifonné des médicamens capables d[e] [illegible] [rectif]ier la
maffe. On doit employer ces lotio[ns] [illegible] l'inftant
avant la promenade ou l'exercice.

Vitriol bleu, vitriol de cuivre, de Ch[ypre] [illegible] *d'azur,*
de Venus, de Hongrie, couperofe [illegible] Il réfulte
de l'union du cuivre & de l'acide vitr[iolique] [illegible] il doit
être d'une couleur femblable au fapir [illegible] [la fa]veur
en eft fort âcre, défagréable & [illegible] [cauftiq]ue.

Vertus. On ne l'emploie qu'ex[térieure]ment ;
il eft rongeant : on en touche le[illegible] [illegible] & les
chancres qui fe manifeftent dans l[illegible] [illegible]e : on

le fait entrer dans les digeftifs que l'on veut rendre cathérétiques.

On le fait diffoudre dans l'eau, & on emploie cette liqueur pour deffécher les vieux ulceres, & dans les mêmes cas que la précédente; mais elle eft plus active.

Vitriol vert, couperofe verte, vitriol de mars, de fer, fel martial. Le fer lui fert de bâfe : on le tire du pays de Liége, d'Angleterre, de Rome & de Suede. On le choifit d'un vert clair & tranf-parent, le plus fec & le moins chargé de taches blanches qu'il eft poffible : celui qui tire fur le bleu n'eft pas pur, & contient du cuivre.

Vertus. On le donne intérieurement comme apéritif, incifif, dans la cachexie, la cacochymie, les œdémes, la pourriture, la diarrhée des veaux, des vaches, des agneaux, & on lui affocie des aromatiques, ou des amers, tels que les baies de genievre, le quinquina, la gentiane, &c.

Diffous dans l'eau bouillante à forte dofe, il forme une liqueur ftyptique, déterfive, aftringente; elle réprime les hémorrhagies, elle réfout les œdémes, elle déterge les ulceres : fi on y ajoute la noix de galle, on forme de l'encre. (Voyez les vertus de cette liqueur à l'article FER, page 137).

Le *vitriol* calciné à feu ouvert, dans un pot de terre non-vernifié, blanchit, & c'eft ce qu'on ap-pelle *vitriol calciné en blancheur.* Si l'on pouffe le feu, & que l'on continue la calcination, le *vitriol* rougit, & c'eft ce qu'on appelle *colcothar artificiel.* La *poudre de fympathie* eft ce même *vitriol* dé-phlegmé par l'action du foleil. Tout ce qui a été publié de merveilleux fur les vertus de cette poudre eft évidemment faux ; elle n'a que les vertus du *vitriol;* elle eft feulement plus aftringente.

Dofe. On le donne à l'intérieur , diffous dans beaucoup de liquide , & jamais en fubftance , depuis 3 j jufqu'à Ʒ j , pour le cheval ; & depuis Ə j jufqu'à Ʒ ij , pour le veau & le mouton.

VULNÉRAIRE. Cette plante croît dans les lieux montagneux , arides , fablonneux , & dans les prairies crayeufes.

Vertus. Le nom qu'on lui a donné les indique. On l'emploie pilée fraîche , ou en décoction , pour guérir les plaies récentes , les tumeurs accidentelles , les contufions , les échymofes , &c.

On en fait prendre le fuc ou l'infufion dans l'eau , aiguifée de fel marin , dans les commotions violentes dont on craint l'effet fur les vifceres , & fur-tout fur le cerveau.

VULNÉRAIRE DE SUISSE , *d'Auvergne* , *faltrancks.* On donne ce nom à un mélange affez arbitraire de plantes plus ou moins vulnéraires , qu'on a recoltées au moment de la floraifon , dans les montagnes de la Suiffe & de l'Auvergne. Ceux qui les recueillent les font fécher , & les hachent groffiérement , pour empêcher de les reconnoître ; ce font principalement les feuilles & les fleurs de fanicle , de bugle , de gentiane , de pervenche , de verge d'or , de véronique , de vulnéraire , de bétoine , de petite centaurée , de brunelle , de pied-de-chat , des capillaires , d'arnica , de pied-de-lion , d'armoife , d'abfynthe , de petite fauge , de varveine , &c.

Vertus. Ce mélange eft vulnéraire , réfolutif , apéritif ; il pouffe par les urines : on le donne en infufion théiforme dans les coups , les chûtes , les contufions ; dans les engorgemens œdémateux & indolents.

C'eft un béchique incifif , qu'on donne avec fuccès dans les affections catarrhales qui reconnoiffent pour caufe l'épaiffiffement de l'humeur bronchiale, comme dans la gourme & la fauffe gourme, les péripneumonies catarrheufes, &c. : on y ajoute le miel.

On l'emploie dans la fourbure commençante ; on en aiguife alors l'infufion avec le fel commun, ou le fel ammoniac.

On le donne en grand lavage dans les indigeftions des ruminans, lorfque les eftomacs ont befoin d'être excités à fe débarraffer.

Dofe. Depuis Ʒ ij jufqu'à Ʒ ij, pour le cheval ; jufqu'à Ʒ iv pour le bœuf, & jufqu'à Ʒ j feulement, pour le mouton.

ULMAIRE. *Voyez* REINE-DES-PRÉS.

UVA URSI, *raifin d'ours, bufferole.* Arbufte commun dans les Alpes, & que l'on trouve fur le mont Credo ; fa fleur eft en forme de cloche ; du fond du calice s'éleve le piftil qui y eft attaché en maniere de clou ; le piftil fe change en un fruit mou, ou baie fphérique dont la femence eft offeufe, ronde d'un côté, & applatie de l'autre. Les tiges en font rampantes, les feuilles trèsentieres, charnues, & tachetées de quelques petits points. On ne fait ufage que de la feuille.

Vertus. On la donne dans le calcul, dans les ardeurs d'urine, & dans les coliques néphrétiques.

Dofe. Depuis Ʒ ß jufqu'à Ʒ ij, au cheval & au bœuf, dans quelque liqueur appropriée.

XANTOLINE. *Voyez* SANTOLINE.
XILO-ALOÉ. *Voyez* BOIS D'ALOÈS.

YEBLE , *petit sureau*. Cette plante eft très-commune le long des foffés & des grands chemins ; elle reffemble au sureau.

Vertus. les fleurs ont les mêmes vertus que celles du sureau ; les feuilles font réfolutives, appliquées extérieurement, en forme de cataplafmes, fur des tumeurs indolentes, fur les œdémes ; le fuc eft un bon fondant, apéritif, qu'on peut employer dans l'anafarque, la pourriture, le farcin & les eaux aux jambes.

Dofe. On donne ce dernier à la dofe de ℔ j, aux grands animaux.

ZÉDOAIRE. Racine dont il y a deux efpeces, la *longue* & la *ronde*. Elle eft légérement tubéreuse, affez folide, inégalement longue ou ronde, de la groffeur du petit doigt, d'une couleur blanchâtre, tirant un peu fur le gris, & fur le cendré extérieurement ; d'un jaune rouffâtre ou grifâtre en dedans ; fon odeur & fa faveur font un peu aromatiques & un peu camphrées ; elle eft légérement amere, un peu âcre & mucilagineufe. Elle nous vient des grandes Indes, de la Chine. On doit la choifir nourrie, pefante, difficile à rompre, fans vermoulure, prefque graffe au toucher, & d'une odeur agréable.

Vertus. Elle tient un peu du camphre par fes vertus ; elle eft alexipharmaque, diaphorétique, carminative, chaude, difcuffive, atténuante, fortifiante.

Dofe. En fubftance, de ʒ iv à ℥ ij ; en infufion dans le vin, elle eft triple.

ZINC. Demi métal d'un blanc brillant, tirant fur le bleu ; on obferve dans fa caffure des fibres ou ſtries, comme dans l'antimoine; il s'enflamme au feu, & ſe volatiliſe en filets de couleur blanche; c'eſt ce qu'on nomme *fleurs de zinc*; on l'emploie ſous cette forme ſeulement.

Vertus. Les *fleurs de zinc* ſont apéritives, antiſpaſmodiques; on les donne dans les maladies nerveuſes, dans l'épilepſie, lorſque l'inflammation & l'irritation ſont diminuées; extérieurement elles ſont deſſicatives.

Doſe. Depuis 3 ß juſqu'à 3 iv, pour le cheval, dans le miel, en forme d'opiat.

Fin du Droguier.

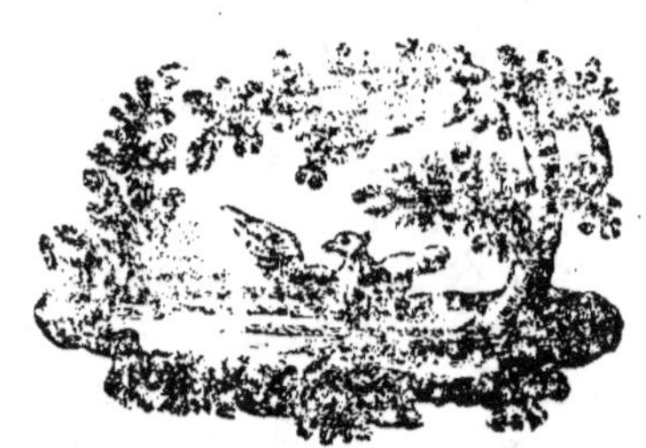

FORMULES MÉDICINALES.

PREMIERE PARTIE.

FORMULES MAGISTRALES.
MÉDICAMENS INTERNES.

CHAPITRE PREMIER.
MÉDICAMENS PURGATIFS. (1)

BREUVAGES. (2)

N°. 1.

Pour le Cheval.

℞   Décoction de graine de lin   Pint. j
     Miel   ℔ j

F. bouillir quelques minutes à petit feu, donnez
tiéde. On continue ce breuvage jufqu'à ce qu'il relâche le ventre.

------

(1) MATIERE MÉDICALE, Ier. vol. art. XIX, page 69.
(2) Les dofes des formules font pour les grands animaux,
à moins qu'on ne le ſpécifie à la tête de la formule.

V

N°. 2.

℞   Sel de Sedlitz   ℔ ß
        Bourrache   poig. ij

F. bouillir la plante dans
        Eau   ℔ iij

Coulez, f. y fondre le fel, donnez à l'animal.

N°. 3.

℞   Sel d'epfom   ℔ j

F. diffoudre dans
        Décoction de mauve   ℔ iv

Donnez en deux fois, dans la matinée.

N°. 4.

℞   Gayac,
        Racine de fquine,
        Salfepareille, concaffés,
        Polypode de chêne   ãa ℥ iv
        Feuilles de fené,
        Rhubarbe   ãa ℥ j

F. infufer pendant douze heures dans
        Eau   ℔ xij

F. bouillir enfuite jufques à diminution d'un quart ; ajoutez
        Sel végétal   ℥ iv

Laiffez refroidir, paffez au travers d'une étoffe.

La dofe de ce breuvage, à donner les matins, pendant plufieurs jours, eft de ℔ j ou de ℔ j ß.

N°. 5.

℞   Feuilles de grariole   poig. j
        de fené   ℥ j
        Sel d'Fpfom ou
        de Sedlitz   ℥ vj

F. bouillir un inftant dans
        Eau   ℔ ij

Laiffez infufer pendant quelques heures fur la cen-

dre chaude, coulez en exprimant légérement, &
donnez en breuvage cette infusion purgative commune.

N°. 6.

℞   Feuilles de séné   ℥ j
F. infuser dans Eau bouillante   ℔ j
L'espace de trois heures, coulez, jettez dans
cette infusion
       Aloès concassé   ℥ j
Laissez infuser pendant la nuit sur la cendre
chaude, donnez tiede à l'animal.

N°. 7.

℞   Infusion purg. comm. N°. 5.   ℔ j
F. y infuser sur la cendre chaude pendant la
nuit   Aloès concassé   ℥ j
Remuez, donnez tiede à l'animal.

N°. 8.

℞   Infusion purg. comm. N°. 5.   ℔ j
Délayez-y Catholicon fin   ℥ vj
Donnez tiede à l'animal.

N°. 9.

℞   Infusion de séné N°. 6.   ℔ j
F. y infuser sur la cendre chaude pendant la
nuit   Aloès en poudre   ℥ j ß
       Agaric en poudre   ℥ ß
Remuez, donnez tiede à l'animal.

N°. 10.

℞   Infusion de coquelicot & de
          coriandre   ℔ ij
       Oxymel   ℥ vj
F. y infuser plusieurs heures
       Aloès en poudre   ℥ j
Donnez en une dose, le matin.

N°. 11.

℞   Infusion purg. comm. N°. 5.   ℔ j

F. y infuser pendant la nuit sur la cendre
chaude   Aloès en poudre   ℥ j ß

            Réfine de jalap   ʒ ij

Remuez & donnez à l'animal.

N°. 12.

℞   Aloès en poudre   ℥ j ß

            Sel de potaffe   ℥ j

            Miel   ℥ vj

            Eau   ℔ ij

F. bouillir le tout quelques minutes, laiffez
infufer trois heures, ajoutez au moment de
le donner

            Huile d'anis   ʒ ij

Remuez & donnez en une dofe.

N°. 13.

℞   Jalap en poudre   ʒ vj

            Aloès en poudre   ℥ j ß

Délayez le tout dans

            Decoction d'ofeille   ℔ j

Donnez à l'animal.

N°. 14.

℞   Aloès en poudre   ℥ j ß

            Vinaigre tartarifé   ℥ viij

            Miel   ℥ iv

Laiffez infufer trois heures, donnez le matin,
en une dofe.

N°. 15.

℞   Feuilles de fené   ℥ ij

            Miel   ℥ iv

            Eau   ℔ ij

F. bouillir six minutes, laissez infuser trois
heures, passez, exprimez, ajoutez

Aloès en poudre	℥ j
Sel d'epsom	℥ iv
Opium	gr. x

Donnez le matin, en une dose.

N°. 16.

Pour le Bœuf.

℞   Feuilles de séné   ℥ ij

      Eau bouillante   ℔ ij

Laissez infuser quelques heures, ajoutez à la
colature   Aloès en poudre   ℥ ij

Donnez le matin, en une dose.

N°. 17.

℞   Décoction de viperine,

          de mercuriale &

          de chicorée sauvage   ℔ ij

Ajoutez   Aloès   ℥ j ℈

       Sel d'epsom   ℥ vj

       Camphre   ℥ iv

       Oxymel   ℥ iv

Donnez en une dose. On réitere ce breuvage tous
les matins, jusqu'à ce que l'évacuation soit decidée.

N°. 18.

Pour le Mouton.

℞   Feuilles de séné   ℥ iv

F. infusez dans

      Eau   ℥ vj

Coulez avec expression, ajoutez

      Aloès en poudre   ℥ ij

      Sel d'epsom   ℥ ij

M. & donnez en une seule dose.

N°. 19.

℞	Feuilles de séné	℥ iv
Jettez dans Eau bouillante		℥ vj
Laissez infuser , passez , ajoutez		
	Aloès en poudre	℥ iv
	Oxymel	℥ ij
Donnez en une dose.		

N°. 20.

Pour les Chiens.

℞	Feuilles de séné	℥ j
	Eau bouillante	℥ iv
Laissez infuser , ajoutez		
	Pulpe de casse	℥ ij
Donnez le matin.		

N°. 21.

℞	Jalap	℥ j
	Sel de potasse	℥ ß
	Sel d'epsom	℥ ij
F. bouillir quelques minutes dans		
	Eau	℥ iv
Passez , f. prendre en une dose.		

N°. 22.

℞	Feuilles de séné	℥ j
	Eau bouillante	℥ v
F. infuser comme ci-dessus ,		
Ajoutez	Sirop de nerprun	℥ ij
Donnez le matin, en une ou deux doses.		

N°. 23.

℞	Pulpe de casse	℥ ij
	Lait , ou infusion de fleurs de mauve , ou décoction de graine de lin	℥ vj

Délayez le tout , laissez infuser un quart d'heure, donnez-en une dose.

N°. 24.

℞   Fleurs de foufre   ʒ ij

        Lait, ou bouillon de tête de mouton ℥ viij

Délayez le foufre dans l'une ou l'autre de ces liqueurs chaudes , f. prendre en une dofe.

PILULES, BOLS, OPIATS.

N°. 25.

Pour le Cheval.

℞   Miel   ℔ j ß
          Son   picotin ß
          Eau   f. q.

F. cuire doucement l'efpace d'un quart - heure,
remuant continuellement ; f. manger à l'animal
deux fois par jour, & répétez jufqu'à ce que le
ventre fe relâche.

N°. 26.

℞   Sel d'epfom   ℥ iv
          Miel   ℔ j
          Son   picotin ß

Formulez & donnez comme le précédent.

N°. 27.

℞   Aloès en poudre   ℥ j
          Sel d'epfom   ℥ vj
          Oxymel fimple   f. q.

Pour former un opiat à donner en une dofe.

N°. 28.

℞   Jalap.
          Aloès en poudre   ãã ℥ j
          Diagrède,
          Mercure doux   ãã ℥ j
          Miel mercurial   f. q.

Incorporez dans le miel, roulez dans le fon
ou la farine, formez des pilules, que vous

donnerez le foir. Le lendemain matin donnez en bieuvage

Infufion purg. comm. N°. 5.　　　℔ j

N°. 29.

Pour le Bœuf.

℞ Aloès en poudre,
Manne graffe　　　　　　　　ãa ʒ ij
Sel de prunelle　　　　　　　ʒ ß
Miel　　　　　　　　　　　f. q.

M. le tout dans de la farine, donnez en pilules.

N°. 30.

℞ Aloès　　　　　　　　　　ʒ ij
Semence d'anis en poudre　　　ʒ j
Miel　　　　　　　　　　　f. q.

M. les poudres dans le miel en confiftance de bol
& donnez en une dofe le matin.

N°. 31.

Pour les Volailles.

℞ Aloès　　　　　　　　　　gr. x
Melaffe,
Farine　　　　　　　　　　ãa f. q.

Formez une pâte que vous ferez manger par petites portions à la volaille le matin.

P O U D R E S.

N°. 32.

Pour le Cheval.

℞ Agaric,
Aloès　　　　　　　　　　　ãa ʒ iij
Séné　　　　　　　　　　　ʒ iv
Gentiane,
Gingembre　　　　　　　　ãa ʒ ij

Pulvérifez & adminiftrez dans le miel, à petites
dofes répétées.

N°. 33.

℞   Racine de jalap   ℥ ij
       Diagrède   ℥ j
       Antimoine diaphorétique non lavé   ℥ ij
M. f. une poudre, administrez comme ci-dessus.

N°. 34.

℞   Jalap,
       Sel commun   ãa ℥ iv
       Son   picotin j
M., donnez à l'animal.

N°. 35.

Pour les Moutons.

℞   Jalap,
       Sel de potasse   ãa ℥ iv
       Son   jointée j
M. & donnez le matin.

LAVEMENS.

N°. 36.

℞   Miel   ℔ ß
       Eau tiede   ℔ ij ß
F. fondre le miel dans l'eau, donnez tiede.

N°. 37.

℞   Décoction emolliente   ℔ ij ß
F. y fondre Savon blanc râpé   ℥ iij
Ajoutez   Miel mercurial   ℥ iv
F. un lavement.

N°. 38.

℞   Feuilles de séné   ℥ iij
Versez sur ces feuilles
       Décoction émolliente bouillante   ℔ ij ß
F. infuser pendant une heure, coulez, dé-

layez dans la colature

       Catholicon   ℥ iij

F. un lavement.

N°. 39.

℞   Feuilles de séné   ℥ ij

   Pulpe de coloquinte dans un nouet ℥ ij

F. infuser les feuilles & la pulpe dans

   Décoction émolliente bouillante ℔ ij ß

Donnez sur la fin une légere ébullition.

Coulez, ajoutez à la colature

   Vin émétique trouble   ℥ viij

   Huile de noix   ℥ iv

Pour un lavement.

N°. 40.

℞   Feuilles de tabac,

   Racines d'hellebore   ãa ℥ j

F. bouillir pendant quelques minutes dans

   Eau   ℔ ij ß

Passez, F. fondre dans la colature

   Sel de cuisine   ℥ ij

Administrez tiede.

MÉDICAMENS VOMITIFS. (1)

BOISSONS, BREUVAGES.

N°. 41.

Pour le Chien.

℞   Tartre stibié   gr. vj

F. dissoudre dans

   Eau   ℥ iv

Donnez en une dose.

---

(1) MATIERE MÉDICALE, art. XVIII, page 63.

N°. 42.

℞ Tartre ſtibié   gr. xij
   Eau ſucrée   ℥ iv

F. diſſoudre comme ci-deſſus, laiſſez boire à l'animal. On peut ſubſtituer à l'eau ſucrée, le lait, le
bouillon, ou toute autre boiſſon.

N°. 43.

℞ Soſſi aigre   ʒ iv
   Canelle   ʒ ß
Jettez dans Eau bouillante   ℥ vj
Laiſſez infuſer, paſſez & f. prendre en une doſe.

N°. 44.

℞ Kermès minéral   gr. x
   Lait   ℥ iv
   Poudre de canelle   gr. xx
M. le tout & donnez en une doſe.

CHAPITRE II.
MÉDICAMENS BÉCHIQUES. (1)

BÉCHIQUES ADOUCISSANS.
BREUVAGES.

N°. 45.

Pour le Cheval & le Bœuf.

℞ Racine d'althéa   ℥ ij
   Graine de lin   ℥ j
   Son de froment   poig. ij
   Miel   ℔ ß

---

(1) Matiere médicale, art. XV, page 54; XVI,
page 59; XXII, page 96.

F. bouillir le tout dans

        Eau   ℔ vj

Passez & donnez à l'animal en quatre doses.

N°. 46.

℞   Feuilles & sommités d'erysimum poig. iij
Hachez, pilez, f. macérer pendant quelques heures dans

        Hydromel   ℔ j ß

Donnez avec la corne la colature à l'animal en trois doses, une chaque jour, le matin.

N°. 47.

℞   Orge entier   poig. ij
        Fleurs de tussilage,
           de pied de chat   ãa poig. j
        Râpure de corne de cerf   ʒ ij

F. bouillir l'orge & la corne de cerf dans

        Eau   ℔ vj

jusques à ce que l'orge soit crevée, jettez-y les fleurs, retirez du feu, couvrez, laissez infuser deux heures, coulez, donnez à l'animal en quatre doses.

BOISSONS.

N°. 48.

℞   Navets   poig. iv
        Racine de guimauve   ʒ ij

Coupez par tranches, F. bouillir dans

        Eau   pint. viij

Passez, ajoutez

        Miel   ℔ ij

Laissez boire à l'animal, ou mêlez avec sa boisson ordinaire.

N°. 49.

℞   Fleurs de violettes,
            de coquelicot   a a poig. ij

Versez sur le tout

       Eau d'orge bouillante   ℔ vj

F. infuser pendant une heure, coulez, ajoutez à la colature

       Miel   ℔ j

M. avec la boisson ordinaire.

PILULES OU BOLS.

Nº. 50.

℞   Blanc de baleine,
       Poudre de reglisse   ãa ʒ j
M. avec   Miel   ſ. q.
Pour un bol.

Nº. 51.

℞   Blanc de baleine,
       Fleurs de soufre,
       Gomme adragant en poudre   ãa ʒ j
M. avec   Miel   ſ. q.
Pour un bol.

Nº. 52.

℞   Gomme arabique en poudre   ʒ ij
       Miel   ſ. q.
M. pour un bol.

BÉCHIQUES INCISIFS.

BREUVAGES.

Nº. 53.

Pour le Cheval & le Bœuf.

℞   Racine de squine concassée   ʒ ij
F. bouillir légèrement pendant quelques
minutes dans

       Eau   ℔ ij
Jettez-y   Feuilles d'hysope hachées   poig. j

Laiſſez macérer juſqu'à ce que la décoction
ſoit froide, délayez dans la colature

   Oxymel ſimple   ℥ iv

F. boire à l'animal en trois doſes.

N°. 54.

℞   Fleurs de ſoufre   ℥ iv
    Oliban   ʒ ij
    Antimoine diaphorétique, non
      édulcoré   ʒ j

M. F. une poudre à donner à la doſe de   ʒ j

dans   Décoction de lierre terreſtre   ℔ j

Après y avoir ajouté

    Oxymel ſimple, ou
    Sirop des cinq racines apéritives   ℥ iv

N°. 55.

℞   Gomme ammoniaque   ℥ ij

Diſſolvez dans un mortier avec

    Vin blanc   ℥ viij

Donnez la colature à l'animal.

N°. 56.

℞   Baies de genievre concaſſées   ℥ iv
    Feuilles de méliſſe   poig. ij

Jettez dans Eau bouillante   ℔ iv

F. jetter quelques bouillons, retirez du feu,
laiſſez infuſer une heure, paſſez, ajoutez à
la colature

    Miel   ℥ iv
    Laudanum de Sydenham   ʒ j

F. prendre en deux doſes.

N°. 57.

℞   Racine d'angélique,
     d'enula campana   āā ℥ ij
    Feuilles d'hyſope,
     de marrube blanc   āā poig. j

F. bouillir dans
    Eau   ℔ iv
Coulez après quelques minutes d'ébullition, &
ajoutez   Oxymel fcillitique   ℔ ß
Donnez en deux jours.

N°. 58.

℞   Suc ou jus de regliffe coupé par
       petits morceaux   ℨ ij
F. infufer le foir fur les cendres chaudes dans
    Bierre,
    Cidre ou Vin blanc   ℔ ij
Donnez le matin, en deux dofes.

PILULES ET BOLS.

N°. 59.

℞   Fleurs de foufre,
    Gomme ammoniaque   āā ℨ ij
    Myrrhe   ℨ iv
    Miel   f. q.
Incorporez le tout. F. un bol à donner en deux
jours.

N°. 60.

℞   Agaric,
    Iris de Florence en poudre,
    Fleurs de foufre,   āā ℨ iv
    Miel   f. q.
F. un bol à donner tous les matins.

N°. 61.

℞   Cinabre d'antimoine   ℨ ij
    Gomme ammoniaque,
    Fleurs de foufre   āā ℨ ß
       de benjoin   ℨ j
    Miel   f. q.

F. un bol à donner quinze ou vingt jours de suite, & par-deffus

Infufion d'hyfope	℔ j

Nº. 62.

℞
Benjoin	℥ iv
Fenouil en poudre	ʒ j
Alcali volatil concret	℈ j
Miel	f. q.

Formulez un bol ou des pilules à donner en une dofe, & auffitôt qu'elles font faites.

Nº. 63.

℞
Racine d'imperatoire,	
de regliffe, en poudre	ãa ℥ ij
Thériaque	℥ iv
Oxymel fimple	f. q.

Formez des pilules à donner en deux jours, matin & foir.

CHAPITRE III.

MÉDICAMENS DIURÉTIQUES. (1)

DIURÉTIQUES TEMPÉRÉS ET ADOUCISSANS.

BREUVAGES.

Nº. 64.

Pour le Cheval & le Bœuf.

℞
Oxymel fimple	℔ j
Eau	℔ ij

Délayez & adminiftrez en trois dofes dans le jour.

---

(1) MATIERE MÉDICALE, art. XXI, page 92; XVI, page 59.

Nº. 65.

N°. 65.

℞   Racines de fraisier,
          de guimauve,
          de nenufar   ã ʒ j

Coupez par tranches, F. bouillir dans
          Eau   ℔ iij

jusques à diminution d'un tiers.
Coulez. F. dissoudre dans la colature
          Gomme de pays   ʒ ß

Donnez en deux doses à l'animal.

N°. 66.

℞   Graine de lin   pinc. ij
          Pariétaire   poig. j

F. bouillir dans Eau   ℔ ij

Coulez & donnez à l'animal.

N°. 67.

℞   Sel de nitre   ʒ ij

F. fondre dans Eau, ou
          Décoction d'oseille, ou
          d'alleluia   ℔ ij

Donnez en deux doses à l'animal.

N°. 68.

℞   Décoction de persil,
          de pariétaire   ã ℔ j
          Sirop d'althea   ʒ ij
          Esprit de sel dulcifié   ʒ j

M. pour un breuvage.

BOISSON.

N°. 69.

℞   Racine de guimauve,
          de nymphea   ã ʒ iv

F. bouillir dans Eau   ℔ viij

jusques à diminution d'un tiers. F. dissoudre
dans la colature Cristal minéral   ʒ iij

M. avec la boisson ordinaire.

DIURÉTIQUES INCISIFS, FORTIFIANS.

BREUVAGES.

N°. 70.

℞   Racine de bardane en poudre   ℥ j
              Vin blanc sec   ℔ j

Laissez macérer pendant six heures. F. prendre à l'animal, en une dose.

N°. 71.

℞   Colophone en poudre   ℥ ij
              Vin blanc sec   ℔ ij

Jettez la colophone dans le vin, remuez & donnez en deux doses.

N°. 72.

℞   Racines de pareira brava   ℥ j
F. bouillir dans Eau   ℔ j ß

Réduisez à ℔ j. Passez la liqueur, partagez en deux doses, donnez à l'animal.

N°. 73.

℞   Essence de térébenthine   ℥ ij
Délayez avec
             Jaune d'œuf   N°. j
Etendez dans
             Infusion de pariétaire   ℔ j

Donnez de suite à l'animal, en une dose.

PILULES ET BOLS.

N°. 74.

℞   Colophone, ou
             Poix réfine en poudre,
             Sel de nitre   ãã ℔ ß
             Limaille de fer porphyrisée   ℥ ij

M. bien exactement ; F. en des paquets de ℥ ij dont on donnera un tous les matins à jeun dans le miel.

N°. 75.

℞   Térébenthine très-pure   ʒ ij
Roulez dans farine de seigle   ſ. q.
Formez deux pilules.

N°. 76.

℞   Savon blanc, râpé   ℥ j
F. un bol avec
       Extrait de genievre   ſ. q.
roulez dans du ſon.

N°. 77.

℞   Poudre de cloportes   з iv
Incorporez dans
       Térébenthine de Veniſe   ℥ j
F. un bol.

POUDRE.

N°. 78.

℞   Abeilles ſéchées & pulv.   ʒ ß
Donnez tous les matins dans une poignée de ſon.

DIURÉTIQUES ACRES, STIMULANS.

BREUVAGE.

N°. 79.

℞   Cantharides groſſierement pilées   ʒ ß
F. bouillir dans Vin blanc   ℔ ij
Coulez, donnez une cornée à l'animal.

BOL.

N°. 80.

℞   Cantharides en poudre très-fine   Э j
       Sel de nitre,
       Camphre   ãa з iv
M. avec   Miel   ſ. q.
F. un bol à donner en deux doſes.

LAVEMENS DIURÉTIQUES.

N°. 81.

℞   Décoction de mauve, ou
             de guimauve   ℔ iij

Délayez-y Térébenthine   ℥ ij

après l'avoir dissoute dans Jaunes d'œufs   N°. ij

Donnez en lavement.

N°. 82.

℞   Décoction N°. 81.   ℔ iv

Ajoutez-y Huile de noix   ℥ ij

         Essence de térébenthine   ℥ j

Pour un lavement.

N°. 83.

℞   Décoction émolliente   ℔ iij

F. dissoudre dans la décoction

         Sel de nitre   ℥ j

Pour un lavement.

CHAPITRE IV.

MÉDICAMENS APÉRITIFS ET FONDANS. (1)

BREUVAGES.

N°. 84.

℞   Racine de petit houx,
         de fenouil,
         de souchet   ãa ℥ ij

F. bouillir dans Eau   ℔ iij

jusques à diminution d'un tiers. Coulez, donnez en deux doses.

---

(1) MATIERE MÉDICALE, art. XV, page 54; XXXI, 5°. page 147.

N°. 85.

℞   Véronique   ℥ j
           Vulnéraires de Suisse   poig. j
Jettez dans Eau bouillante   ℔ ij
Laissez refroidir, donnez la colature en deux doses.

N°. 86.

℞   Racine de patience,
               de chélidoine pulv.   ãa ℥ ß
           Vin blanc sec   ℔ j
Jettez la poudre dans le vin, remuez, donnez à
l'animal.

N°. 87.

℞   Potasse   ℥ j
F. dissoudre dans Vin blanc   ℔ j
Donnez à l'animal en un dose.

N°. 88.

℞   Eau des forgerons   ℔ ij
F. y fondre Savon blanc râpé   ℥ ß
Donnez en une dose.
Il faut continuer longtems l'usage de ce breuvage.

N°. 89.

℞   Racine de persil, ou
              de chardon Roland, ou
              d'asperges   ℥ ij
Coupez par morceaux après avoir ratissé.
F. bouillir dans Eau   ℔ iv
jusques à diminution d'un quart, ajoutez à
mi-coction Feuilles de chicorée sauvage,
              de cerfeuil   ãa poig. j
Passez la liqueur par un linge avec une légere
expression ; ajoutez
            Sirop des cinq racines apéritives   ℥ iij
Donnez à l'animal en trois doses.

N°. 90.

℞   Fumeterre   poig. ij
              Racine de patience ,
                  d'aunée , coupées par tranches ãa ℥ ij
              Eau   ℔ v

F. bouillir jusqu'à réduction d'un quart,
passez , ajoutez à la liqueur
              Sel ammoniac   ℨ j
Donnez tiede , en deux doses , dans le jour.

PILULES ET BOLS.

N°. 91.

℞   Borax ,
              Safran de Mars apéritif ,
              Tartre vitriolé   ãa ℨ ij
              Savon blanc râpé ,
              Gomme ammoniaque   ãa ℨ iv
              Miel   f. q.
M. roulez dans la farine , F. deux pilules pour une
dose chaque matin.

N°. 92.

℞   Æthiops minéral ,
              Gomme de gayac   ãa ℨ iv
              Miel   f. q.
M. roulez dans la farine. F. une pilule.

N°. 93.

℞   Fleurs de soufre   ℨ j
              Limaille de fer porphyrisée   ℨ ij
              Miel   f. q.
F. un bol , à donner en un fois tous les matins.

N°. 94.

℞   Kermès minéral   ℨ ij
              Savon blanc râpé   ℨ j
              Melasse   f. q.
Pour un bol.

N°. 95.

℞   Antimoine diaphorétique non lavé   ℥ j
Gomme ammoniaque,
Aloès   ã̃ ʒ iv
Miel   f. q.

Pour un bol à donner en deux dofes.

POUDRES.

N°. 96.

℞   Limaille d'acier, ou
de fer porphyrifée,
Sel de nitre   ã̃ ʒ ij

Donnez dans l'avoine, légérement humeɛtée.

N°. 97.

℞   Crocus metallorum, ou
Foie d'antimoine en poudre   ℥ j

Donnez dans le fon ou dans l'avoine humeɛtée,
pendant plufieurs jours.

CHAPITRE V.

MÉDICAMENS DÉPURATOIRES. (1)

BREUVAGES.

N°. 98.

℞   Iris de Florence,
Racines de patience fauvage,
d'aunée, coupées par tranches ã̃ ℥ j
F. bouillir légérement dans Eau   ℔ iv

Paffez par un linge avec une légere expreffion,
donnez en trois dofes.

---

(1) Matiere médicale, art. XV, page 55; XXXI,
5°. page 146.

N°. 99.

℞   Racines de raifort fauvage   ℔ j
           de bardane   ℥ vj
     Feuilles de creffon de fontaine, ou
           de cochlearia, ou
           de fumeterre   poig. ij

Lavez le tout. Laiffez égoutter. Pilez enfuite & mettez dans une cruche de grès.

Ajoutez   Vin rouge, ou
           Cidre, ou
           Bierre   ℔ xxx

Laiffez infufer pendant douze heures au B. M. le plus doux, après avoir exactement bouché la cruche avec du linge & un double parchemin mouillé.

Retirez du feu. Laiffez refroidir fans déboucher. Paffez à froid fans expreffion.

Ajoutez   Sel ammoniac   ℥ ij

Le fel étant fondu, mettez dans des bouteilles à la cave. Gardez pour l'ufage. Ce vin fe conferve au-dela de trois mois. La dofe eft de ℔ j tous les matins à jeun.

N°. 100.

℞   Antimoine crud concaffé & renfermé dans un nouet   ℥ vj
     Racine de falfepareille   ℥ iij

F. bouillir dans Eau   ℔ viij

jufques à réduction de moitié. Coulez,

Ajoutez   Sirop de fumeterre   ℥ vj

Donnez en quatre dofes à l'animal.

N°. 101.

℞   Bois de gayac, en copeaux   ℥ ij

F. bouillir dans
           Eau   ℔ iij

jufqu'à réduction d'une pinte ; jettez alors

       Fleurs de fureau , féches   poig. j

Retirez du feu , ajoutez

       Sel ammoniac   ℥ iv

Laiffez infufer; paffez & faites boire tiéde.

N°. 102.

℞   Feuilles de galéga ,

           de rhue des jardins ,

           de romarin ,

           de fauge ,

           d'angelique fauvage ,

           de pâquerette ,

           de pafferage   ãa poig. j

     Racine de pâquerette   ℥ vj

     Eponge de rofier fauvage   ℥ iv

     Gouffes d'ail   N°. vj

Pilez le tout , verfez pour chaque poignée de cette maffe Bon vin rouge   ℔ iv

Ajoutez-y Sel commun   ℥ iv

Laiffez digérer dans un vaiffeau fermé pendant quelques jours en remuant de tems en tems ; coulez avec expreffion. Donnez à la dofe de ℔ j le matin à jeun , réiterez le foir. On peut appliquer fur la morfure faite par l'animal enragé , après avoir fuffifamment dilaté la plaie & l'avoir lavée avec cette infufion , le marc qui refte après la colature.

N°. 103.

℞   Râpure de racine d'églantier   poig. ij

     Poudre d'écailles d'huître mâle ℥ ij

F. infufer dans

     Huile de noix   ℥ vj

F. prendre à l'animal en une dofe. Ce breuvage doit être donné trois jours de fuite.

N°. 104.

℞   Sublimé corrofif   gr. xl
F. diffoudre dans
           Efprit de vin   ℥ x
Donnez à l'animal à la dofe de ℥ j dans
           Décoction de graine de lin   ℔ j
tous les matins à jeun jufques à ce que vous en ap-
perceviez les effets.

B O L.

N°. 105.

℞   Racine de bardane pulvérifée,
           Bois de gayac râpé   ãã ℥ iv
           Gomme ammoniaque,
           Antimoine crud pulvérifé   ãã ℥ ij
M. avec   Extrait de genievre   f. q.
Pour un bol, à donner le matin à jeun.

P O U D R E.

N°. 106.

℞   Anagallis *flore phœniceo*   f. q.
On cueille cette plante au mois de Juin entre
la nouvelle & la vieille Saint-Jean.
    Prenez la fleur & la tige, F. fécher le tout
à l'ombre. Confervez dans des fachets de
toile épaiffe, ou dans des boîtes garnies intérieurement de papier. Pulvérifez.
    M. cette poudre avec
           Sel,
           Alun   ãã ℥ ß
Donnez à l'animal fur du pain à la dofe de   ℥ ij
On peut la donner dans
           Eau, ou dans
           Infufion de la même plante   ℥ ij

La dofe pour l'homme eft de   ℥ j
dans l'eau diftillée de cette herbe.

On reitere cette dofe fix heures après. Le lendemain on la réitère encore. Les malades doivent
s'abftenir de boire & de manger pendant deux heures. Il faut, au furplus, laver la plaie avec l'eau
fraîche & mettre fur cette même plaie la poudre
ci-deffus décrite.

CHAPITRE VI.

MÉDICAMENS DIAPHORÉTIQUES ET ALEXITERES (1).

BREUVAGES.
N°. 107.

℞

Gayac en copeaux	℥ ij
Racines de fquine coupées par tranches,	
de falfepareille	ãa ℥ iij
Coquilles & zeftes de noix fraî- ches, concaffées	N°. xxx

F. infufer dans

Eau bouillante	℔ xij

pendant douze heures avec

Antimoine en poudre	℥ ij

que vous fufpendrez dans le vaiffeau après
l'avoir enfermé dans un nouet. F. bouillir
jufqu'à confomption d'un tiers.

---

(1) MATIERE MÉDICALE, art. XX, page 85; XXVI,
page 113.

Ajoutez fur la fin
Saffafras râpé   ℥ j
Couvrez ; laiffez refroidir ; paffez au travers d'une étoffe ; gardez pour l'ufage. Donnez tous les matins à jeun a l'animal. La dofe eft de ℔ j. On peut auffi en humecter le fon.

N°. 108.

℞   Racines d'angélique,
            d'impératoire   a a ℥ ij
F. macérer dans
      Vinaigre   ℔ j
Donnez en deux dofes à jeun à l'animal. On peut fouffler ce même vinaigre dans les oreilles, ou dans les nafeaux.

N°. 109.

℞   Thériaque   ℥ ij
Delayez dans
      Vin vieux   ℔ j
Ajoutez dans la liqueur, au moyen du mortier,
      Camphre   ʒ iv
Donnez en une feule dofe.

N°. 110.

℞   Feuilles de rhue   poig. ij
          de pimprenelle,
          de betoine   ãa poig. j
      Gouffes d'ail   N°. iij
      Baies de genievre   ℥ ij
Pilez & concaffez le tout. F. infufer dans
      Vin rouge   ℔ iv
Coulez, ajoutez comme ci-deffus
      Camphre   ʒ iv
La dofe eft d'une bonne cornée.

N°. 111.

℞   Camphre   ℥ j

F. diſſoudre dans le mortier avec

        Eau-de-vie   ℥ iv

M. avec   Eau blanche   ℔ ß

Donnez à l'animal.

N°. 112.

℞   Sel ammoniac   ℥ ij

F. diſſoudre dans

        Infuſion de menthe   ℔ j

Donnez en deux doſes.

N°. 113.

℞   Quinquina en poudre   ℥ ij

        Limaille de fer porphyriſée,

        Sel ammoniac   ãã ʒ j

M. dans   Décoction de baies de genievre   ℔ j

Donnez la même doſe ſoir & matin pendant huit jours, tant comme préſervatif que comme curatif.

N°. 114.

℞   Gomme ammoniaque,

        Aſſa-fœtida groſſierement pilés ãã ʒ iv

F. bouillir dans

        Vinaigre   ℔ j

Après la diſſolution entiere, donnez à une chaleur ſupportable.

N°. 115.

℞   Eſprit volatil de ſel ammoniac   ʒ j

M. dans   Infuſion de genievre tiede   ℥ viij

Donnez ſur le champ à l'animal.

N°. 116.

Pour les Chiens.

℞   Feuilles de menthe, ou

        de méliſſe   pinc. j

Jettez dans Eau bouillante   ℥ vj
Retirez du feu, couvrez, laiſſer infuſer,
paſſez à travers un linge ; ajoutez
      Liqueur minérale d'Hoffmann   gout. vj
F. prendre tiede dans la journée.

PILULES ET BOLS.

N°. 117.

℞   Réſine de gayac en poudre,
     Fleurs de ſoufre,
     Vipere en poudre   ãa ℥ iv
     Sirop de fumeterre   ſ. q.
M. F. un bol ſ. a.

N°. 118.

℞   Quinquina en poudre   ℥ ij
     Sel ammoniac   ℥ j
     Camphre   ℥ iv
M. avec   Oxymel   ſ. q.
F. une pilule à donner ſoir & matin.

N°. 119.

℞   Quinquina en poudre   ℔ j
     Camphre   ℥ ij
     Sel de nitre   ℥ iv
     Mélaſſe   ſ. q.
M. triturez & formez des pilules.
La doſe en eſt de ℥ j , à donner ſoir & matin.

N°. 120.

℞   Kermès minéral   ℥ ij
     Opium   gr. vj
     Extrait de genievre   ſ. q.
F. un bol à donner, en une doſe, tous les matins.

N°. 121.

℞   Baies de genievre   poig. j
F. macérer dans
    Vinaigre   ſ. q.
Retirez lorſqu'elles ſont ramollies, triturez
avec   Miel   ſ. q.
Pour faire des pilules à donner dans la journée.

POUDRES.

N°. 122.

℞   Antimoine crud porphyriſé ℥ j
    Sel de potaſſe   ℈ iv
   ou Sel marin   ℥ j
M. dans un picotin de ſon, légérement humecté,
& donnez le matin.

N°. 123.

℞   Kermès minéral   ℈ j
    Poudre d'angélique   ℥ j
    Sel de cuiſine   ℥ ß
M. donnez le matin dans le ſon.

N°. 124.

℞   Limaille de fer porphyriſée ℥ iv
    Poudre de regliſſe   ℥ ij
    Sel commun   ℥ j
Donnez en deux doſes, le matin, dans du ſon légérement humecté.

BILLOT.

N°. 125.

℞   Poudre de racine d'angélique,
    Aſſa-fœtida   ãa ℥ ij
    Camphre   ℈ iv
    Oxymel ſimple   ſ. q.
M. triturez dans le mortier; F. un billot qu'on
laiſſera dans la bouche.

CHAPITRE VII.
MÉDICAMENS ANALEPTIQUES. (1)

BOUILLIES.
N°. 126.

℞ Fleur de farine de froment ℔ ij
Jaunes d'œufs N°. iij
Eau tiede ſ. q.

pour en former une pâte. Découpez cette même pâte. F. bouillir dans

Eau ſ. q.

& juſqu'à une conſiſtance de bouillie ou de panade liquide. Donnez-en de trois en trois heures à l'animal deux ou trois cornées.

N°. 127.

℞ Navets ℔ iv
Farine de pois ℥ vj

F. cuire dans

Eau ſ. q.

juſqu'à conſiſtance de bouillie, ajoutez

Miel blanc ℔ ß

Donnez à l'animal, à la doſe de ℥ vj à viij, pluſieurs fois par jour.

PANADES.
N°. 128.

℞ Pain de froment ſ. q.

F. ſécher au four. Réduiſez en poudre, délayez cette poudre dans

Lait de vache ſ. q.

---

(1) Matiere médicale, art. XXV, page 109.

Laiſſez

(337)

Laissez tiédir sur la cendre chaude pendant demi-heure. Ajoutez y

Jaunes d'œufs	N°. iv

F. chauffer jusqu'à ebullition en remuant toujours, & donnez de même que les bouillies précédentes.

N°. 129.

℞ Farine de froment,

d'orge	ãã poig. iij
Jaunes d'œufs	N°. iv
Eau tiede	ſ. q.

F. une pâte liquide, que vous ferez cuire à petit feu jusqu'à conſiſtance de panade.
Ajoutez   Extrait de genievre   ʒ ij
M. & donnez en pluſieurs fois dans le jour.

LAVEMENS NUTRITIFS.

N°. 130.

℞ Tête de mouton	N°. j

F. bouillir dans

Eau	℔ v

jusqu'à l'entier dépouillement des os. Coulez.

Ajoutez Jaunes d'œufs	N°. iv
Huile douce	℔ ß

F. un lavement.

N°. 131.

℞ Lait de vache	℔ v
Delayez-y Jaunes d'œufs	N°. iv

F. tiédir. Pour un lavement.

N°. 132.

Pour les Chiens.

℞   Bouillon de tripes, ou de veau   ſ. q.
Pour un lavement.

Y

CHAPITRE VIII.
MÉDICAMENS CORDIAUX. (1)

BREUVAGES.

N°. 133.

℞   Macis,
Canelle,
Poivre noir,
Cloux de gérofle   ãã ℥ j
Pilez grossiérement, jettez dans
    Vin rouge bouillant   ℔ jß
Retirez du feu, passez, donnez chaud à l'animal.

N°. 134.

℞   Extrait de genievre   ℥ ij
Thériaque   ℨ iv
Délayez dans Vin vieux   pint. j
Donnez en une dose.

N°. 135.

℞   Fleurs de sureau   poig. ij
Canelle concassée   ℨ ij
Jettez dans Eau bouillante   pint. iij
Retirez du feu, couvrez, passez lorsque la
liqueur est tiede; donnez en trois fois, en
ajoutant à chaque dose
    Eau-de-vie   ℥ iv

N°. 136.

℞   Thériaque   ℥ ij
Délayez dans Eau-de-vie   ℥ viij
Donnez en une dose.

---

(1) MATIERE MÉDICALE, art. XXVI, page 113.

LAVEMENS IRRITANS.

N°. 137.

℞   Racines de pyrethre   ℥ iij
F. bouillir dans
       Eau   ℔ iv
Ajoutez à la colature
       Sel ammoniac   ℥ j
Pour un lavement.

N°. 138.

℞   Séné,
       Feuilles de tabac   ãã ℥ j
F. bouillir quelques instans dans
       Eau   ℔ v
Couvrez, laissez infuser ; coulez, ajoutez
à la colature
       Sel commun   ℥ j
Pour un lavement.

N°. 139.

℞   Feuilles seches de tabac   ℥ ij
F. bouillir dans
       Eau   ℔ v
jusques à diminution d'un tiers. Coulez &
exprimez fortement. Jettez dans la colature
       Vin émétique trouble   ℥ iij
       Sel commun   poig. j
Pour un lavement.

N°. 140.

℞   Savon noir,
       Sel commun   ãã ℥ ij
F. fondre dans
       Eau   pint. ij
Pour un lavement.

CHAPITRE IX.

MÉDICAMENS TONIQUES OU FORTIFIANS. (1)

BREUVAGE CÉPHALIQUE.

N°. 141.

℞   Fleurs de muguet,
          de giroflier,
          de tilleul   ãa poig. j

F inf. fer dans Eau bouillante   ℔ ij
dans un vale couvert. Ajoutez à l'infufion, quand elle fera paffée,
          Efprit de fel ammoniac   ʒ j
          Vin blanc   ʒ iv
Donnez en deux dofes.

PILULES ET BOLS.

N°. 142.

℞   Feuilles d'oranger en poudre   ʒ ß
       Camphre   ʒ iv
M. avec   Extrait de genievre   f. q.
Formez un bol.

N°. 143.

℞   Semences de cumin,
          de coriandre, en poudre, ãa ʒ j
       Miel   f. q.
Incorporez. F. un bol. Donnez en deux dofes.

N°. 144.

℞   Sel ammoniac,
       Borax,

---

(1) MATIERE MÉDICALE, art. XXVII, page 118.

Sel sédatif $\tilde{a}a$ ℥ ij

F. une poudre, incorporez avec

Extrait de genievre   f. q.

Roulez dans le son pour former deux pilules.

N°. 145.

℞   Saffafras en poudre   ℥ j

Effence de romarin   ℥ ß

Efprit de fel ammoniac   ℥ j

Huile de térébenthine   f. q.

F. un bol, à donner fur le champ.

BREUVAGE HÉPATIQUE.

N°. 146.

℞   Racines de bardane,

d'ofeille $\tilde{a}a$ ℥ j

Fumeterie,

Aigremoine,

Chicorée $\tilde{a}a$ poig. j

Limaille de fer dans un nouet   ℥ ij

F. bouillir dans Eau   ℔ iij

Coulez après demi-heure d'ébullition. Donnez en deux dofes.

BOL.

N°. 147.

℞   Savon blanc râpé   ℥ j

Gomme ammoniaque,

Safran de Mars $\tilde{a}a$ ℥ ij

Extrait de fumeterre   f. q.

F. un bol à donner en une dofe le matin.

BREUVAGE SPLÉNIQUE.

N°. 148.

℞   Petite éclaire,

Fumeterre, $\tilde{a}a$ poig. j

Ecorce de tamarifc,
Râpure de bouis   ãã ℥ j
Limaille de fer dans un nouet   ℥ ij
F. bouillir pendant une heure dans
Eau   ℔ iv
Coulez. Donnez dans le jour.

BREUVAGES UTÉRINS.

N°. 149.

℞   Matricaire,
Armoife,
Rhue   ãã poig. j
F. bouillir dans Eau   ℔ iv
Ajoutez à la coïature
Safran pulvérifé,
Efprit volatil de fel ammoniac   ãã ℥ j
Donnez en deux fois à l'animal.

N°. 150.

℞   Sabine en poudre   ℥ ij
Jettez dans Vin blanc tiede   ℔ ij
Remuez, donnez à l'animal, **en une dofe.**

CHAPITRE X.

MÉDICAMENS STOMACHIQUES ET CARMINATIFS. (1)

BREUVAGES.

N°. 151.

℞   Feuilles de laurier,
de menthe   ãã poig. j
Fleurs de camomille,

---

(1) MATIERE MÉDICALE, art. XXVIII, page 123.

Baies de genievre concassées a͠a poig. ß
Jettez dans Vin rouge bouillant   ℔ ij
Retirez du feu, couvrez, laissez infuser pendant un quart d'heure. Coulez, ajoutez
    Esprit carminatif de Sylvius,   ℨ ij
    ou Eau d'anis   ℥ vj
Donnez en deux fois.

N°. 152.

℞   Sel de nitre   ℥ ß
F. fondre dans Eau-de-vie   ℥ iv
Donnez à l'animal, en une dose.

N°. 153.

℞   Aloès en poudre   ℥ iv
    Semences d'anis pulvérisées   ℥ j
M. dans   Vin rouge   pint. j
Donnez en une dose.

N°. 154.

℞   Infusion de camomille   ℔ j
    Ether   ℥ j
M. & donnez sur le champ.

N°. 155.

℞   Sauge,
    Absinthe   a͠a poig. j
Jettez dans Eau bouillante   pint. ij
Retirez du feu, couvrez, laissez infuser une demie heure, coulez, ajoutez
    Esprit volatil de sel ammoniac   ℥ ij
Donnez sur le champ à l'animal.

N°. 156.

Pour les Chiens.

℞   Thériaque   ℥ ß
Délayez dans Eau d'anis   ℥ ij
F. prendre en deux fois.

BOLS.

N°. 157.

℞   Thériaque   ℥ j
      Muſcade râpée   ℨ ij
      Eſſence d'anis   ℨ j

M. donnez en bol.

N°. 158.

℞   Semences d'anis en poudre   ℥ j
      Aloès pulvériſé   ℨ ij
      Limaille de fer porphyriſée   ℨ j
      Miel   ſ. q.

F. un bol, à donner le matin, pendant huit jours.

LAVEMENS.

N°. 159.

℞   Sommités de camomille,
        de mélilot   ãã poig. ß
      Semences de carvi,
        d'anet   ãã ℥ j
Jettez dans Eau bouillante   ℔ v
Retirez du feu, couvrez, laiſſez infuſer;
coulez, ajoutez & delayez dans la colature
      Miel commun   ℥ iij
F. un lavement.

N°. 160.

℞   Fleurs de camomille   poig. ij
      Baies de laurier pilées   ℨ iv
Jettez dans Eau bouillante   ℔ iv
Retirez du feu, couvrez, laiſſez infuſer l'eſ-
pace de demi-heure. Coulez, ajoutez à la
colature   Huile de laurier, ou
      Eſſence de terebenthine   ℥ ij
F. un lavement.

CHAPITRE XI.
MÉDICAMENS ASTRINGENS. (1)

BREUVAGES.

N°. 161.

℞   Feuilles de ronce,
             d'ortie,
         Roſes rouges   ãã poig. j

F. bouillir dans Vin rouge,
         Eau   ãã ℔ ij

pendant un demi-quart d'heure. Coulez,
ajoutez à la décoction
         Eſſence de Rabel   ℥ j

Donnez de deux heures en deux heures une cornée
à l'animal.

N°. 162.

℞   Confection d'hyacinthe,
         Diaſcordium   ãã ℥ j
         Eau de canelle   ℥ ij

M. le tout dans Vin rouge   ℔ j

Donnez en deux doſes.

N°. 163.

℞   Rhubarbe pulveriſée   ℥ ij

M. dans   Eau blanche   ℔ j ß

Donnez à l'animal.

N°. 164.

℞   Eau de Rabel   ℥ j
         Eau   pint. j

M. F. prendre en deux doſes.

---

(1) MATIERE MÉDICALE, art. XXIX, page 127.

BOISSONS.

N°. 165.

℞   Eau   pint. xij

Éteignez-y à plusieurs reprises un fer rouge.
F. boire à l'animal. C'est *l'eau chalibée*.

N°. 166.

℞   Eau   seau j

            Vinaigre   ſ. q.

Pour aciduler légérement la boiſſon.

N°. 167.

℞   Eau de Rabel   ſ. q.

M. dans la boiſſon ordinaire juſques à une légere acidité.

N°. 168.

℞   Alun de roche   ℥ ij

F. diſſoudre dans Eau   ℔ viij

M. avec la boiſſon ordinaire.

BOLS ET PILULES.

N°. 169.

℞   Diaſcordium   ℥ ij

            Miel   ſ. q.

Pour un bol.

N°. 170.

℞   Sang-dragon,

            Alun de roche   ãã ℥ ij

            Oxymel   ℥ iv

Roulez dans du ſon. F. trois pilules.

LAVEMENS.

N°. 171.

℞   Feuilles de plantain,

                    de chêne   ãã poig. j

            Noix de gale,

            Fleurs de grenade   ãã ℥ ij

F. bouillir quelques momens dans
   Eau   ℔ iv
Paffez pour un lavement.
      Nº. 172.
℞   Eau froide   ℔ iv
     Huile de vitriol   f. q.
Pour aciduler fortement le lavement.

CHAPITRE XII.
MÉDICAMENS TRAUMATIQUES OU VULNÉRAIRES. (1)

BREUVAGES.
Nº. 173.

℞   Efpeces vulnéraires   poig. iij
     Vin rouge   ℔ iij
Digérez enfemble dans un vaiffeau convenable pendant fix heures. Verfez enfuite fur
le tout   Eau bouillante   ℔ vj
Macérez encore pendant quelques heures en agitant le vaiffeau de tems en tems. Paffez. La dofe fera de ℔ j. Donnez & réiterez ce breuvage foir & matin.

Nº. 174.

℞   Boule de Mars   Nº. j
F. tremper dans
     Eau-de-vie   ℔ ß
jufques à une forte teinture, retirez la boule, donnez à l'animal.

---

(1) MATIERE MÉDICALE, art. XV, pages 56 & 57; XXIX, page 131.

N°. 175.

℞   Baume du Commandeur   ʒj

M. avec   Vin rouge   ʒiv

Donnez à l'animal.

N°. 176.

℞   Vulnéraires de Suisse   poig. ij

F. infuser dans Eau bouillante   ℔ ij

pendant trois heures. Coulez, ajoutez

           Eau-de-vie   ʒij

Donnez en une dose.

BOL OU PILULE.

N°. 177.

℞   Térébenthine   ʒij

           Camphre   ʒj

Triturez, M. le tout avec

           Son   f. q.

Pour former un bol, ou une pilule.

CHAPITRE XIII.

MÉDICAMENS ABSORBANS. (1)

BREUVAGES.

N°. 178.

℞   Magnésie blanche   ʒij

Délayez dans Décoction de racine d'althæa   ℔j

Donnez le matin à l'animal.

N°. 179.

℞   Sel de potasse   ʒj

           Eau tiede   ℔ ij

F. dissoudre le sel & donnez en deux doses.

---

(1) MATIERE MÉDICALE, art. XIII, page 48.

B O L.

N°. 180.

℞   Coquilles d'œufs,
       O. de seche, pulvérisés   ãã ℥ iv
       Sel d'absinthe   ℥ j
M. avec   Miel   s. q.
Pour un bol.

P O U D R E.

N°. 181.

℞   Sel de soude   ℥ iv
       Sel de cuisine   ℥ j
M. dans   Son   pic. j
Donnez le matin.

CHAPITRE XIV.

MÉDICAMENS TEMPÉRANS, ADOUCISSANS, INCRASSANS. (1)

B R E U V A G E S.

N°. 182.

℞   Feuilles d'oseille,
       d'alleluia,
       d'endive   ãã poig. j
F. bouillir pendant quelques minutes dans
       Eau   ℔ iv
Coulez, donnez en quatre doses à l'animal.

N°. 183.

℞   Feuilles de chicorée sauvage,
       d'oseille   ãã poig. j

---

(1) Matiere médicale, art. XIV, page 50; XVI, page 59.

    Eau   ℔ iij
F. bouillir quatre minutes ; paffez, ajoutez à
la colature Oxymel   ℥ ij
          Camphre   ℥ ij
diffous dans Eau de Rabel   f. q.
Donnez en deux dofes.

N°. 184.

♃   Gomme arabique, ou
                adragant   ℥ ij
F. diffoudre la gomme groffiérement pulvé-
rifée dans   Eau blanche   ℔ ij
Donnez à l'animal.

N°. 185.

♃   Racines de guimauve   ℥ ij
          Graine de lin   ℥ j
Ratiffez, lavez les racines. Verfez fur le
tout   Eau bouillante   ℔ iij
Laiffez infufer deux heures. Paffez par un linge,
donnez en deux dofes. Ce breuvage peut être
fubftitué au précédent.

N°. 186.

♃   Avoine   poig. ij
F. bouillir dans Eau   ℔ viij
jufqu'à ce que l'avoine foit crevée ; paffez,
ajoutez   Sel de nitre   ℥ ij
Donnez à la dofe de ℔ j.

B O I S S O N S.
N°. 187.

♃   Son de froment   jointée j
Trempez les deux mains dans un feau plein d'eau,
tenant toujours le fon. Laiffez-le imbiber de cette
eau ; comprimez - le à diverfes reprifes & laiffez
tomber l'eau blanche que vous en retirez dans le

(351)

même feau. Preffez & trempez de nouveau jufques
à ce que l'eau que vous exprimerez ne blanchiffe
plus. Alors jettez votre jointée de fon ; reprenez-
en une nouvelle différentes fois , felon la blancheur
dont vous voudrez que l'eau foit. Abreuvez-en l'a-
nimal. Cette boiffon eft connue fous le nom d'*eau
blanche.*

N°. 188.

℞   Décoction émolliente   ℔ vj
F. y diffoudre Criftal minéral   ʒ ij
M. avec la boiffon ordinaire.

N°. 189.

℞   Décoction émolliente , ou
           Eau blanche   ℔ vj
Ajoutez   Efprit de vitriol , ou
           Eau de Rabel , ou
           Vinaigre de vin ,
jufques à une forte acidité. M. avec la boiffon ordinaire qui doit en être légérement acidulée.

N°. 190.

℞   Miel commun   ℔ ij
           Son de froment   poig. iv
F. bouillir légérement dans
           Eau   ℔ vj
M. avec la boiffon ordinaire.

N°. 191.

℞   Décoction de navets   ℔ xv
           Miel   ℔ ij
M. & donnez pour boiffon.

LAVEMENS.

N°. 192.

℞   Décoction émolliente   ℔ iij
Diffolvez-y Sel de prunelle   ʒ j
F. un lavement.

N°. 193.

℞   Décoction d'orge   ℔ iij
         Vinaigre de sureau,   ℥ ij

M. pour un lavement.

N°. 194.

℞   Décoction émolliente   ℔ iij
Ajoutez   Huile douce   ℥ ij

F. un lavement.

N°. 195.

℞   Feuilles de mauve,
         de guimauve   âã poig. j
         Graine de lin   ℥ j

F. bouillir dans Eau   ℔ v

jusques à diminution d'un quart. Passez,
délayez dans la colature
         Miel commun   ℥ iv
         Huile d'olive   ℥ ij

Pour un lavement.

N°. 196.

℞   Décoction de son de froment ℔ iij
F. y fondre Onguent populeum   ℥ ij

Donnez pour un lavement.

N°. 197.

℞   Décoction de graine de lin   ℔ vj
F. y fondre Sel de nitre   ℥ ij

Donnez en lavement.

N°. 198.

℞   Feuilles de mauve,
         de pariétaire,
      Fleurs de mélilot,
         de camomiile   âã poig. j

Jettez dans Eau bouillante   ℔ vj

Retirez du feu, couvrez, laissez infuser ; passez,
donnez en lavemens.

N°. 199.

N°. 199.

℞   Bouillon de tripes   ℔ iij
Ajoutez   Camphre   ℥ ij
diffous dans un jaune d'œufs. Pour un lavement.

CHAPITRE XV.

MÉDICAMENS SÉDATIFS ET NARCOTIQUES. (1)

BREUVAGES.

N°. 200.

℞   Feuilles de morelle,
            de cynogloffe   ãã poig. ß
F. bouillir quelques inſtans dans
            Eau   ℔ j ß
Après la colature ajoutez
            Sel de nitre   ℥ ß
Donnez plufieurs fois par jour, s'il en eſt befoin, cette même dofe.

N°. 201.

℞   Infufion de coquelicot   ℔ j
Délayez   Cafcarille en poudre   ℥ ß
            Sel de nitre   ℥ ij
Donnez à l'animal.

N°. 202.

℞   Têtes de pavots blancs   N°. vj
Après les avoir écrafées, F. les bouillir demi-
heure dans Eau   ℔ ij
Coulez & donnez en breuvage.

---

(1) MATIERE MÉDICALE, art. XXX, page 132.

N°. 203.

℞   Teinture anodine de Sydenham   ʒ ij
M. avec   Vin rouge   ℔ ß
Donnez à l'animal.

B O L S.

N°. 204.

℞   Camphre,
            Sel de nitre,   ãã ʒ j
M. avec   Miel   ſ. q.
Pour un bol.

N°. 205.

℞   Cascarille pulvérisée,
            Camphre,
            Sel sédatif d'Homberg   ãã ʒ iv
M. avec   Miel   ſ. q.
Pour un bol.

N°. 206.

℞   Opium   gr. xxx
            Camphre,
            Sel de nitre   ãã ʒ iv
            Miel   ſ. q.
M. pour un bol.

L Á V E M E N S.

N°. 207.

℞   Décoction émolliente   ℔ iij
F. y bouillir après les avoir écrasées
            Têtes de pavots blancs   N°. vj
Passez pour un lavement.

N°. 208.

℞   Décoction émolliente   ℔ iij
Dissolvez-y au moyen du mortier
            Opium   ʒ ß
Donnez en lavement.

CHAPITRE XVI.
MÉDICAMENS SPÉCIFIQUES. (1)

BREUVAGES FÉBRIFUGES.

N°. 209.

℞   Quinquina grossiérement pulv. ℥ ij
F. bouillir legérement dans
    Eau   ℔ ij
Coulez, donnez en une dose, tous les matins.

N°. 210.

℞   Quinquina pulvérisé   ℥ ij
M. dans Infusion de petite centaurée ℔ ij
Ajoutez Sel ammoniac   ℥ ij
M. donnez à l'animal.

N°. 211.

Pour le Bœuf.

℞   Quinquina pulvérisé   ℥ iv
M. dans Vin rouge   ℔ ij
Donnez en breuvage.

BOLS.

N°. 212.

℞   Ecorce du Pérou en poudre ℥ ij
    Safran de Mars,
    Sel d'absinthe   ãã ℥ ij
M. avec Miel   s. q.
F. un bol.

N°. 213.

℞   Gentiane ,

---

(1) MATIERE MÉDICALE, art. XXXI, page 137.

Petite centaurée, en poudre   aa ʒj
Extrait de genievre   ſ. q.
M. pour un bol.

BREUVAGES VERMIFUGES.

Nº. 214.

℞   Gouſſes d'ail   Nº. iv
Racine de fougere,
Semen contra, pulvériſés   aa ʒj
Ecraſez les gouſſes, M. le tout dans
Infuſion d'abſinthe   ℔j
Donnez á l'animal.

Nº. 215.

℞   Sel commun   poig. ß
Anagallis en poudre   ʒj
M. le tout dans
Infuſion de petite centaurée   ℔ ij
Donnez à l'animal.

Nº. 216.

℞   Infuſion de ſariette   ℔j
Huile empyreumatique animale   ʒ iv
M. dans une bouteille, F. prendre de ſuite.

Nº. 217.

℞   Oxymel   ʒ iv
Délayez dans Eau   ℔j
Ajoutez   Huile empyreumatique ʒ iv
Remuez, donnez ſur le champ.

Nº. 218.

℞   Sariette   poig. j
Jettez dans Eau ferrée bouillante pint. j
Couvrez, laiſſez infuſer une heure ; paſſez,
ajoutez   Sel de cuiſine   ʒ j
Donnez tous les matins.

N°. 219.

℞ Suie de cheminée en poudre   poig. ij
   Lait   pint. j

M. & donnez en une dose.

N°. 220.

Remede de M^{de}. Nuffer.

℞ Racine de fougere mâle, en poudre ℥ ij
   Eau   pint. j

M. & donnez le matin à jeun. Le lendemain on donnera le purgatif, N°. 28.

PILULES ET BOLS.

N°. 221.

℞ Racine de fougere mâle en poudre ℥ ij
   Mercure doux   ʒ j
   Sirop d'absinthe   s. q.

M. F. un bol.

N°. 222.

℞ Racines de fougere,
   Sommités de tanaisie,
   Coraline, pulvérisées   ãã ʒ iv
   Æthiops minéral   ʒ j

M. le tout, incorporez avec
   Sirop d'absinthe   s. q.

Roulez dans le son. F. des pilules.

N°. 223.

℞   Mercure cru   ʒ ij
Broyez avec Sucre rouge   ℥ ß
jusques à entiere extinction.
Ajoutez   Scammonée pulvérisée   ʒ j
M. dans   Miel   s. q.
Roulez dans le son. Formez une pilule.

N°. 224.

℞   Affa-fœtida ,
        Semen contra ,
        Racine de fougere , pulv.   ãã ℥ iv
M. avec   Miel   f. q.
Formez un bol.

LAVEMENS.

N°. 225.

℞   Petite centaurée ,
        Abfinthe   ãã poig. j
F. bouillir quelques minutes dans
        Eau , ou
        Lait de vache   ℔ v
Coulez pour un lavement.

N°. 226.

℞   Racine de fougere   ℥ ij
        Abfinthe   poig. j
F. bouillir un inftant dans
        Eau   ℔ v
Laiffez infufer. Coulez , ajoutez à la colature
        Huile d'amandes ameres ,   ℥ iv
Pour un lavement.

BREUVAGES LITHONTRIPTIQUES.

N°. 227.

℞   Feuilles d'uva urfi , pulvérifées ℥ j
M. dans   Vin blanc fec   ℔ j
Donnez à l'animal , tous les matins.

N°. 228.

℞   Savon râpé   ℥ ij
F. diffoudre dans
        Eau de chaux   ℔ iij
Donnez en deux dofes.

PILULE DE CIGUË.

Nº. 229.

℞   Poudre de ciguë   ʒ ij
           Gomme ammoniaque,
           Cloportes en poudre   a a ʒ j
M. avec   Extrait de ciguë   ſ. q.
Roulez dans le ſon. Formez une pilule.

On peut inſenſiblement porter la poudre de ciguë à la doſe de ʒ ij & proportionner à cette même doſe celle des autres drogues.

PILULE DE COLOQUINTE.

Nº. 230.

℞   Pulpe de coloquinte   ʒ ß
M. avec   Miel   ſ. q.
Roulez dans
           Poudre de pervenche   ʒ ß
& dans du ſon ; formez une pilule.

De tous les médicamens éprouvés juſqu'ici contre la morve, dans les hôpitaux des écoles vétérinaires, celui-ci eſt le ſeul qui nous ait laiſſé entrevoir quelque eſpérance de ſuccès. On peut augmenter la doſe de la pulpe de coloquinte juſques à ʒ ij ß à titre de remede altérant.

———

FORMULES MÉDICINALES.

SECONDE PARTIE.

FORMULES MAGISTRALES.
MÉDICAMENS EXTERNES OU LOCAUX.

CHAPITRE PREMIER.
MÉDICAMENS PTARMIQUES ET MASTICATOIRES. (1)

POUDRES PTARMIQUES.

N°. 231.

℞   Poivre long,
      Ellebore   ãa ℥j
      Marjolaine   ℥j

Pulvérifez ; M. F. une poudre à fouffler dans les naſeaux.

N°. 232.

℞   Feuilles de tabac,
          de bétoine,   ãa ℥j

Pulvérifez ; M. F. une poudre.

---

(1) MATIERE MÉDICALE, art. XXXIII, page 154.

BOURDONNETS.

N°. 233.

℞   Poudre d'euphorbe   ℥ j
            de tabac   ℥ ij
            Fort vinaigre   f. q.

M. formez une pâte liquide. Garniffez-en des bourdonnets propres à être introduit dans les naseaux, fans trop fatiguer l'animal.

NOUETS APOPHLEGMATISANS.

N°. 234.

℞   Affa-fœtida   ℥ ij
Concaffez groffiérement.

Ajoutez Sel de cuifine   ℥ j
Mettez dans un linge, en forme de nouet; fufpendez au maftigadour.

N°. 235.

℞   Gouffes d'aìl   N°. iij
            Feuilles récentes de cochlearia poig. ij
            Racines de raifort,
            Semences de moutarde   ãã ℥ j

Hachez les gouffes, les feuilles & les racines, écrafez les femences. M. le tout. F. un nouet que vous fufpendrez au maftigadour.

N°. 236.

℞   Racines de pyrèthre   ℥ j
            Feuilles de bétoine   poig. j
            Poivre battu,
            Semences de moutarde   ãã ℥ ß

Pulvérifez groffiérement, M. le tout.

Ajoutez   Sel ammoniac   ℥ iij
Formez un nouet.

BILLOTS.
N°. 237.

℞   Poivre battu   ℥ j
            Sel   poig. ß
            Gousses d'ail   N°. iij
Ecrasez les gousses. M. avec Miel   ℨ vj
Trempez dans le mélange un billot garni. Mettez
& maintenez dans la bouche de l'animal.

N°. 238.

℞   Racines de zédoaire,
                d'angélique, en poudre ãa ℥ ß
            Sel ammoniac,
            Camphre   ãa ℨ ij
            Oxymel   ſ. q.
M. Mettez dans un linge roulé en maniere de billot.

N°. 239.

℞   Sel commun   ℥ ij
            Miel   ℥ iv
Roulez dans Son   ſ. q.
Pour faire un billot.

CHAPITRE II.
MÉDICAMENS RESTREINCTIFS ET ASTRINGENS (1).

COLLYRES.
N°. 240.

℞   Blancs d'œufs bien battus   N°. ij
            Eau   ℥ ij
            Camphre   gr. xij
M. F. un collyre.

---

(1) MATIERE MÉDICALE, art. XXXIV, page 161.

N°. 241.

℞   Eau de roses,   ℥ iv

F. y dissoudre Sucre de Saturne   gr. xx

Pour un collyre.

N°. 242.

℞   Feuilles de coings   poig. ß

            Ecorce de grenade   ʒ ij

            Grains de sumac   ʒ j

F. infuser le tout dans

            Eau tiede   ℔ ij

pendant quelques heures. F. bouillir légérement & filtrez.

Prenez ensuite de cette décoction filtrée   ℥ viij

Broyez-y dans un mortier

            Safran en poudre   gr. viij

            Camphre   gr. x

pour un collyre défensif & bien éprouvé dans le
claveau.

N°. 243.

℞   Vitriol blanc   ʒ j

            Camphre   Ɔ ß

            Iris de Florence   Ɔ j

            Blancs d'œufs   N°. ij

Broyez le tout, battez avec

            Eau de roses   ℥ vj

Employez pour un collyre.

N°. 244.

℞   Alun en poudre   ʒ ij

            Blancs d'œufs   N°. ij

            Eau   ℥ vj

Battez le tout ensemble, jusqu'à ce que l'alun soit
bien dissous. F. un collyre.

GARGARISMES.

Nº. 245.

℞   Esprit de sel marin   ℥ ij
         Infusion de sauge   ℥ viij

M. pour une injection en gargarisme.

Nº. 246.

℞   Infusion de fleurs de sureau   ℔ ß
         Vinaigre   ℥ ij

M. Injectez chaudement.

Nº. 247.

℞   Décoction d'oseille   ℔ ß
         Cristal minéral   ℥ ij
         Miel   ℥ ij

Battez. M. exactement & injectez.

Nº. 248.

℞   Feuilles de plantain   poig. ß
         Fleurs de roses rouges,
            de grenadier   ãã pinc. ij

F. bouillir légérement dans
         Eau   ℔ ij

Passez. Ajoutez à la colature
         Eau de Rabel ,

jusques à une certaine acidité ,
         Miel rosat   ℥ ij

Pour un gargarisme astringent.

INJECTIONS, LOTIONS, FOMENTATIONS.

Nº. 249.

℞   Racine de grande consoude   ℥ j
         Ecorce de grenade   ℥ ß
         Feuilles de tormentille   poig. j

F. bouillir dans Eau   ℔ iij

Coulez, délayez dans la colature

      Miel rosat   ℥ ij

Ajoutez-y Pierre médicamenteuse   ʒ ij

Pour une injection aftringente.

N°. 250.

℟   Feuilles d'aigremoine,

         de ronce,

      Roses de Provins   āā poig. ß

F. bouillir dans Eau   ℔ iv

pendant quelques minutes ; passez, dissolvez
dans la colature

      Alun de roche   ʒ ij

      Sel ammoniac   ʒ ij

Ajoutez   Essence de Rabel   ʒ j

Pour un injection aftringente.

N°. 251.

℟   Alun de roche,

      Couperose verte,

          blanche   āā ʒ ij

Pulvérisez le tout. F. infuser vingt-quatre
heures à froid dans

      Vinaigre de vin   ℔ ij

Pour une lotion aftringente.

N°. 252.

℟   Eau   ℔ ij

Dissolvez-y Sel commun   ʒ iv

Trempez des compresses ou des étoupes. Appliquez à froid après avoir fait des douches de cette
liqueur défensive.

N°. 253.

℟   Vinaigre de vin   ℔ j

      Eau   ℔ iij

Dissolvez-y Sel de Saturne   ʒ ß

Pour fomentation.

N°. 254.

℞   Sel ammoniac   ℥ j
Diſſolvez dans
       Eau-de-vie   ℔ ß
       Eau   ℔ ij
Pour fomenter.

CATAPLASMES.

N°. 255.

℞   Farine de froment   ℥ iij
       Graine de cumin pulvériſée,
       Litharge,   ãã ℥ j
       Vinaigre   ℥ iij
       Eau   ſ. q.
M. F. cuire ſ. a. juſqu'à conſiſtance de cataplaſme.

N°. 256.

℞   Feuilles de morelle
          de plantain,
          de grande joubarbe, ou
          de lentille de marais   ãã poig. j
F. bouillir dans   Vinaigre   ℔ ij
Ajoutez-y   Farine de fenugrec   ℥ iij
M. pour un cataplaſme.

N°. 257.

℞   Suie de cheminée en poudre   ℔ ij
       Vinaigre   ſ. q.
       Blancs d'œufs   N°. iv
Fouettez les blancs d'œufs. M. le tout en conſiſtance de bouillie pour un cataplaſme.

N°. 258.

℞   Lie de vin   ℔ j
       Alun de roche pulvériſé   ℥ iv
M. en ajoutant Farine de ſeigle   ſ. q.
Pour un cataplaſme.

N°. 259.

℞ Bouse de vache,
Vinaigre   ãã ſ. q.

F. un cataplasme, à renouveller deux fois par jour.

SUPPOSITOIRE.

N°. 260.

℞ Térébenthine   ℥ ij
Cire jaune   ℥ j
Bol d'Arménie,
Sang-dragon
Ecorce de grenade en poudre   ãã ʒ ij

M. le tout sur un feu modéré.
Ajoutez   Huile   ſ. q.

pour pouvoir y imbiber des tentes d'une forme
& d'un volume convenable.

CHAPITRE III.

MÉDICAMENS ÉMOLLIENS ET ANODINS. (1)

INJECTIONS ET FOMENTATIONS.

N°. 261.

℞ Orge entier   poig. ij
Graine de lin   ℥ j

F. bouillir dans Eau   ℔ iij

jusqu'à ce que l'orge soit crevé ; passez ;
dissolvez dans la colature
Miel   ℥ ij

Poussez cette injection émolliente, quand elle sera
tiede.

---

(1) **Matiere médicale**, art. XXXV, page 169.

(368)
N°. 262.

℞ Feuilles de peuplier blanc,
   de jusquiame ãa poig. j

Ecrasez ; F. bouillir quelques minutes dans
 Eau ℔ ij

Passez avec expression ; poussez cette injection
anodine quand elle sera chaude.

N°. 263.

℞ Feuilles de bouillon-blanc, ou
   de branc-ursine, ou
   de violettes, ou
   de mauve poig. iv

F. bouillir dans
 Lait de vache,
 Eau ãa ℔ ij

Coulez après suffisante ébullition. Fomentez.

N°. 264.

℞ Têtes de pavots blancs écrasées N°. vj
 Feuilles de jusquiame,
   de morelle ãa poig. j

F. bouillir dans Eau ℔ vj

Pendant un demi-quart d'heure ; passez avec une
légere expression, pour une fomentation anodine.

EMBROCATIONS ET LINIMENS.

N°. 265.

℞ Marc ou lie d'huile d'olive récente s. q.

Pour une embrocation adoucissante.

N°. 266.

℞ Blanc de baleine ℨ j

F. fondre à un feu doux dans
 Huile d'amandes douces, ou
   d'Olive récente ℨ iij

          Battez

Battez ce mélange peu-à-peu avec

   Eau de roſes   ℥ ij

Ajoutez y Miel   ℥ j

Pour un liniment adouciſſant.

N°. 267.

℞   Huile douce,

   Onguent d'althæa   ãa ℥ iv

F. fondre pour un liniment émollient.

N°. 268.

℞ Huile de pieds de bœuf ℥ iv

   Onguent populeum,

     d'althæa   ãa ℥ ij

F. fondre pour un liniment émollient & anodin.

N°. 269.

℞   Onguent populeum ℥ ij

   Huile d'olive,

   Baume tranquille   ãa ℥ j

   Teinture anodine   gout. l

M. pour un liniment anodin.

C A T A P L A S M E S.

N°. 270.

℞   Eſpeces émollientes en poudre ℔ j ß

Délayez dans Eau chaude   ſ. q.

Pour donner la conſiſtance de cataplaſme.

N°. 271.

℞ Feuilles de pariétaire, ou

    de mauve, ou

    de violettes, hachées poig. iv

F. cuire quelques momens avec

   Beurre fondu   ſ. q.

Appliquez chaudement en cataplaſme.

N°. 272.

℞ Pommes de reinette N°. j ou ij

F. cuire au feu, ou dans

A a

Eau commune , ou
Lait de vache   f. q.
Réduifez en bouillie. F. de la pulpe un cataplafme
anodin à appliquer fur l'œil.

N°. 273.

℞   Pulpe de pommes cuites   ℥ ij
    Jaunes d'œufs   N°. ij
    Mucilage d'althæa   ℥ j
    Farine d'orge   f. q.
pour obtenir la confiftance d'un cataplafme anodin
à appliquer fur l'œil.

N°. 274.

℞   Mie de pain blanc   ℥ iij
F. la infufer dans Lait   f. q.
Ajoutez Eau de rofes   ℥ ß
Pour un cataplafme anodin à appliquer pareille-
ment fur l'œil.

N°. 275.

℞   Mie de pain fraifée   f. q.
F. bouillir dans Lait de vache , ou
    Décoction émolliente   f. q.
Aoutez fur chaque ℔ de cataplafme à la fin
de la décoction
    Jaunes d'œufs   N°. j
    Safran   3 ß
Pour un cataplafme anodin.

N°. 276.

℞   Mie de pain fraifée   poig. ij
F. cuire à un feu doux dans
    Infufion de fleurs de fureau ℔ j
Ajoutez Safran   ℥ ß
    Miel   ℥ ij
    Jaunes d'œufs   N°. ij
M. F. un cataplafme.

BILLOTS.

N°. 277.

℞   Figues graffes   N°. vj
        Miel commun   ℥ v

Pilez les figues. M. triturez avec le miel & garniffez-en un billot.

N°. 278.

℞   Sirop violat   ℥ iv
        Jaunes d'œufs   N°. vj
        Eau de rofes   ℥ ij

M. formez & garniffez-en un billot.

SUPPOSITOIRE.

N°. 279.

℞   Onguent d'althæa,
                populeum   ãa ℥ ij
        Cire jaune   ℥ j

F. fondre à un feu modéré. Trempez-y un bour-
donnet d'étoupe auquel vous donnerez une forme
convenable pour un fuppofitoire.

CHAPITRE IV.

MÉDICAMENS RÉSOLUTIFS, VULNÉRAIRES, FORTIFIANS, AROMATIQUES, ANTIPUTRIDES. (1)

COLLYRES.

N°. 280.

℞   Eau de fenouil   ℥ iv
        Efprit de vin camphré   ℥ j ß

M. pour un collyre réfolutif.

---

(1) MATIERE MÉDICALE, art. XXXVI, page 175.

N°. 281.

℞   Mucilage de semences de fenugrec,
          ou de semences de coings   ℥ iij
        Eau de roses   ℥ iv

M. Pour un collyre résolutif.

N°. 282.

℞   Eau de fenouil   ℥ iv
        Safran ,
        Vitriol blanc , en poudre   ãa gr. x
        Camphre   gr. vj
        Sucre candi   ℈ j
        Esprit de vin   s. q.

Pour dissoudre le camphre.
Triturez , M. pour un collyre résolutif.

GARGARISMES.

N°. 283.

℞   Feuilles d'aigremoine ,
          d'hysope   ãa poig. j
        Orge entier   poig. ß

F. bouillir l'orge pendant quelque instans
dans   Eau   ℔ ij
Ajoutez les plantes , retirez du feu , laissez
infuser , coulez , délayez dans la colature
         Miel   ℥ ij
Pour une injection résolutive en gargarisme.

N°. 284.

℞   Feuilles de menthe ,
          d'armoise ,
        Fleurs de sureau   ãa poig. j
Jettez dans Eau bouillante   ℔ ij
F. infuser l'espace de demi-heure. Coulez ,
ajoutez   Oxymel scillitique   ℥ iij
Pour une injection résolutive en gargarisme.

N°. 285.

℞   Orge   poig. ij
F. bouillir jusqu'à ce qu'il soit crevé dans
       Eau   ℔ vj
Coulez, ajoutez Miel   ℔ ß
       Eau-de-vie camphrée   ℥ ij
Pour un gargarisme très-propre à arrêter les effets
de la salivation abondante.

N°. 286.

℞   Feuilles de plantain,
       de ronce,
       d'aigremoine   ãã poig. j
F. bouillir pendant un demi quart d'heure
dans   Eau   ℔ iv
Passez, jettez dans la colature
       Sel ammoniac   ʒ ij
Injectez ce gargarisme antiputride.

INJECTIONS, LOTIONS, FOMENTATIONS.

N°. 287.

℞   Feuilles d'aigremoine,
       Roses rouges   ãã poig. j
       Sommités d'absinthe   pinc. iij
Jettez dans Eau bouillante   ℔ iv
Laissez infuser. Coulez. Délayez dans la
colature   Miel rosat   ℥ ij
Pour une injection vulnéraire.

N°. 288.

℞   Vulnéraires de Suisse   poig. ij
F. infuser dans Eau bouillante   ℔ iij
Coulez. Délayez-y
       Miel rosat   ℥ j
M. pour une injection vulnéraire.

N°. 289.

℞   Feuilles d'aigremoine,
            de scordium,
            de lierre terrestre   ãã poig. j

Jettez dans Eau bouillante   ℔ iv
Laissez infuser. Coulez. Ajoutez selon le
besoin   Vin blanc, ou
            Esprit de vin, ou
            Teinture de myrrhe, ou
               d'aloès   ʒ ij
M. pour une injection vulnéraire.

N°. 290.

℞   Gousses d'ail pilées   N°. vj
         Sel commun   poig. ß
         Poivre noir, ou
         Gingembre, en poudre   ʒ j
         Vinaigre   ℔ j ß
M. trempez dans cette lotion antiputride un linge
ou des étoupes fixées au bout d'un morceau de
bois. Lavez la bouche de l'animal.

N°. 291.

℞   Miel rosat   ℔ ß
F. fondre dans Vinaigre   ʒ iv
Ajoutez   Alun,
         Myrrhe, en poudre   ãã ʒ ß
On emploie cette lotion, ou ce liniment antipu-
tride, comme la lotion N°. 290.

N°. 292.

℞   Eau de chaux   ℔ vj
F. y bouillir quelques instans
         Baies de laurier écrasées   ʒ iv
Coulez, pour une lotion résolutive à répéter plu-
sieurs fois.

N°. 293.

♃   Esprit de térébenthine,
Vinaigre de vin, ou
Eau-de-vie   ãã é. q.

Battez bien le tout. Frottez de cette lotion résolutive la partie plusieurs fois le jour à rebrousse poil.

N°. 294.

♃   Vinaigre,
Urine   ãã ℔ j
F. y fondre Sel ammoniac   ℥ iij

Pour une lotion résolutive.

N°. 295.

♃   Fleurs de sureau,
de mélilot,
de camomille   ãã poig. j
F. infuser dans Eau bouillante   ℔ ij

Coulez. Ajoutez
Eau-de-vie, ou
Esprit de vin   ℥ iij

Pour une fomentation résolutive.

N°. 296.

♃   Savon râpé   ℥ iv
F. dissoudre dans Eau   ℔ ij
Ajoutez   Esprit de sel   ℥ j ß
Fomentez, & imbibez des étoupes.

N°. 297.

♃   Sommités d'origan,
de lavande,
de thym,
d'absinthe,
de sauge,
d'hysope,
de romarin   ãã poig. j
Hachez, versez sur le tout

Eau bouillante   ℔ iij

F. infuser dans un vaiſſeau couvert. Fomentez avec cette liqueur fortifiante & appliquez-en le marc. (1)

N°. 298.

℞   Eau de chaux,
Leſſive de cendres   ãa ℔ j
Eau-de-vie   ℥ ij

M. pour une fomentation fortifiante très-active.

N°. 299.

℞   Avoine en grain   ℔ v

F. chauffer dans une poële. Arroſez ſur le champ avec Vinaigre   ℔ j ß

Mettez dans un ſac. Appliquez chaudement cette fomentation ſeche & réſolutive.

N°. 300.

℞   Teinture d'aloès   ℥ iv
Eſprit de vin camphré   ℥ iv

M. On peut charger de cette teinture, ou de cette liqueur antiputride, des bourdonnets, des pluma-ceaux, & les placer dans les ulceres qui demandent des remedes animés.

N°. 301.

℞   Camphre   ℥ iv
Either   ſ. q.
Blanc d'œuf   ſ. q.

Triturez & F. une pâte liquide que vous appli-querez ſur des etoupes dans les plaies récentes des tendons, des ligamens, des aponevroſes, &c.

___

(1) Ces plantes infuſées dans du vin chaud & bouillant forment ce que l'on appelle le *vin aromatique*, qui s'emploie de même & dans la même intention. Il eſt plus actif.

EMBROCATIONS ET LINIMENS.

N°. 302.

℞   Onguent d'althæa,
         de laurier   ãa ℨ ij
M. ajoutez-y Efprit de vin   f. q.
Pour un liniment clair & réfolutif. On pourra laiſſer une étoupade fur la partie.

N°. 303.

℞   Huile de laurier   ℥ iv
M. y exactement
         Efprit volatil de fel ammoniac   ℨ j
Pour un liniment.

N°. 304.

℞   Huile d'olive   ℥ ij
         Alcali volatil   ℨ ij
M. pour un liniment moins actif que le précédent.

N°. 305.

℞   Savon râpé   ℥ iij
F. fondre à un feu léger dans
         Eau   ℔ ij
Ajoutez fur la fin
         Huile douce   ℥ iv
         Eau-de-vie,
         Vinaigre de Saturne   ãa ℥ ij
Agitez le tout, juſqu'à ce que le mélange foit refroidi. Servez-vous-en en forme de liniment.

N°. 306.

℞   Onguent d'althæa   ℥ iv
         Huile de camomille,
         Savon   ãa ℥ ij
         Camphre   ℥ ß
F. fondre à un feu léger pour vous en fervir en forme de liniment.

N°. 307.

℞   Huile essentielle de lavande   ℥ ij
       de mille-pertuis   ℥ iv
       Baume de Fioraventi   ℥ j

M. pour un liniment.

N°. 308.

℞   Savon   ℥ ij
       Camphre   ℥ ij
       Esprit de vin, ou
       Eau-de-vie   s. q.

Après les avoir dissous ajoutez
       Esprit de sel ammoniac   ℥ j
       Onguent nervin   s. q.

M. F. un liniment fortifiant de moyenne consistance.

N°. 309.

℞   Huile de laurier,
       Onguent d'althæa,
       Miel   ãa é. q.

Pour un liniment résolutif à employer après
avoir frotté la partie avec
       Vinaigre de vin, ou
       Eau-de-vie   s. q.

N°. 310.

℞   Huile de laurier,
       de camomille   ãa ℥ iij
       de genievre   ℥ j

M. le tout. F. tiédir pour un liniment.

N°. 311.

℞   Graisse de cheval   ℔ j
       Cantharides en poudre   ℥ iij
       Euphorbe en poudre   ℥ j ß
       Onguent mercuriel double   ℥ viij

M. à une douce chaleur, & gardez pour l'usage.

CATAPLASMES ET CHARGES.

N°. 312.

℞ Son de froment   ℔ ij
F. bouillir dans Vin , ou
   Bierre , ou
   Urine   ſ. q.
Pour un cataplaſme.

N°. 313.

℞ Des quatre farines réſolutives ãa ʒ vj
F. cuire dans Lie de vin   ſ. q.
juſques à conſiſtance de cataplaſme.

N°. 314.

℞ Farine de feves , ou
   d'orge , ou
   de ſeigle   ℔ ß
  Miel   ʒ iv
Mettez ſur un petit feu dans un vaiſſeau
convenable. Ajoutez-y
   Vinaigre   ſ. q.
en remuant toujours , F. un cataplaſme.

N° 315.

℞ Sel marin ,
Jettez dans Urine   chop. j
autant qu'elle en pourra diſſoudre. F. bouillir
enſuite doucement avec
   Farine de froment   ſ. q.
Pour faire un cataplaſme.

N°. 316.

℞ Poudre de plantes aromatiques   ℔ j
Délayez dans Vin tiede   ſ. q.
Ajoutez   Miel   ʒ viij
Pour un cataplaſme.

N°. 317.

℞   Fleurs de camomille,
            de mélilot,
            de fureau,
             Racines d'iris de Florence, pulv. ãã ℥ j
Jettez dans Huile de camomille chaude   f. q.
F. un cataplafme.

N°. 318.

℞   Suie de cheminée   ℔ ij
            Térébenthine,
            Miel,
            Poix graffe,   ãã ℔ ß
F. fondre le tout dans un pot.
Ajoutez-y Jaunes d'œufs   N°. vj
M. pour un cataplafme réfolutif & fortifiant.

N°. 319.

℞   Farine de graine de lin,
            Vieux-oing,
            Miel,
            Térébenthine   ãã p. é.
F. bouillir le tout dans
            Lie de vin   f. q.
jufqu'à confiftance réquife pour un cataplafme réfolutif & fortifiant.

N°. 320.

℞   Farine de fenugrec   ℔ j
F. cuire dans Lie de vin   f. q.
Ajoutez   Miel   ℥ vj
Pour un cataplafme réfolutif.

N°. 321.

℞   Vieux-oing,
            Miel,
            Poix réfine,
            Térébenthine   ãã ℔ j

Lie de vin,
Poix graffe,
Huile d'olive   aa ℥ v

F. cuire le tout jufqu'à confiftance de cataplafme ou de charge.

N°. 322.

℞   Mie de pain fraifée   poig. iv
F. cuire dans Vin rouge   f. q.
Pour un cataplafme.

N°. 323.

℞   Poix réfine,
     graffe,
     noire,
Térébenthine,
Miel,
Vieux-oing,
Huile de laurier   ãa ℥ iv

F. cuire. Retirez du feu. Ajoutez-y
Efprit de térébenthine,
Huile d'afpic, ou
     de pétrole   ãa ℥ ij
Eau-de-vie   ℥ viij

M. pour un cataplafme ou une charge.

E M P L A T R E S.

N°. 324.

℞   Blanc de baleine   ℥ j
Cire blanche   ℥ ij
Galbanum   ℥ j ß
Huile de lin   f. q.

F. fondre à un feu doux, en remuant toujours, jufqu'à ce que l'emplâtre foit réfroidi.

N°. 325.

℞   Mâchefer   ℔ j
Suie   ℔ ß

L'un & l'autre paſſés par le tamis.

      Savon noir   ℔ ß

F. fondre le ſavon dans

      Huile de poiſſon   ℥ iv

M. le tout avec Miel   ſ. q.

Pour un emplâtre.

N°. 326.

℞   Poix de Bourgogne   ℥ iv

      Térébenthine   ℥ j

      Encens en poudre   ℥ j ß

F. fondre le tout enſemble. Trempez dans ce mélange des étoupes que vous appliquerez ſur la partie après en avoir coupé le poil. Vous aurez un emplâtre aglutinatif & fortifiant.

CHAPITRE V.

MÉDICAMENS MATURATIFS. (1)

CATAPLASMES.

N°. 327.

℞   Feuilles d'oſeille   poig. iv

F. cuire dans Eau   ſ. q.

M. enſuite avec

      Levain   ℥ iv

F. un cataplaſme.

N°. 328.

℞   Feuilles d'oſeille   poig. iv

F. cuire avec

      Vieux-oing   ℔ ij

Pour un cataplaſme.

(1) MATIERE MÉDICALE, art. XXXVII, page 187.

N°. 329.

℞   Farine de fenugrec   ℥ iv
           Vieux levain,
           Huile rance   ãa ℥ ij
           Miel   ℥ iv
M. F. un cataplasme.

N°. 330.

℞   Poudre de plantes émollientes ℔ j ß
           Onguent basilicum   ℔ ß
           Huile de poisson   ſ. q.
F. chauffer légérement, M. pour un cataplasme.

N°. 331.

℞   Levain   ℔ j
M. avec   Onguent basilicum   ſ. q.
Pour un cataplasme.

N°. 332.

℞   Onguent basilicum   ℥ iv
           Oignons blancs cuits sous la
               cendre   N°. vj
Broyez le tout avec
           Huile de lin   ſ. q.
F. un cataplasme.

ONGUENT.

N°. 333.

℞   Vieux oing,
           Térébenthine,
           Poix grasse,
           Huile de poisson   ãa ℥ iv
F. fondre à un feu doux pour un onguent.

CHAPITRE VI.
MÉDICAMENS SUPPURATIFS, OU DIGESTIFS. (1)

ONGUENS.

N°. 334.

℞ Térébenthine ... ℥ iv
Jaunes d'œufs ... N°. ij
Huile douce ... f. q.

Délayez la térébenthine avec les jaunes d'œufs.
Agitez le tout jusqu'à mélange parfait.

N°. 335.

℞ Jaunes d'œufs ... N°. iv
Baume d'Arcœus ... ℥ iv
Huile d'hypéricum ... ℥ ij

M. sur un feu léger, ajoutez
Baume de Fioraventi, ou
Essence de térébenthine ... ℥ j

N°. 336.

℞ Onguent digestif, N°. 334. ... ℥ iv
Ajoutez-y Styrax liquide,
Teinture de myrrhe, ou
d'aloès ... ãa ℥ j

M. pour un onguent digestif animé.

---

(1) MATIERE MÉDICALE, art. **XXXVIII**, page 196.

CHAPITRE

CHAPITRE VII.

MÉDICAMENS DÉTERSIFS. (1)

COLLYRES.

N°. 337.

℞ Suc de piſſenlit   ℥ ij
Eau de fenouil   ℥ iv

Délayez le ſuc dans cette eau. Introduiſez-en quelques gouttes dans l'œil affecté.

N°. 338.

℞ Safran en poudre   gr. vj
Blanc d'œuf   N°. j
Sucre   ʒ j
Eau de roſes   ℥ j ß

M. triturez, pour un collyre.

N°. 339.

℞ Feuilles de rhue,
      de fenouil   ãã poig. ß

F. infuſer dans Eau   ℔ ij

Paſſez. Diſſolvez dans la colature
      Sel de Saturne   ʒ j
   ou Vitriol blanc   ʒ ß
   ou Sel ammoniac   gr. xx

M. pour un collyre à faire diſtiller dans l'œil.

N°. 340.

℞ Eau de roſes   ℥ ij
Camphre diſſous dans l'eſprit de vin,
Sucre de Saturne   ãã ʒ iv

M. S. A. F. un collyre.

____

(1) Matiere Médicale, art. XXXIX, page 203.

N°. 341.

℞ Sucre candi   ℨ j
   Alun de roche   ℈ ij
   Vitriol blanc   gr. x

Pulvérifez ; M. F. une poudre très-fine pour un collyre fec. Mettez-en deux fois par jour fur l'œil malade.

N°. 342.

℞ Eau de chélidoine ,   ℥ iv
   Sel ammoniac   gr. xx

M. Filtrez. Touchez-en les taches de la cornée.

N°. 343.

℞ Vitriol blanc   ℈ ß
F. diffoudre dans
   Eau de rofes   ℥ ß

F. en couler une goutte tiede dans l'œil pour en ôter les taches.

GARGARISMES.

N°. 344.

℞ Feuilles de chêne   poig. j
   Fleurs de rofes ,
     de grenades   ãã pinc. j
F. bouillir le tout dans
   Vin rouge   pint. ij
Paffez. Ajoutez à la colature
   Miel rofat, ou
   Sirop de mûres   ℥ ij
Injeɛtez dans la bouche de l'animal.

N°. 345.

℞ Orge entier   poig. ij
   Feuilles d'aigremoine ,
   Sommités de ronce   aa poig. j
F. bouillir dans Eau   ℔ iij

pendant un quart d'heure. Paffez. Diffolvez
dans la colature

Miel rofat	
Vitriol blanc	℥ ij ʒ j

Pour un gargarifme.

INJECTIONS, LOTIONS.

N°. 346.

℞ Décoction de morelle   pint. ij
     Sucre de Saturne,
     Camphre   ãã ʒ ij

Triturez le fucre de Saturne & le camphre en ajoutant peu-à-peu la décoction. Lavez l'ulcere par
injection.

N°. 347.

℞ Feuilles de marjolaine   poig. j
F. infufer pendant quelques heures dans
     Vin blanc   ℔ j

Paffez par un linge, pour une injection.

N°. 348.

℞ Racines d'ariftoloche, concaffées ℥ ij
F. bouillir demi-heure dans
     Eau   ℔ iij
Ajoutez à la colature
     Teinture de myrrhe, ou
         d'aloès   ℥ iij

M. F. une injection.

N°. 349.

℞ Miel   ℥ ij
     Savon de Venife   ʒ ij
     Sel marin   ℥ ß
     Eau   ℔ ij

M. F. diffoudre, pour une injection.

N°. 350.

℞   Térébenthine   ℥ ij
            Jaunes d'œufs   N°. iv
Broyez enſemble. Ajoutez
            Miel   ℥ j
            Eſprit de vin   ℥ ß
            Eau   ℔ j ß
M. F. chauffer le tout & injeɕtez.

N°. 351.

℞   Abſinthe ,
            Aigremoine ,
            Rhue   a a poig. j
Jettez dans Vin blanc bouillant   ℔ iij
Laiſſez infuſer. Ajoutez dans la colature
            Camphre   ℥ j
diſſous dans Eau d'arquebuſade   ℥ ij
M. S. A. pour un injeɕtion.

N°. 352.

℞   Sublimé corroſif   ℥ j
F. diſſoudre dans
            Eſprit de vin camphré   ℥ x
Etendez dans Décoɕtion de graine de lin   ℔ j
Injeɕtez   De cette diſſolution   ℥ j
dans les naſeaux des chevaux morveux.

N°. 353.

℞   Eau de chaux   ℔ j
            Eſprit de vin camphré   ℥ iv
            Sucre de Saturne   ℥ j
M. pour une lotion.

N°. 354.

℞   Eau ſeconde des orfevres , ou
                des doreurs   ſ. q.
Pour faire des lotions.

ONGUENT.

N°. 355.

℞   Mâchefer,

Suie, en poudre,   ãa ℥ iij

Paffez ces poudres par le tamis. M. & alliez
les avec   Sain-doux   f. q.
Pour un onguent.

POUDRES.

N°. 356.

℞   Ocre,

Sabine,

Alun brûlé, en poudre   ãa é. q.

M. S. A. Saupoudrez-en les ulceres à déterger.

N°. 357.

℞   Racines d'ariftoloche,

d'iris de Florence   ãa ℥ j

Euphorbe,

Myrrhe,

Aloès   ãa ℥ ß

Pulvérifez, M. pour une poudre.

N°. 358.

℞   Coquilles d'œufs calcinées   ℥ ß

Alun brûlé   ʒ j

Encens,

Maftic,

Myrrhe   ãa ʒ ß

Pulvérifez, M. F. une poudre S. A.

LOTION ANTHELMENTIQUE.

N°. 359.

℞   Efprit de térébenthine, ou

Huile empyreumatique   f. q.

Servez-vous-en dans les ulceres vermineux.

CHAPITRE VIII.
MÉDICAMENS DESSICATIFS. (1)

LOTIONS.

N°. 360.

℞ Eau de plantain,
    de renouée   ã̃a ℨ ij
    Sel de Saturne   ℨ j
M. pour une lotion.

N°. 361.

℞ Litharge d'or   ℔ j
    Verd de gris,
    Couperose verte,
    Alun de roche,
    Couperose blanche   ã̃a ℔ ß
Pulvérisez le tout. F. infuser vingt-quatre
heures dans Vinaigre   ℔ viij
Pour servir de lotion.

POUDRES.
N°. 362.

℞ Myrrhe,
    Sarcocolle   ã̃a ℨ ij
    Oliban,
    Mastic   ã̃a ℨ j
    Colophone   ℨ ß
Pulvérisez, M. F. une poudre fine.

N°. 363.

℞ Savattes,
    Vieux chapeaux   ã̃a s. q.
F. brûler; pulvérisez, pour une poudre dessicative.

---

(1) MATIERE MÉDICALE, art. XL, page 210.

POMMADES.

N°. 364.

℞   Blanc de baleine   ℥ ij
      Huile d'amandes douces   ℥ j ß
      Sel de Saturne ,   ℥ ij

F. fondre le blanc de baleine dans l'huile. Ajoutez ensuite le sel de Saturne subtilement pulvérisé. Remuez le mélange, laissez refroidir pour une pommade.

N°. 365.

℞   Huile rosat   ℥ ij
      Os de seche ,
      Précipité blanc   ãa ʒ ij

M. exactement les poudres subtiles. Agitez quelque tems avec l'huile rosat pour une pommade.

N°. 366.

℞   Huile commune   ℥ iv
      Cire blanche   ℥ j
      Soufre ,
      Craie de Briançon ,
      Bol d'Arménie , en poudre   ãa ʒ ij

M. pour une pommade.

ONGUENS.

N°. 367.

℞   Suif   ℥ iij
      Onguent de styrax   ℥ j

F. fondre doucement ensemble, retirez du feu. Ajoutez Eau vulnéraire   ℥ ij
Pour un onguent.

N°. 368.

℞   Onguent populeum   ℥ iv
      Extrait de Saturne   ʒ iv

M. bien exactement en triturant dans le mortier;
on peut rendre cet onguent plus deſſicatif en augmentant la doſe de l'extrait de Saturne. (1)

LOTIONS ANTIPSORIQUES.

N°. 369.

℞   Racine d'aunée ,
                de patience ſauvage   aa ℥ ij

Coupez. F. bouillir dans
             Eau   ℔ viij

Le vaiſſeau étant fermé , pendant un quart d'heure.
Servez-vous de la colature pour lotion.

N°. 370.

℞   Racine de patience ſauvage   ℥ iv
F. bouillir dans Eau   ℔ vj
Ajoutez à la colature
            Leſſive de cendres   ℔ j
Pour lotion.

N°. 371.

℞   Racine de patience ſauvage ,
               d'aunée   aa ℥ ij
F. bouillir dans Eau   ℔ vj
Ajoutez à la colature
            Précipité blanc   ℨ ij
Pour lotion.

N°. 372.

℞   Arſenic   ℨ ij
F. bouillir avec précaution dans
             Eau   ℔ ij

---

(1) Voyez les Formules officinales où vous trouverez les
onguens preſcrits art. xl de la Matiere médicale.

pendant une heure. Secouez la bouteille dans laquelle vous aurez mis cette liqueur, avant de vous en servir & d'en laver le corps de l'animal, auquel vous aurez attention de mettre un chapelet, dans la crainte qu'il ne se leche.

N°. 373.

℞   Suc de morelle   ℥ j
     Sucre de Saturne   ℥ ij
Animez avec Esprit de vin   ℥ ß
Pour lotion.

N°. 374.

℞   Sublimé corrosif   ℥ j
Mettez dans un vaisseau de terre ou de verre
avec   Eau   ℔ iv
F. digérer pendant vingt-quatre heures au B. S. remuez souvent avec une spatule de bois. Tirez au clair la liqueur. Servez-vous-en pour lotions.

LINIMENS ANTIPSORIQUES.

N°. 375.

℞   Semences de staphisaigre   ℥ ij
Mettez en poudre, M. avec
     Huile d'olive   s. q.
Pour un liniment.

N°. 376.

℞   Pampres de vigne   poig. iv
Coupez. Pilez. Ajoutez peu-à-peu
     Miel   ℥ v
Ajoutez ensuite
     Abeilles en poudre   ℥ j
sur chaque ℥. F. un liniment très-bon dans l'alopécie.

POMMADES.

N°. 377.

℞   Pulpe de racine d'aunée paffée
         au travers d'un tamis   ℥ vj
         Sain-doux   ℔ ß
         Fleurs de foufre   ℥ ij
Pour une pommade.

N°. 378.

℞   Baies de genievre pilées   ℔ j
F. bouillir avec
         Sain-doux   f. q.
Pour une pommade.

N°. 379.

℞   Graiffe d'ours   ℔ ß
         Abeilles en poudre   ℥ ß
M. pour une pommade à employer dans l'alopécie.

N°. 380.

℞   Racine de patience fauvage,
         d'aunée, fraiches   ãã f. q.
F. cuire dans Eau   f. q.
Paffez la pulpe au travers d'un tamis. Alors
℞   de cette pulpe   ℥ vj
         Beurre frais   ℥ iij
         Fleurs de foufre   ℥ ij
M. pour une pommade.

N°. 381.

℞   Fleurs de foufre   ℥ ij
         Chaux vive   ℥ j
         Sain-doux   ℥ iv
M. pour une pommade.

CHAPITRE IX.
MÉDICAMENS CAUSTIQUES. (1)

VÉSICATOIRES.
EMPLATRE.
N°. 382.

℞   Mouches cantharides pulv.   ℨ ij
     Cire jaune,
     Térébenthine,
     Poix blanche   ãa ℨ iij
F. un emplâtre S. A.

CATAPLASME.
N°. 383.

℞   Mouches cantharides pulv.   ℥ j ß
     Semences de moutarde,
     Racines de pyrèthre, pulv.   ãa ℨ j
     Vieux levain   ℥ j
M. avec   Fort vinaigre   f. q.
F. un cataplafme.

ONGUENT.
N°. 384.

℞   Mouches cantharides pulv.   ℥ j
     Euphorbe,
     Térébenthine   ãa ℥ ij
M. pour un onguent épifpaftique. (2)

PARFUMS.
N°. 385.

℞   Bois de genevrier,
     Romarin,

---

(1) MATIERE MÉDICALE, art. XLI, page 218.
(2) Quant aux cathérétiques & aux ruptoires, voyez la Matiere médicale & les Formules officinales.

Genêt   ãa ℈. q.

F. brûler dans les écuries & dans les étables.

N°. 386.

℞   Soufre   ℔ ß

Encens   ℥ iv

Baies de laurier, écrasées &
macérées dans du vinaigre   ℔ j

Camphre   ℥ ß

M. pour un parfum.

N°. 387.

℞   Vinaigre de vin   f. q.

Mettez dans un vase que vous placerez sur des charbons ardens. Laissez évaporer.

N°. 388.

℞   Myrrhe,

Fleurs de soufre,

Nitre   ãa ℥ j

M. F. une poudre grossiere dont vous jetterez des pincées sur des charbons ardens.

N°. 389.

℞   Vinaigre de vin   ℔ iv

Sel marin,

Nitre,

Huile de vitriol ordinaire   ãa ℔ ß

Eau   ℔ ij

M. dans un pot de terre vernissé & évasé. Placez sur des charbons ardens. Laissez évaporer dans les écuries & dans les étables d'où les animaux seront sortis, toutes les fenêtres étant fermées & devant être ouvertes trois heures au moins avant qu'ils y rentrent.

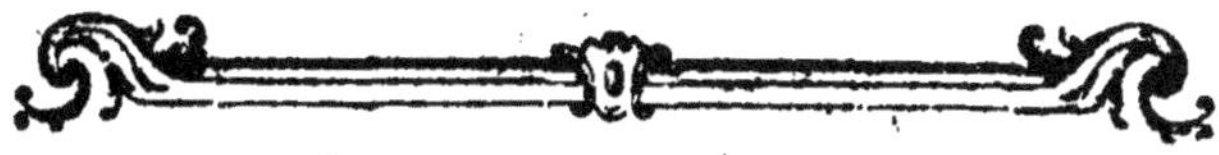

FORMULES MÉDICINALES.

TROISIEME PARTIE.

FORMULES OFFICINALES.

ACIER BRULÉ.

℞   Lingot d'acier pur   N°. j

F. chauffer l'acier à blanc, approchez de ce corps brûlant un bâton de soufre, l'un & l'autre fondront. F. tomber dans un vaiffeau plein d'eau à mefure de la fufion. Séparez enfuite l'acier du foufre fondu. Pilez dans un mortier en poudre fubtile, & gardez pour l'ufage.

Vertus. Il eft apéririf, incifif, attenuant, défobftruant ; on le donne avec fuccès dans l'afthme, ou la pouffe humide, à la dofe de ℥ j à iv, M. avec le fon ou l'avoine.

ÆTHIOPS MINÉRAL.

℞   Vif argent purifié,

      Fleurs de foufre   ãa é. q.

Broyez dans un mortier de marbre ou de verre jufqu'à extinction entiere du mercure.

Ufages. Il eft fondant, diaphorétique, apéritif, vermifuge ; on l'emploie avec fuccès dans le farcin ; la dofe eft de ʒ ij à ℥ j.

ALUN CALCINÉ.

℞   Alun   ℔ ij

Mettez dans une terrine de terre vernissée, placée sur un fourneau rempli de charbons ardens. Aussi-tôt que l'alun s'échauffe, il entre dans une sorte de fusion que l'on appelle liquéfaction aqueuse, parce qu'elle n'est due qu'à la grande quantité d'eau contenue dans ses cryſtaux. A meſure qu'il se desseche & qu'il perd l'eau de sa cryſtallisation, il se bourſouffle conſidérablement, il devient rare, ſpongieux & parfaitement blanc. Il ceſſe de bouillonner lorſqu'il eſt entierement privé d'humidité. Réduiſez-le en poudre fine, conſervez-le dans une bouteille, c'eſt ce qu'on appelle, *Alun brûlé, Alun calciné.*

Vertus. C'eſt un topique deſſicatif, cathérétique.

BAUME D'ACIER ou D'AIGUILLES.

℞   Aiguilles d'acier   ʒ j
      Eſprit de nitre   ʒ iij

Mettez dans une capſule de grès l'acide nitreux avec les aiguilles ; quand elles ſeront diſſoutes ajoutez   Huile d'olive   ʒ v
      Eſprit de vin   ʒ iv

F. chauffer légérement ce mélange pendant un quart d'heure, ayant ſoin de remuer, & gardez dans un pot.

Vertus. Il eſt rongeant, cathérétique, déterſif.

BAUME ou ONGUENT D'ARCÆUS.

℞   Suif de mouton   ℔ ij
      Térébenthine,
      Gomme Elémi   ãa ℔ j ß
      Axonge de porc   ℔ j

F. liquéfier le tout à une chaleur modérée, paſſez

au travers d'un linge bien ferré, agitez le mélange jufques à entier refroidiſſement.

Vertus. Il déterge & conſolide les plaies ; on en fait uſage dans les cas de piqures, de diſlocations, de contuſions ; il fortifie les nerfs, &c.

BAUME ou BEURRE DE SATURNE.

♃   Sel de Saturne pulvériſé   ℔ ß

Mettez dans un matras, verſez deſſus eſſence de térébenthine à la hauteur de quatre doigts ; bouchez le matras. Placez en digeſtion au B. S. pendant vingt-quatre heures, ou juſqu'à ce que l'eſprit de térébenthine ait rougi. Séparez la liqueur par inclination. Mettez ſur le réſidu de nouvel eſprit de térébenthine. F. digérer & ſéparez comme auparavant. M. les teintures. Mettez dans une cornue de verre ou de grès & ſur un feu de ſable modéré. F. diſtiller environ la moitié de l'eſprit de térébenthine ; gardez ce qui ſera reſté dans la cornüe ; c'eſt le baume dont il s'agit.

Vertus. Il nettoie, il cicatriſe les ulceres, les chancres ; il eſt antiſeptique.

EAU D'ALIBOUR.

♃

Vitriol blanc	℥ ij
bleu	℥ j
Safran en poudre,	
Camphre	ãã ℥ ij
Eau	pint. ij
Eſprit de vin	ſ. q.

F. fondre les vitriols dans l'eau ; triturez le camphre avec aſſez d'eſprit de vin pour le diſſoudre, ajoutez-y le ſafran, verſez dans la premiere diſſolution, agitez le mélange, & gardez pour

(400)

l'ufage dans une bouteille bien bouchée. Remuez chaque fois que vous voudrez-vous en fervir.

Vertus. Elle eft aftringente, réfolutive, fortifiante ; on l'emploie en lotions fur les jambes affectées d'eaux, de crevaffes, &c.

EAU DE CANELLE.

℞   Canelle groffiérement concaffée   ℔ ß
          Vin blanc   ℔ iij

On mettra la canelle dans une cucurbite de verre ou de grès ; on verfera deffus le vin blanc ; on adaptera un chapiteau à la cucurbite avec fon récipient ; on lutera exactement les jointures avec de la veffie mouillée. On laiffera la matiere en digeftion pendant deux jours ; on placera enfuite la cucurbite au B. M. & l'on diftillera jufqu'à la moitié de la liqueur ; on aura une eau blanchâtre qu'on gardera dans une bouteille bien bouchée.

Vertus. Cette eau eft cordiale, carminative, ftomachique, & provoque le part. La dofe eft ℨ ij à viij.

EAU DE CHAUX.

℞   Chaux vive   f. q.
Mettez-la dans une terrine de grès, verfez deffus peu-à-peu Eau   f. q.

A mefure que la chaux s'éteindra, ajoutez de l'eau afin de la délayer. Lorfque l'extinction fera parfaite, filtrez la liqueur, elle paffera claire & limpide ; c'eft ce qu'on nomme *eau de chaux.*

Paffez de nouvelle eau fur le marc de la chaux ; vous aurez l'*eau de chaux feconde* qui ne fera pas moins forte que la premiere ; ainfi fi vous voulez atténuer la force de l'eau de chaux, coupez-la avec une égale quantité d'eau commune.

                                 Vertus.

Vertus. Cette eau est absorbante, desficative. Elle convient encore, selon quelques-uns, dans les ulcérations du poumon, & dans les flux morveux.

On la donne seule à la dose de chop. j à pint. j, ou on la mêle à la boisson ordinaire.

EAU DE RABEL.

℞ Huile de vitriol   ℥ iv
   Esprit de vin   ℥ xij

Versez peu-à-peu dans un matras l'esprit de vin sur l'huile ; laissez digérer dans le vaisseau fermé ; gardez dans un flacon pour l'usage.

Vertus. L'eau de Rabel est astringente. On la donne aussi comme tempérante & rafraîchissante, dans la boisson, jusqu'à une certaine acidité.

EAU DE ROSES.

℞ Roses nouvellement cueillies &
   séparées de leurs calices ℔ vj

Mettez dans une cucurbite, versez dessus une suffisante quantité d'eau tiede pour les empêcher de brûler, recouvrez du chapiteau, laissez infuser quelques heures ; distillez S. A. tirez huit livres de liqueur, que vous conserverez dans des bouteilles bien bouchées.

Vertus. L'eau de roses est fortifiante, astringente, détersive, répercussive, résolutive ; on s'en sert communément pour les collyres.

EAU-DE-VIE CAMPHRÉE.

℞ Camphre   ℥ j
   Eau-de-vie, ou
   Esprit de vin   ℔ ij

Triturez peu-à-peu le camphre avec l'eau-de-vie, dans un mortier, en augmentant insensible-

ment la liqueur à mesure de la trituration. On peut
en augmenter l'activité par l'addition du camphre.

Vertus. Cette teinture est tempérante, anti-
phlogistique, antiputride, propre dans les maladies épizootiques, dans le spasme. La dose est de
ʒ j à iv. On l'emploie aussi dans les gargarismes
& en frictions ; elle est résolutive, & résiste à la
gangrene.

EAU-DE-VIE VÉSICANTE.

℞   Cantharides en poudre   ʒ j
Mettez dans un matras ; versez dessus
        Eau-de-vie, ou
        Esprit de vin   ℔ j
Bouchez le matras ; laissez en digestion sur les cendres chaudes pendant vingt-quatre heures ; filtrez
avec expression, & gardez dans une bouteille pour
l'usage. On peut augmenter la force de la teinture par l'addition des cantharides.

Vertus. C'est un vésicatoire énergique ; & un
résolutif puissant, en l'employant à petites doses ;
on s'en sert efficacement, en frictions, dans la
gale, la morve, le farcin, &c.

EAU PHAGÉDÉNIQUE.

℞   Eau de chaux   ℔ j
        Sublimé corrosif   gr. xxx
M. & agitez dans un mortier de verre ; gardez
dans une bouteille.

Vertus. Cette eau est un topique détersif, con-
somptif, antiputride.

EAU VÉGÉTO-MINÉRALE.

℞   Eau très-pure   pint. j
        Extrait de Saturne   ʒ ij
        Eau-de-vie   ʒ iv

Pesez ces trois liqueurs dans une même bouteille ; agitez pour les mêler, & l'*eau végéto-minérale* est faite.

Vertus. Elle est adoucissante, tempérante, résolutive & répercussive, on ne s'en sert qu'à l'extérieur, pour les dartres & autres maladies cutanées.

EAU VULNÉRAIRE ou D'ARQUEBUSADE.

℞ Feuilles récentes de sauge,
     d'angelique,
     d'abfinthe,
     de fariette,
     de fenouil,
     d'hyfope,
     de meliffe,
     de bafilic,
     de rhue,
     de thym,
     de marjolaine,
     de romarin,
     d'origan,
     de calament,
     de ferpolet,
Fleurs de lavande   āā ʒ iv·
Eau-de-vie   ℔ viij

Coupez groffiérement toutes ces plantes ; mettez les infufer pendant quelques jours dans l'eau-de-vie ; filtrez ; confervez dans une bouteille exactement fermée. C'est ce que l'on nomme *eau vulnéraire rouge*, ou *par infufion*.

Si on emploie de l'efprit de vin, & qu'on procede à la diftillation au B. M. pour tirer toute la liqueur fpiritueufe, on a l'*eau vulnéraire diftillée*.

On peut employer de l'eau au lieu d'efprit de vin & même du vin blanc ; au premier cas l'eau

vulnéraire eft blanche & laiteufe. La premiere
fuffit dans la médecine vétérinaire.

Vertus. Cette liqueur eft un puiffant topique réfolutif pour les contufions, & deffcatif pour les
écorchures. On la donne à l'intérieur dans les
coups, les chûtes, à la dofe de ℥ j à iv.

ELIXIR DE PROPRIÉTÉ.

℞   Teinture de myrrhe   ℥ iv
           de fafran,
           d'aloès   ãã ℥ iij

M. ces trois teintures & confervez dans une bouteille.

Vertus. Cette liqueur eft cordiale, ftomachique,
apéritive. La dofe eft de ʒ ij à ℥ j.

EMPLATRE FORTIFIANT.

℞   Cire jaune   ℥ viij
           Poix blanche,
           Gomme Elémi,
           Térebenthine de Venife   ãã ℥ iv
           Cinabre,
           Sang-dragon   ãã ℥ ß

Coupez la cire jaune en morceaux. F. fondre fur
un petit feu avec la poix blanche, la gomme Elémi
& la térebenthine. Paffez par un linge pour fépa-
rer les ordures. Ces matieres à demi refroidies,
incorporez le fang-dragon & le cinabre que vous
aurez pulvérifés.

Vertus. Cet emplâtre eft vulnéraire. Il eft fou-
verain dans les cas d'enclouures. On en fait liquéfier dans une cueillere de fer, on le verfe chaudement dans la plaie après avoir bien découvert le
trou occafionné par le corps étranger. On peut le
plus fouvent referrer fans aucun danger l'animal.
Il peut auffi fervir de charge.

ESPRIT DE COCHLÉARIA.

℞   Feuilles récentes de cochléaria   ℔ xv
      ⁓ Racines de raifort sauvage   ℔ vj
       Esprit de vin   ℔ iij

Coupez par tranches les racines de raifort sauvage ; pilez dans un mortier de marbre , conjointement avec les feuilles de cochléaria ; mettez la matiere pilée dans le B. M. d'un alambic ; versez par-dessus l'esprit de vin ; couvrez le vaisseau de son chapiteau ; laissez le mélange en macération pendant dix ou douze heures ; procédez à la distillation pour tirer trois livres & demie de liqueur spiritueuse, que l'on conserve dans une bouteille qu'on bouche bien.

Vertus. Cet esprit est carminatif, stomachique, apéritif, propre à corriger l'épaississement du sang ; on le donne dans la pourriture des moutons, & dans toutes les maladies cachectiques, à la dose de ℥ iv jusqu'à ℥ ij. On s'en sert aussi dans les gargarismes.

ESPRIT DE SEL DULCIFIÉ.

℞   Esprit de sel   ℔ ß
             de vin   ℔ j

M. ces liqueurs dans une bouteille , gardez pour l'usage.

Vertus. Il est antiputride, astringent, diurétique, carminatif, il donne du ressort aux fibres. La dose est jusqu'à une agréable, ou une forte acidité selon les indications , dans une liqueur appropriée.

EXTRAIT DE GENIEVRE.

℞   Baies de genievre   ℔ xv
        Eau   s. q.

(406)

Concassez les baies dans un mortier; F. bouillir
pendant demi-heure; passez à travers un linge;
F. rebouillir le marc dans une pareille quantité
d'eau pendant le même tems; passez de nouveau,
en exprimant légérement; réunissez les deux décoctions, & pendant qu'elles sont chaudes, passez
à travers un blanchet; F. évaporer à une douce
chaleur jusqu'à consistance de miel épais; serrez
dans un pot de fayence pour conserver l'extrait.

Vertus. Cet extrait est stomachique, fortifiant,
diurétique, sudorifique, alexitere; la dose est de
℥ ij à iv.

EXTRAIT DE SATURNE.

℞   Litharge préparée   ℔ x
  Vinaigre   ℔ xx

Réduisez la litharge en poudre fine, mettez-la
dans une bassine avec le vinaigre; F. bouillir ce
mélange en l'agitant continuellement avec une spatule de bois, jusqu'à ce que le vinaigre ait perdu son
acidité, ce que vous reconnoîtrez en en mettant
une goutte sur la langue; laissez alors reposer le mélange; filtrez la liqueur, gardez pour l'usage.

Vertus. Il est rafraîchissant, répercussif, anti-
phlogistique, résolutif, détersif, dessicatif; on en
fait des lotions, des gargarismes, des injections.
On le mêle dans l'eau, ou dans quelque décoction
convenable. On ne l'emploie jamais à l'intérieur.

HUILE EMPYREUMATIQUE.

℞   Ongle de pied de cheval, ou
  Corne de bœuf   s. q.

Coupez par petits morceaux, ou râpez; mettez
dans une cornue de grès ou de fer jusqu'aux trois
quarts; distillez à feu nu S. A. Il passera 1°. de

(407)

l'eau, 2°. de l'alcali volatil, 3°. de l'huile empyreumatique, qui occupera le fond du récipient.

℞   De cette huile noire & fétide   ℔ j
M. la avec Essence de térébenthine   ℔ iij

Laissez digérer à froid dans un vaisseau fermé,
jusqu'à ce que l'huile soit dissoute dans l'essence de
térébenthine ; gardez pour l'usage.

Vertus. C'est l'antivermineux le plus assuré. On
le donne, dans l'infusion de sarriete, à la dose de
ℨ iv à ℥ ij pour le cheval & le bœuf ; & de gr. xv
à ℨ ij pour les petits animaux.

HUILE ou ONGUENT DE SCARABÉES.

℞   Scarabées   ℔ ß
         Huile de laurier   ℔ j

Ecrasez grossiérement les scarabées. F. les infuser dans l'huile de laurier pendant quinze jours.
F. chauffer le mélange à feu modéré, passez l'huile
avec expression. Laissez dépurer ; tirez par inclination ; gardez pour l'usage.

Vertus. Cette huile a été placée parmi les ruptoires, les fondans, les résolutifs.

HUILE ROSAT.

℞   Roses de Provins seches   ℔ j
         Huile d'olive   ℔ iv

Mettez les roses dans une cruche de grès ; versez
par-dessus l'huile tiede ; exposez ce mélange au
soleil pendant six semaines, ou à la chaleur du
B. M. pendant deux ou trois jours. Passez avec
forte expression. Laissez déposer l'huile, tirez par
inclination pour séparer de la lie. Conservez dans
des bouteilles bien bouchées.

Vertus. Cette huile est un topique émollient &
résolutif.

On prépare de la même maniere les huiles de camomille, de mille-pertuis, & généralement toutes les huiles des fleurs & des plantes odorantes qui ne perdent que peu ou point de leur odeur pendant l'exsication.

Elles ont les mêmes vertus que les plantes qui en font la bâse.

HYDROMEL.

℞ Miel   ℥ ij
   Eau   ℔ ij

F. tiédir l'eau & dissoudre le miel. Si on fait fermenter ce mélange, on a l'hydromel vineux.

Vertus. Cette liqueur est balsamique, adoucissante, convenable dans les toux seches. On la donne à la dose de ℔ ß à ℔ ij.

MIEL MERCURIAL.

℞ Suc dépuré de mercuriale,
   Miel jaune   ãã ℔ iv

Mettez le tout dans une bassine. F. cuire en consistance de sirop, ayant soin d'écumer.

Vertus. Ce miel est employé comme purgatif dans les lavemens; la dose est de ℥ iv à ℔ ß.

ONGUENT ADOUCISSANT.

℞ Huile d'olive   ℥ vj
   Cire vierge   ℥ iv
   Jaunes d'œufs durcis sous la cendre N°. vj

F. fondre la cire sur un feu doux. Ajoutez ensuite l'huile & les jaunes d'œufs en remuant jusqu'à consistance d'onguent. Gardez pour l'usage.

ONGUENT ÆGYPTIAC.

℞ Miel   ℥ xiv
   Vinaigre   ℥ vij

Verd-de-gris, pulvérifé   ℥ v

Mettez ces trois fubftances enfemble dans une baffine de cuivre. F. bouillir fur un feu modéré, en remuant fans difcontinuer, avec une fpatule de bois, jufqu'à ce que le mélange ceffe de fe gonfler & qu'il acquiere une couleur rouge. Retirez alors du feu, mettez dans un pot pour l'ufage.

Vertus. Cet onguent eft confomptif, il modere l'excroiffance des chairs. Il déterge puiffament & réfifte à la gangrene.

ONGUENT ANODIN.

℞   Feuilles de fureau,
          de jufquiame,
          de morelle,
          de ftramonium   ãa poig. j
    Sain-doux   ℔ iij

F. cuire ces feuilles dans le fain-doux jufqu'à ce qu'elles ceffent de pétiller. Laiffez à moitié refroidir. Paffez. Gardez pour l'ufage.

Vertus. Il eft calmant; on l'emploie dans les tumeurs douloureufes des tendons, des aponévrofes, des articulations, &c.

ONGUENT BASILICUM.

℞   Poix noire,
    Réfine,
    Cire jaune   ãa ℥ xij
    Huile d'olive   ℔ iij

M. le tout dans une baffine. F. liquéfier; paffez l'onguent au travers d'un linge & confervez dans un pot.

Vertus. Cet onguent eft maturatif, propre à faire fuppurer les plaies & à procurer la maturité des tumeurs.

ONGUENT BLANC DE RHASIS.

℞   Cire blanche   ℥ iij
              Huile d'olive   ℥ xij

F. diſſoudre la cire dans l'huile. Coulez le mélange dans un mortier de marbre. Agitez juſqu'à ce qu'il ſoit refroidi & qu'il ne paroiſſe aucuns grumeaux, alors incorporez-y

              Blanc de céruſe   ℥ iij

Agitez le mélange juſqu'à ce qu'il ſoit exact. Conſervez cet onguent dans un pot. On y ajoute du vinaigre & du camphre ſelon le beſoin & l'indication. Les droguiſtes font cet onguent avec de la craie & de la graiſſe.

Vertus. C'eſt un topique deſſicatif & rafraîchiſſant.

ONGUENT BRUN.

℞   Onguent baſilicum   ℥ iv
              Précipité rouge   ℈ iv

M. le tout dans un mortier de fer. Conſervez ce mélange dans un pot.

Vertus. Cet onguent eſt conſomptif, propre à ronger les chairs fongueuſes. On peut le rendre plus actif en augmentant la doſe du précipité.

ONGUENT CITRIN.

℞   Mercure crud   ℥ vj
              Eſprit de nitre purifié   ℥ viij

Mettez dans un matras ; placez le ſur un B. S. chaud, juſqu'à ce que le mercure ſoit entierement diſſous : alors F. liquéfier dans une terrine verniſſée

              Graiſſe de porc   ℔ iv

M. la diſſolution de mercure ; agitez le mélange

juſqu'à ce qu'il commence à ſe figer ; coulez &
gardez pour l'uſage.

Vertus. C'eſt un bon remede pour la gale ; on
en frotte les endroits affectes, après les avoir préparés par l'uſage des émolliens. On peut l'employer juſqu'à la doſe de ℥ j.

Onguent d'Althæa.

℞   Huile de muſilage   ℔ ij
       Cire jaune   ℥ viij
       Poix réſine ,
       Térebenthine   ã̃ ℥ iv

F. fondre le tout ſur un feu modéré. Coulez le
mélange, lorſqu'il eſt bien clair, au travers d'un
linge ſerré. Laiſſez figer. Ratiſſez pour ſéparer un
ſédiment qui ſe trouve deſſous. Agitez l'onguent
& conſervez-le dans un pot.

Vertus. Ce topique eſt émollient & réſolutif.

Onguent de la Mere.

℞   Graiſſe de porc ,
       Beurre ,
       Cire ,
       Suif de mouton ,
       Litharge porphyriſée   ã̃ ℔ j
       Huile d'olive   ℔ ij

Mettez toutes ces ſubſtances dans une baſſine à
l'exception de la litharge. F. chauffer juſqu'à ce
qu'elles fument ; dans cet état, elles ont un degré
de chaleur conſidérable ; ajoutez alors la litharge
bien ſeche ; remuez ce mélange avec une ſpatule
de bois juſqu'à ce que la litharge ſoit entierement
diſſoute, ce qui demande environ un quart d'heure.
F. néanmoins chauffer ce mélange juſqu'à ce qu'il
ait acquis une couleur brune, tirant ſur le noir ;

laiſſez refroidir à demi ; coulez dans un pot tandis qu'il eſt encore liquide.

Vertus. Il eſt émollient, maturatif, il favoriſe la ſuppuration & calme l'inflammation des ulceres, dont il facilite la cicatriſation.

ONGUENT DE PIED.

℞   Huile d'olive,
        Cire jaune,
        Sain-doux,
        Térébenthine,
        Miel   ãã ℔ j

F. fondre à un feu doux la cire & le ſain-doux dans l'huile ; ajoutez, en retirant du feu, la térébenthine & le miel. M. juſqu'à entiere conſiſtance d'onguent.

Vertus. Il eſt émollient, adouciſſant ; il entretient la ſoupleſſe de l'ongle. On doit en oindre toute la couronne. Quelques perſonnes le colorent avec du noir de fumée.

ONGUENT DESSICATIF.

℞   Huile roſat   ℔ iij
        Cire blanche   ℨ ix
        Céruſe   ℔ j
        Camphre   ℨ j

Coupez la cire en petits morceaux. F. fondre par un feu lent dans l'huile roſat. M. avec la céruſe, que vous aurez pulvériſée ſubtilement, & avec le camphre, que vous aurez diſſous dans l'huile roſat. Agitez l'onguent juſqu'à entiere incorporation, & juſqu'à bonne conſiſtance. Gardez pour l'uſage.

ONGUENT DE STYRAX.

℞   Huile de noix   ℔ j ß
        Styrax liquide   ℔ j ℨ iv

Colophone   ℔ j ℥ xiv
Gomme Elémi,
Cire jaune   ãã ℥ xv

F. liquéfier ces matieres enfemble à l'exception du ftyrax liquide que vous ne mettrez que fur la fin. Coulez cet onguent au travers d'un linge. Laiffez-le figer tranquillement, afin de faire dépofer un fédiment d'impuretés qui viennent du ftyrax liquide. Alors raclez cet onguent avec une fpatule, en prenant garde de mêler la portion inférieure qui eft fale. Agitez l'onguent avec un pilon de bois.

Vertus. Il eft antiputride, propre à arrêter les progrès de la pourriture dans les ulceres.

Onguent Gris.

℞   Graiffe de porc   ℔ j
         Mercure crud   ℥ ij

Triturez l'un & l'autre enfemble jufqu'à ce que le mercure foit parfaitement éteint. Cet onguent ne differe de la pommade mercurielle que par la dofe de mercure. Les droguiftes le font fouvent avec de l'antimoine & de la graiffe.

Vertus. On l'emploie pour détruire les poux & les autres infectes qui s'attachent au corps des animaux. Il a les mêmes vertus que l'onguent mercuriel, mais il eft moins actif.

Onguent ou Huile de Laurier.

℞   Baies de laurier récentes,
         Graiffe de porc   ãã ℔ ij

Ecrafez les baies dans un mortier de marbre avec un pilon de bois. F. macérer dans la graiffe au B. M. pendant huit ou dix heures dans un vaiffeau clos. Paffez avec expreffion. F. fondre afin d'épurer, & confervez dans un pot.

Vertus. Cet onguent est résolutif, recommandé dans les douleurs des nerfs & des ligamens.

ONGUENT MERCURIEL DOUBLE ou ONGUENT NAPOLITAIN.

℞   Mercure coulant,
     Graisse de porc   ãã ℔ j

Triturez ensemble, dans un mortier de marbre, avec un pilon de bois, la graisse & le mercure, jusqu'à ce que ce dernier soit parfaitement éteint, ce que vous reconnoîtrez lorsqu'après en avoir frotté un peu avec le bout du doigt sur le dos de la main, & en regardant avec une loupe, il ne paroîtra aucun globule de mercure : alors serrez cet onguent dans un pot pour l'usage.

On peut accélérer l'extinction du mercure en ajoutant, au commencement de l'opération, un cinquieme de vieil onguent mercuriel.

Vertus. Cet onguent est un puissant résolutif, fondant, discussif ; on l'emploie aussi en frictions, dans les maladies cutanées.

ONGUENT NERVIN.

℞   Onguent d'althæa   ʒ iij
     Cire   ʒ j ß
     Graisse d'oie   ʒ ij
        de chien,
        de renard   ãã ʒ j
     Huile de camomille,
        de vers   ãã ʒ ij
        de laurier,
        d'aspic   ãã ʒ j
        d'euphorbe,
        de pétrole   ãã ʒ ß

Mettez fondre la cire coupée par petits morceaux

dans les huiles de camomille, de vers & d'euphorbe. M. y hors du feu l'onguent d'althæa & les graisses, ainsi que les huiles de laurier, d'aspic & de pétrole. Remuez de tems en tems, jusqu'à ce que l'onguent soit refroidi ; gardez dans un pot bien bouché, pour l'usage.

Vertus. Il est fortifiant. On en frotte les parties malades.

ONGUENT NUTRITUM.

℞ Litharge pulvérisée   ℥ vj
Huile d'olive   ℥ xij
Vinaigre très-fort   ℥ viij

Mettez dans un mortier de marbre la litharge réduite en poudre très-fine avec un peu d'huile & de vinaigre ; triturez ce mélange avec un pilon de verre jusqu'à ce que ces liqueurs soient bien incorporées. Continuez à triturer la matiere, en ajoutant peu-à-peu & alternativement de l'huile & du vinaigre jusqu'à ce que tout soit employé ; que le mélange soit bien lié, &, enfin, qu'il ne se sépare rien par le repos. Conservez dans un pot pour l'usage.

Vertus. C'est un onguent dessicatif, rafraîchissant, convenable dans les brûlures & les excoriations.

ONGUENT POPULEUM.

℞ Germes de peuplier   ℔ j ß
Axonge de porc   ℔ iij

F. liquéfier la graisse dans une bassine ; versez-la dans un pot de grès qui contiendra les germes. Remuez le mélange, afin de bien imbiber le peuplier. Couvrez le pot ; conservez ce mélange jusqu'à ce que la faison soit plus avancée, & que vous puissiez vous procurer les plantes suivantes :

Feuilles récentes de pavots noirs,
Mandragore,
Jusquiame,
Joubarbe major,
       minor,
Laitues,
Bardane,
Violier,
Orpin ,
Ronce   a a ℥ iij
Feuilles de morelle   ℔ j

Contusez toutes ces plantes; mettez-les dans une bassine avec les germes de peuplier. F. chauffer ce mélange en le remuant sans discontinuer jusqu'à évaporation de la moitié, ou des trois quarts de l'humidité des plantes. Passez l'onguent au travers d'un linge avec forte expression. Laissez figer. Séparez-le de l'humidité qui se trouve dessous. F. liquéfier de nouveau ; dépurez & conservez dans un pot. Cet onguent se fait, comme on peut le voir en deux tems, parce que les germes de peuplier ne croissent qu'au printems, & long-tems avant qu'on puisse avoir les autres plantes.

Vertus. Cet onguent est émollient & calmant.

Onguent Vésicatoire.

℞   Huile d'olive   ℥ ij
        Poix blanche,
        Térébenthine   ãa ℥ vj

F. liquéfier ces matieres ensemble ; tirez les du feu ; remuez jusqu'à ce qu'elles commencent à se figer ; ajoutez alors les poudres suivantes :

Cantharides

Cantharides   ℥ iv
Euphorbe   ℥ ij

Formez du tout un mélange exact que vous garderez pour l'usage.

On peut faire sur le champ un onguent vésicatoire, en mêlant les cantharides & l'euphorbe dans de l'onguent basilicum.

Vertus. Il attire les humeurs au - dehors ; on l'emploie dans ce cas & pour éviter la rentrée dans la masse de celles qui pourroient y nuire. On l'applique après avoir rasé le poil ; on l'étend sur des étoupes, & on en saupoudre la surface avec des cantharides en poudre.

OXYMEL SCILLITIQUE.

℞   Miel   ℔ iv
     Vinaigre scillitique   ℔ ij

Mettez le miel & le vinaigre dans un poêlon. F. cuire ensemble, à une douce chaleur, jusqu'à consistance de sirop, ayant soin d'enlever l'écume qui se forme au premier bouillon.

Vertus. Il est carminatif, atténuant, apéritif, détersif, béchique incisif, digestif, laxatif, antiasthmatique, &c. La dose est de ℥ j à iv.

OXYMEL SIMPLE.

℞   Miel   ℔ ij
     Vinaigre   ℔ j

F. cuire comme le précédent.

Vertus. Ce remède est tempérant, rafraichissant, apéritif, béchique incisif. On le donne à la dose de ℥ ij à viij.

PILULES DE CIGUË.

Voyez les Formules magistrales, I^e. partie, chapitre XVI, page 359, N°. 229.

Dd

PILULES DE COLOQUINTE.
Voyez les mêmes Formules, *id.* N°. 230.

PLOMB BRULÉ.

℞   Plomb râpé,
             Fleurs de soufre   ãa ℔ j

Mettez ces poudres, à commencer par le soufre, dans un creuset, couche sur couche. Le creuset étant rempli, placez-le sur des charbons ardens. F. rougir ensuite, & pour hâter l'opération, mettez le feu à la matiere. Retirez quand vous n'appercevrez plus de fumée. Pulvérisez la masse noire que vous aurez ôtée du creuset.

Vertus. Il est apéritif, incisif ; on le donne dans la pousse, intérieurement, à la dose de ℨ ij , tous les matins dans le miel. L'usage en doit être continué pendant un certain tems.

POMMADE MERCURIELLE.
Voyez *ONGUENT MERCURIEL.*

REMEDE DE VAN SWIETEN.

℞   Sublimé corrosif   gr. xxx
             Eau distillée   .   ℔ ij

Triturez le sublimé corrosif dans un mortier de verre, avec un pilon de verre, en ajoutant peu-à-peu de l'eau distillée, jusqu'à ce que le sublimé soit entierement dissous ; conservez dans une bouteille.

Vertus. C'est un apéritif, un fondant puissant, qu'on donne avec succès dans le farcin , & dans les autres maladies cutanées. Intérieurement la dose est de ℨ j à ij dans une décoction émolliente ; ou

on le mêle à la boisson. Extérieurement il dessèche
les vieux ulceres, & on l'emploie en frictions,
pour la gale.

Sirop d'Althæa.

℞   Racines de guimauve récentes   ℥ vj
       Eau   ℔ iij
       Miel   ℔ vj

Lavez à plusieurs reprises les racines, essuyez les
fortement pour enlever l'écorce, coupez les par
tranches, F. bouillir sept ou huit minutes dans
l'eau. Passez, ajoutez le miel, clarifiez avec les
blancs d'œufs ; F. cuire jusqu'à consistance convenable, ayant soin d'écumer ; passez au blanchet
lorsque la cuisson est suffisante.

Vertus. Ce sirop est béchique, très-adoucissant,
antiasthmatique, diurétique ; on le donne à la dose
de ℥ ij à vj.

Sirop des cinq racines apéritives.

℞   Des cinq racines apéritives   ãã ℥ j
       Eau   ℔ iv
       Miel   ℔ iij

F. un sirop comme ci-dessus.

Vertus. Il est apéritif, diurétique, propre à enlever les obstructions. On le donne à la même
dose que le précédent

Teinture Anodine.

℞   Opium   ℥ j
       Eau-de-vie, ou
       Esprit de vin   ℔ ij

Coupez l'opium par petits morceaux ; mettez-le
dans un matras ; versez dessus l'eau-de-vie ou l'esprit de vin ; bouchez le matras, en laissant seulement un trou d'épingle au parchemin qui le re-

couvre ; laiffez en digeftion pendant quelques jours
au B. S. ou à la chaleur du foleil ; remuez de tems
en tems pour accélérer la diffolution ; paffez ; gardez dans un flacon.

Vertus. Cette teinture eft anodine, fomnifere,
calmante, antifpafmodique, diaphorétique ; la dofe
eft intérieurement de gout. xxx à ʒ ij, dans quelque liqueur appropriée.

TEINTURE D'ALOÈS.

℞   Aloès   ʒ iij
                 Efprit de vin, ou
                 Eau-de-vie   ℔ j

Mettez l'aloès concaffé dans un matras, verfez
deffus l'efprit de vin, & F. une teinture comme
la précédente.

Vertus. C'eft un topique antiputride, propre à
favorifer l'exfoliation des os & des parties tendineufes & aponévrotiques ; elle fortifie les ulceres
relâchés & baveux. On la donne auffi intérieurement comme ftomachique, à la dofe de ʒ iv à ℥ j.

On prépare de cette maniere toutes les autres
teintures fimples, telles que celles de myrrhe, de
caftor, de fafran, d'abfinthe, &c. Elles ont les
vertus des fubftances qui en font la bafe.

TEINTURE DE CAMPHRE.
Voyez *EAU-DE-VIE CAMPHRÉE.*

TEINTURE DE CANTHARIDES.
Voyez *EAU-DE-VIE VÉSICANTE.*

VIN AROMATIQUE.
Voyez les Formules magiftrales, IIᵉ. partie,
chapitre IV, pag. 375, N°. 297.

VIN D'ABSINTHE.

℞   Abfinthe   ℥ viij
        Vin   ℔ iv

Coupez menue l'abfinthe ; mettez-la dans une cruche ; verfez le vin par-deffus ; bouchez bien ; laiffez infufer pendant deux ou trois jours, à l'ombre ; paffez avec expreffion ; filtrez, & confervez dans des bouteilles.

Vertus. Il eft tonique, ftomachique, fortifiant ; la dofe eft de ℥ iv à ℔ j.

On prépare de la même maniere les vins d'aunée, de gentiane, de quinquina, &c. ils ont les mêmes vertus.

VIN ÉMÉTIQUE.

℞   Fóie d'antimoine   ℥ vij
        Vin blanc   ℔ j

Mettez le tout dans une bouteille bien bouchée, agitez trois ou quatre fois par jour. Laiffez en infufion à froid dix ou douze jours avant de vous en fervir, & confervez fur le marc.

Vertus. Il eft à peine purgatif pour le cheval. On le donne à la dofe de ℥ iv à vj. On s'en fert auffi dans les lavemens ftimulans, & dans les collyres réfolutifs.

VINAIGRE DE SATURNE.

Voyez *EXTRAIT DE SATURNE.*

VINAIGRE DE SUREAU.

℞   Fleurs de fureau feches   ℔ j
        Vinaigre   ℔ iv

Mettez le tout dans un vaiffeau de verre bien bouché, que vous expoferez au foleil pendant dix-

huit à vingt jours ; coulez avec expreſſion ; filtrez
à travers le papier gris ; gardez pour l'uſage.

Vertus. Ce vinaigre eſt inciſif, déterſif, alexitere, antiputride. La doſe eſt de ʒ j à iv, & dans
certaines circonſtances juſqu'à ℔ j.

On pourra préparer de même les vinaigres d'eſ-
tragon, de romarin, de ſauge, roſat, ſcillitique,
colchique, &c. Ils ont tous les mêmes vertus que
les plantes qui entrent dans leur compoſition.

VINAIGRE THÉRIACAL.

℞   Thériaque   ʒ iv
          Vinaigre   ℔ ij

Délayez la thériaque dans le vinaigre ; laiſſez infuſer quelques jours ; filtrez & gardez pour l'uſage.

Vertus. Il eſt antipeſtilentiel, antiputride, propre dans les maladies épizootiques ; il réſiſte au
venin & au mauvais air ; il eſt apéritif, carminatif, ſudorifique ; la doſe eſt de ʒ ij à v.

FIN DES FORMULES.

TABLE DES MATIERES,

Contenues dans le second Volume.